"十三五"高等教育医药院校规划教材/多媒体融合创新教材

供护理、助产、相关医学技术类等专业使用

护理学研究

HULIXUE YANJIU

主编◎张 艳 李 荣

U0340333

郑州大学出版社

郑 州

图书在版编目(CIP)数据

护理学研究/张艳,李荣主编.—郑州:郑州大学出版社,
2017.7

ISBN 978-7-5645-4284-9

Ⅰ.①护… Ⅱ.①张…②李… Ⅲ.①护理学-高等
学校-教材 Ⅳ.①R47

中国版本图书馆 CIP 数据核字(2017)第 109550 号

郑州大学出版社出版发行
郑州市大学路 40 号   邮政编码:450052
出版人:张功员   发行电话:0371-66966070
全国新华书店经销
郑州市诚丰印刷有限公司印制
开本:850 mm×1 168 mm   1/16
印张:16
字数:389 千字
版次:2017 年 7 月第 1 版   印次:2017 年 7 月第 1 次印刷

书号:ISBN 978-7-5645-4284-9   定价:38.00 元
本书如有印装质量问题,由本社负责调换

作者名单

主　编　张　艳　李　荣

副主编　王　霞　保颖怡　段真真

　　　　　刘东玲

编　委　（按姓氏笔画排序）

　　　　　王　霞　徐州医科大学

　　　　　牛　鹏　河南中医药大学

　　　　　刘东玲　郑州大学护理学院

　　　　　李　荣　新乡医学院护理学院

　　　　　杨卫红　新乡医学院第一附属医院

　　　　　宋永霞　安徽医科大学

　　　　　张　艳　郑州大学护理学院

　　　　　张倍倍　郑州大学护理学院

　　　　　张慧颖　郑州大学护理学院

　　　　　郑骏明　佛山科学技术学院

　　　　　段真真　河南科技大学

　　　　　保颖怡　佛山科学技术学院

编写秘书　余自娟　郑州大学护理学院

"十三五"高等教育医药院校规划教材/ 多媒体融合创新教材

建设单位

（以单位名称首字拼音排序）

安徽医科大学	济宁医学院
安徽中医药大学	嘉应学院
蚌埠医学院	井冈山大学
承德医学院	九江学院
大理学院	南华大学
赣南医学院	平顶山学院
广东医科大学	山西医科大学
广州医科大学	陕西中医药大学
贵阳中医学院	邵阳学院
贵州医科大学	泰山医学院
桂林医学院	西安医学院
河南大学	新乡医学院
河南大学民生学院	新乡医学院三全学院
河南广播电视大学	徐州医科大学
河南科技大学	许昌学院医学院
河南理工大学	延安大学
河南中医药大学	延边大学
湖南医药学院	右江民族医学院
黄河科技学院	郑州大学
江汉大学	郑州工业应用技术学院
吉林医药学院	

前　言

2011 年 3 月,护理学升级为一级学科,成为护理学科发展史上具有里程碑意义的事件,也推进了护理科研的迅速发展。护理学作为一门学科,必须通过开展科学研究,尤其是循证实践,不断地发现和解决临床护理问题,开拓专科化护理实践,提高临床护理决策的有效性、准确性和效率性,同时带动培养一大批具有严谨科研意识和系统研究能力的护理人员,促进人类健康。以此为共识,护士队伍的科研热情不断高涨,要求相应的护理科研教材具有实用性、系统性、规范性特点。正是基于以上背景和考虑,我们结合临床护士及在校护生的薄弱环节对本教材进行编写设计,以期适应当前护理学科发展趋势,为广大护士提供一本有价值的科研辅助教材。

本书共分十三章,围绕护理科研总论及科研设计流程编写,并增加了循证护理章节,便于指导读者在临床工作中开展循证护理实践。全书突出临床实用性特点,引用案例法、比较法等编写方式,并将部分实例以二维码形式展示,便于学生在学习本课程时拓展知识视野,加深对理论知识的理解,充分彰显数字化时代特点。

本书的作者具有丰富的护理科研教学经验,并从事多年的护理科研工作,能够结合教学、科研中的薄弱点进行分析,有针对性地编写教材内容,使本书既适合在校本科生使用,又可作为护理教育、科研人员和临床护士的参考书。

由于编写时间紧、任务重,书中难免有不足之处,敬请广大读者指正,促进本书日臻完善。

编者

2017 年 5 月

目 录

第一章

绪　论

护理学是一门综合性应用学科,以自然科学和社会科学理论为基础,研究维护、促进、恢复人类健康的护理理论、知识、技能及发展规律。2011 年,护理学科成为一级学科,进一步拓展了发展空间,与医学及其他学科共同服务于人类的健康。护理学科具有科学性和艺术性,作为合格的护理人员,一方面要完成临床护理、护理教育和护理管理,另一方面要遵循护理的规律,推动护理的创新,运用科学研究的方法,积极探索护理的本质,不断提升护理的价值,为护理学科的可持续性发展添砖加瓦。本章主要介绍护理研究的基本概念、发展、基本步骤和伦理原则。

第一节　护理研究概述

一、科学研究的分类与特点

(一)科学和科学研究的定义

科学(science)一词源自拉丁文"scare",原意为"学问",是指反映自然、社会、思维等客观规律的知识体系。科学不但是知识体系,更是一种人类的智力活动。科学是人类以实践为依据,正确地揭示事物发展的客观规律,有效地改造客观世界,并与自然和谐相处。科学是解决人与自然矛盾的主要手段,促进了人类社会的发展和进步。因此,科学一般具有以下特征。①客观性:其研究对象是客观存在的,不以人的意志为转移;②实践性:它源于社会实践,又被实践所证明;③理论性:通过运用科学的思维方法和实验手段,概括和总结大量的感性知识,进而形成知识体系;④发展性:客观事物是复杂的、发展变化的,因而认识是不断丰富和深化的,科学也是不断发展的。

科学是科学知识与科学研究的结合。科学知识是指覆盖一般真理或普遍规律运作的知识或知识体系,尤其指通过科学方法获得或验证过的知识或知识体系。科学研究(scientific research)是一种系统地探索和解决自然现象、社会现象中的问题,或揭示事物本质和相互关系,或探索客观规律,从而产生新知识或新思想,阐明实践与理论之间关系的活动。科学知识是科学研究的基础,而科学研究的成果可以充实和完善科学知识体系。科学研究的基本特征是探索、认识未知,科学研究的本质是创新和发展,科学精神最根本的原则就是实事求是。

（二）科学研究的分类

根据研究工作的目的、任务和方法不同,科学研究一般可以分为三类：

1. **基础研究**　是指认识自然现象,揭示自然规律,获取新知识、新原理、新方法的研究活动。目的是发现新的科学领域,为新的技术发明和创造提供理论前提。基础研究的功能具有长远性、世界性、专一性和探索性等特点。

2. **应用研究**　是把探索科学知识和科学理论等基础研究成果应用于特定目标的研究。目的是为基础研究的成果开辟具体的应用途径,使之转化为实用技术。它是联系科学和技术的纽带或桥梁。

3. **发展研究**　也称开发研究,是把基础研究和应用研究的知识和成果,应用于开发新产品、新工艺、新设备和新材料等生产实践的研究。发展研究具有明确的商业性特点,是科学转化为直接生产力的中心环节。

（三）科学研究的特点

科学研究具有创新性、系统性、普遍性和社会性的特点。

1. **创新性**　科学研究产生新知识、新思想和新理论等,能获得一定的有益效果。因此,研究人员不仅需要具备科研意识和科学思维,还要具有坚定的信心和意志,才能在现有的知识和物质环境中,改进或创造新的事物。

2. **系统性**　科学研究需要分解所要研究的事物,然后详细分析具体问题,并加以归纳、综合和概括。

3. **普遍性**　科学研究面对不同的研究问题,科学地解决问题的程序具有普遍的规律。

4. **社会性**　科学研究也是一种有目的、有组织的社会活动,需要有一定的规范和规则实施组织管理与协调。

二、护理学和护理研究的概念

（一）护理学的特点

护理学是一门在自然科学与社会科学理论指导下的综合性应用学科,是研究有关预防保健和疾病防治过程中的护理理论与方法的科学。随着社会、经济和医学的快速发展,护理概念的形成和发展经历了三个阶段：以疾病为中心的阶段、以患者为中心的阶段和以健康为中心的阶段。护士作为医疗机构中的一员,为个人、家庭和社区提供健康服务,具有预防疾病、减轻痛苦、维护健康和促进健康的职责。学科的发展离不开科学研究,护理学也只有通过科学研究,才能建立护理学特有的理论知识结构,才能促进护理学科的发展,提高照护的质量。

（二）护理研究的定义

护理研究(nursing research)是通过系统的科学方法,探索和解决护理领域中的问题,产生新的护理思想和知识,为护理决策提供科学依据的过程。护理学是实践性很强的应用性学科,护士面对的服务对象是人,需要在科学理论知识的指导下开展以护理程序为主导的护理工作,并在临床实践中发现问题和解决问题。例如,一名内分泌专科护士,在面对 2 型糖尿病患者康复出院后的饮食控制管理问题时,不仅需要有糖尿病饮食护理的相关知识,而且要具备科研能力,要思考如何运用有效的干预模式来提高糖尿病患者居家时的饮食控制效果。

护理研究的最终目的是要解决临床护理、社区护理、护理教育和护理管理等领域中的问题,为提高护理实践的科学性、系统性和有效性提供依据,提升护理质量;同时,护士通过护理研究可以提升自身的综合素质和专业能力,体现护理专业的价值,更好地为人类的健康服务。

(三)护理研究的范畴

护理研究可以分为基础研究、应用研究和开发研究。目前大多数的研究属于应用研究。最早开展护理研究的是护理教育领域,随着护理学科的发展,越来越多的临床护理人员参与研究,以解决患者的生理、心理、家庭和社会问题,提高患者的生活质量。一般而言,涉及人的健康、护理专业自身发展的研究等均属于护理研究范畴,常见的有以下几种。①护理学历史研究:关注护理学的起源、变化和发展等内容。②护理理论研究:着重探究护理哲学、护理模式与护理理论等方面内容。③护理教育研究:涉及课程设置、教学模式、教学内容与教学评价,包括全日制教育、在职教育和继续教育等。④护理管理研究:研究护理的管理模式、人力资源合理使用和分配、领导风格、护患关系、绩效考核和质量控制、护士工作压力、组织承诺、工作满意度和职业生涯发展等内容。⑤各专科临床护理研究:探讨各专科的新理论、新技术的运用,护理方案的制订、实施和评价,患者临床结局及其影响因素等内容。

(四)护理研究的特点

基于护理学关于人、环境、健康和护理四大基本概念,尤其在现代社会经济、文化等快速发展的时期,护理研究包括了患者的照护、患者的临床结局、护理实践环境、循证护理实践、护理人力资源和护理人才培养等研究。美国国家护理研究院(National Institute of Nursing Research,NINR)2010 年明确提出护理研究的重点是健康促进、疾病预防、症状管理、自我管理、照护提供、生命晚期照护。因此,护理研究具有自身的特点,主要体现在:

1.研究对象的复杂性 护理的服务对象包括患者和健康人,人是有个体差异的,不仅受自身的心理特征、文化背景和社会活动等方面的影响,而且受限于家庭、社区和社会等因素,因此,增加了护理研究的复杂性。在护理研究过程中,研究者要充分考虑研究对象的生理、心理、社会、文化、经济和精神等因素的影响,要注意减少偏倚,确保结果的真实性。

2.研究方法的困难性 护理研究的对象是以人为主的。由于研究对象的成长背景、生活习惯和社会环境不同,以及他们对健康的需求不同,导致其个体差异而影响护理研究中测量指标的结果,增加了研究的误差和不稳定性。如每个人对于疼痛的反应、在逆境中的耐受力等均不相同。

3.护理研究的伦理要求 在研究过程中,要基于护理伦理原则,不能任意施加护理干预。不能因为护理研究导致或增加研究对象的任何痛苦、延误患者的治疗、导致疾病的进展、增加患者的医疗费用支出、影响患者的康复等。

(五)护理研究的意义和目标

护理学作为一门科学,必须通过开展科学研究,尤其是循证实践(evidence-based

笔记栏

practice,EBP),不断地发现和解决临床护理问题,开拓专科化护理实践,完善护理学科的专业理论体系,提高临床护理决策的有效性、准确性和效率性,使患者受益。同时,通过护理研究,可以培养一大批具有高尚的道德、严谨的科研意识和系统的研究能力的护理人员,发展护士的职业生涯,推进健康促进,为人类的健康做出贡献。

第二节　护理研究的发展

一、护理研究的发展历史

护理研究作为一门新发展起来的学科,其历史距今已有 100 多年。在此期间,国内外护理研究工作经历了一个循序渐进的发展过程。

(一)国外护理研究的发展概况

作为最早参与护理研究活动的学者,弗洛伦斯·南丁格尔(Florence Nightingale,1820—1910 年)为早期护理研究工作的开展做出了积极贡献。1854 年,克里米亚战争打响后,当时军队中的士兵死伤严重,南丁格尔女士通过改善医院后勤管理、环境卫生、伤员饮食与营养等护理工作,有效降低了伤员的死亡率。她将这些资料进行收集与整理,对伤员死亡率与患病率的影响因素进行分析,并撰写了关于控制医院内感染的护理研究报告。《护理札记》是世界上第一篇护理研究报告,南丁格尔女士在这本著作中描述了环境因素对患者身心健康的影响,提出改善医院环境、控制医院内感染的改进意见,该报告也一度成为当时改善护理工作的重要依据。

1.20 世纪初至 40 年代(1901—1949 年)　早期的护理研究主要涉及护理教育方面的问题,研究者就如何加强护理教育开展了若干研究,研究结果为大学内建立护士学校奠定了基础,并促成 1923 年美国耶鲁大学开设以大学教育为基础的护理系。同年,护理教育研究委员会对护理管理者、教师及临床护士的教育背景进行了一项调查,结果显示,研究对象在教育背景上存在一定不足,同时指出建立高等护理教育体制的必要性。有关临床护理实践方面的研究,以护理工作程序的改进及各项工作资源分配等问题为主。例如,1922 年,纽约医学院在《时间研究》的报告中曾指出,过多的医生处方严重影响了医嘱的有效落实,并提出增加护理人力资源的必要性。

20 世纪 40 年代之后,由政府发起的护理教育研究仍继续开展,其研究内容也在不断丰富,研究水平也在不断提高。同时,为了满足第二次世界大战期间对护理人力资源的空前需求,许多学者开始重新审视护理专业的发展。例如,1948 年,Brown 重新评价了护理教育存在的问题,他推荐护士的教育应设置在学院环境下,并撰写了《未来的护理:美国护理委员会报告》等报告。根据 Brown 的报告,许多学者开展了医院环境、护士的角色与态度以及护患关系等方面的研究。

2.20 世纪 50 年代(1950—1959 年)　自 1950 年起,美国的护理研究进入了快速发展阶段。随着研究工作的深入开展,研究者对护理研究成果的交流热情愈发高涨。1952 年,《护理研究》杂志创刊,大大促进了护理研究成果的传播与交流。此外,有关研究方法论的课程在大学护理系和硕士课程中相继开设。1953 年,哥伦比亚大学率先开办了护理教育研究所。同时,政府组织与基金会不断加大护理研究经费的投入力度。1955 年,美国护士基金会正式成立,该组织致力于推进护理研究工作的开展,并提供了有力的经费支持。20 世纪 50 年代的研究重点主要集中探讨一些与护士自身相关的内容,例如:谁是护士? 护士应做些什么? 你为什么会选择从事护理行业? 理想护士的特点有哪些? 其他群体如何看待护士?

3. 20 世纪 60 年代以后(1960 年至今)　该时期,美国的护理研究稳步发展,在护理博士教育的推动下,临床护理研究的数量与质量不断提高。20 世纪 60 至 70 年代,研究重点逐步向临床护理实践、护理质量与患者结局等方面转移,护理概念、模式和理论在护理研究中的应用大大提升了护士将科学理论转化为实践应用的积极性。1983年,《护理研究年度总结》报告汇总了部分研究领域的临床证据,并鼓励护理人员使用这些研究结果。到了 20 世纪 90 年代,随着 Cochrane 协作网的正式成立,循证实践(EBP)成为护理研究的新热点。此外,护理程序、科学化研究与护理敏感指标也是研究的重点内容。

综上所述,国外护理研究经历了一个多世纪的发展,期刊的创建、研究机构和基金组织的创立标志着护理研究发展进入新的历史时期。

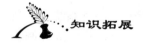

美国护理发展历程中的几个关键事件

1948 年,社会学家 Brown 主笔的报告《未来的护理:美国护理委员会报告》主要关注护理教育及教育系统不能满足劳工市场护理质量和数量需求的原因。建议集中改进教育系统,倡导将护理教育引入高等大学教育中。哥伦比亚大学经济学家 Eli Ginzberg 的《护理功能委员会的护理专业计划》发表,提出有关护士短缺的观点。

1949 年,美国护理学会完成注册护士的调查。

慢性病委员会发表报告。历经 7 年研究与写作,报告长达 4 卷,评价了美国慢性病问题。报告建议详查卫生保健财政与体制,指出过分关注医院照顾,有必要制订计划使长期照护患者进行居家照护。最需要的是协调和居家照顾的财政问题。护士是解决众多问题的中心环节。

耶鲁大学开设精神病护理高级教育项目。除公共卫生项目外,这是美国最先开始的临床研究生教育项目。耶鲁大学同时也提供助产士、公共卫生、心理健康–精神疾病护理认证项目,这些项目为一年期的护理学硕士项目。

资料来源:张艳.护理学学科体系构建与发展策略[M].北京:人民卫生出版社,2015.

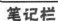

（二）国内护理研究的发展概况

由于社会、经济、历史等因素的影响，我国的护理研究起步较晚，在护理研究工作者多年的努力与奋斗下，目前我国的护理科研已取得了一定的进步与发展，研究成果登上了国际护理研究的交流平台。

随着我国护理教育的快速发展，高学历护理研究人员为研究工作带来了新的活力。自 1983 年护理本科教育恢复后，护理研究课程已逐步纳入教学计划中，成为护理本科生的必修课。1992 年起，我国正式启动护理学硕士教育项目，大大提高了我国护理科研的水平。特别是 2004 年护理学博士教育项目开展后，研究成果在量和质上有了显著的提高，护理研究取得了快速发展。尤其是 2011 年，护理学成为一级学科，至今，我国已有 60 余所院校成为护理硕士研究生学位授予点，其中有 20 余所院校成为护理博士研究生学位授予点，对推进我国高等护理研究人才培养具有积极的作用和深远的意义。

1954 年创刊的《中华护理杂志》，成为 1949—1984 年国内首个且唯一公开发行的护理期刊，一度掀起了护士交流和分享护理经验的热潮。1985 年以后，《中国实用护理杂志》《护理学杂志》《护士进修杂志》和《护理研究》等期刊相继创刊，至今我国护理学术期刊已有近 30 种，这为护理知识的传播与交流提供了良好平台。

新中国成立初期，护理研究以单纯的经验性总结、单一学科为主，缺乏系统的科研思维与方法。随着医学模式的转变，20 世纪 80 年代的护理研究，开始关注责任制护理、护理程序、护理制度及质量规范等内容；20 世纪 90 年代后，护理研究引入了"整体护理"观念，同时广泛开展了护理教育改革与课程设置等研究工作；进入 21 世纪，我国护理研究开始重点探索循证护理应用与实践、专科护理发展和护理人力资源配置等内容。

尽管我国的护理研究工作已经取得了一定进展，但目前护理学科很少能够申请获得政府层面的科研立项机会，国家科研机构也尚未设立护理专项科研基金，最高级别的国家自然科学基金中只有医学科学，而没有护理科学及其研究领域。据《中国科技期刊引证报告》统计，2012 年，国内最具权威性的护理学术期刊《中华护理杂志》的基金论文比为 0.19，低于科技期刊的总体平均水平。因此，为加快和推进我国护理研究的发展，必须依托地方政府乃至于国家层面能更重视护理研究，并在政府层面能建立护理科研的立项资助项目；同时，护理人员也应当加强自身科研能力，在国家政府机构、国内外护理团体中寻找多种可能的项目资助渠道，在国内外跨学科合作的综合研究中开辟出护理领域的研究课题，以促进护理研究和学科的快速发展。

二、护理研究的发展趋势

1. 加强循证护理的实践　为了更好地有效运用国内外循证资源，鼓励不同层次护理人员参与循证护理实践仍是今后护理研究的重点内容。尽管目前的文献资料数量繁多，但研究质量良莠不齐，因此，护理人员应努力提升检索实证、评价实证、实践循证护理措施的能力，将最佳证据应用于护理实践中。

2. 重视严谨的科学研究基础　随着护士学历层次的提高，护理研究的数量与质量大幅提升，护理研究的方法将趋于科学化、规范化与多样化。通过严谨且完整的研究设计,针对不同的患者,在不同时间与场合重复同一研究,以形成稳定的研究结果,可为临床决策变革提供重要依据。

3. 强调多学科、跨专业的协作　护理学是一门综合性的应用学科,跨学科、跨组织、跨地域的相互合作将成为未来护理研究的发展趋势。今后在有关生物行为、心理、社会等领域中,更加需要与其他相关专业人员进行合作,进一步提升护理科研成果的价值。

4. 加强信息技术在护理研究中的应用　近年来,护理信息学在临床护理实践、教育和管理等领域快速发展。面临"大数据"时代的到来,如何有效识别、采集、管理数据与信息是今后开展护理研究的重点。随着电子健康档案、移动医疗平台的建立与发展,应用信息学手段改善护理质量、促进患者健康是护理研究发展的另一趋势。

5. 注重文化因素和健康缺陷的状况　目前健康缺陷在护理和其他卫生保健领域受到了高度重视,尤其是健康干预的生态有效性及文化敏感性得到了研究人员的广泛关注。生态有效性反映了研究设计、结果与真实情境之间的相关意义,而文化敏感性则表现在研究人员对于研究对象健康信念、行为、文化价值观等文化因素的关注。

6. 推进护理研究成果的转化　随着转化研究的兴起,"转化护理"的理念开始引入护理研究中,这对促进护理决策的科学性,提高我国护理科研价值具有十分重要的意义。然而,目前护理研究、临床实践、患者需求等环节存在一定的脱节现象,护理人员应重视研究成果的应用与推广,努力将研究成果服务于人民群众,促进我国护理事业的长足发展。

第三节　护理研究的基本步骤

护理研究遵循普遍性的研究规律,强调在现有知识指导下,对尚未研究或尚未深入研究的护理现象和护理问题进行系统研究。护理研究的基本步骤包括:

研究的准备阶段:①科研选题,即提出护理问题,形成研究目标,构建科研假设;②开展文献检索;③确定研究对象;④科研设计。

研究的实施阶段:①预试验;②原始资料的收集;③科研资料的整理与分析。

研究结果的总结与应用:①撰写科研论文;②科研成果的推广与应用。

一、研究的准备阶段

(一)科研选题

科研选题即提出护理问题,形成研究目标,构建科研假设,是进行护理研究的最重要最有决定意义的第一步,也是每项科研工作的起点。在护理科研中提出问题,形成研究目标,构建科研假设是至关重要的环节,在一定程度上反映了科学研究的水平和研究成果的价值,同时也决定了最后论文的水平。研究的问题通常来源于护理实践,例如,为住院患者安全问题考虑,跌倒预防是护理重点,因此跌倒风险评估工具的研制和应用、跌倒预防措施的设计和应用可成为重要的研究课题。因此,如何发现护理研究问题、如何提炼研究目的、如何构建研究假设是开展护理研究中值得重视的问题,需

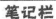

要进行系统的培训。

研究目标要求具体化,简洁明了,在研究目标的阐述中应包含研究对象、研究变量(自变量、因变量),并注意区别研究目的和研究意义。例如:如果某课题针对乳腺癌患者完成改良根治术后肢体功能康复问题,设计渐进式康复训练操和整体康复项目,期望通过该项目改善患者的肢体功能,并提高乳腺癌患者术后的生活质量,则研究目标可界定为"验证渐进式肢体功能训练对改善乳腺癌改良根治术后患者肢体功能和生活质量的作用"。

科研假设是对已确立的研究问题提出一个预期性的研究结果或假定的答案。研究者根据假设确定研究对象、方法和观察指标等,获得实验结果用来验证或否定假设,并对提出的问题进行解释和回答。之后的研究以验证假设为目的。例如,为了探讨社区护理干预对糖尿病患者遵医行为的影响,研究者可以先假设社区护理干预能够促进糖尿病患者的遵医行为,通过一定的实验设计与统计学分析来验证这一假设。科研假设常由理论推测而得,所以能提供研究方向、指导研究设计。但要注意,并不是所有的研究都需要提出明确的科研假设,是否提出科研假设还要看研究的设计,如:干预性研究、预测性研究往往需要提出科研假设,而描述性研究不一定有科研假设。质性研究则在研究开始时并无研究假设。

选题时注意事项:①选择对临床有指导意义的问题进行研究;②要立足于创新,选题需要有明确的目的,应明确规定要解决的问题和所达到的目的;③选题范围不可太大,涉及面过大则不易深入;④应注意研究内容要避免完全重复别人的工作;⑤最好结合自己熟悉的专业内容选题。

(二)开展文献检索

文献检索与确立研究问题的过程是相结合而伴随进行的,在一项研究课题开始之前,必须通过系统、全面、深入的文献查询,明确相关概念的内涵和操作性定义,分析相关的理论框架,了解国内外的研究现状、动态和水平,分析目前研究的优势与不足,为确立研究的立题依据和研究意义,构建明确的研究目标,开展进一步的研究方案设计打下扎实的基础。同时也要查看所选课题的内容是否与他人研究成果重复,减少研究的盲目性。因此,从事研究工作必须要查看大量文献,并带着问题查阅和分析文献。另外,对文献的查阅和分析也是一个动态、持续的过程,只有这样,才能充分把握研究的先进性和研究价值。

对文献的阅读需要系统培训,文献应新、全、精、准。应充分利用各种文献检索工具,确定正确的关键词和检索式,在各级各类数据库和检索平台系统全面地开展国内外文献的检索。文献检索时主要查阅近几年发表的文章或其他资料,与课题密切相关的国内外资料要精读,根据自己掌握的方法做好读书笔记和文献分析,学习他人对于类似问题的设计方法、资料收集方法等,从中得到启发。

文献检索时还应对研究相关概念进行系统检索,以进一步界定概念,同时寻找相关的理论框架或概念框架,以指导研究进行。在研究中理论的应用至关重要,理论框架或概念框架可指导研究假设的形成、研究技术路线的构建、研究变量的选择、研究工具的设计、研究结果的分析。理论是解释事物现象和发生发展规律的依据,可根据相关理论的研究确定研究的方向,例如在设计以患者为中心的类风湿关节炎患者健康教育策略时,可以 King 的达标理论为理论框架,建立护患共同的目标,通过目标分解、有效互动促进患者充分理解健康教育内容,提高治疗和护理的依从性。因此,King 的达标理论可成为该设计课题确定研究变量、设计护患沟通效果评价工具、分析研究结构的依据。可见,进行研究前的理论调研至关重要。

(三)确定研究对象

此阶段是科研的关键。研究对象(受试者)必须按研究预期目的规定条件,严格进行选择,明确其属性,包括:研究总体是什么? 可及的研究总体是什么? 研究样本的特征如何? 样本量需要多大? 计算样本量的依据是什么? 如何抽样? 如何分组? 如何采用随机抽样和随机分组,需要具体描述随机的过程。一般研究需要明确研究对象的特征和抽样方法。

同时还需要明确研究的场所,并详细描述研究场所的特点。例如:对三级甲等医院跌倒预防风险评估现状研究,就需要详细描述所研究医院的床位数,住院患者大致的疾病类型,卧床患者、协助行走患者、自主行走患者的基本数量,护士配置,陪护状况,跌倒预防的管理措施,已开展的人员培训情况等。

(四)科研设计

科研设计是研究工作的总体方案。在确定研究问题和研究对象后,需要选择研究设计。科研设计是研究过程对研究方法的设想和安排。任何一个好的研究题目如果没有精心设计的研究方案,都不可能达到预期目的。主要的科研设计分为两大类:

1. 量性研究 又称定量研究,通过数字资料来研究现象的因果关系,是生物医学领域传统的研究设计。主要特征是强调客观、精确。认为事物是可以寻求规律的,真理具有唯一性,常常运用抽样、干预及数值统计进行分析研究,以比较组别差异,获得有量的区别的准确结论。

量性研究按照科研设计方法分类可包括实验性研究、类实验性研究、非实验性研究。

按照流行病学的分类方法,量性研究又包括随机对照研究、非随机对照研究、观察性研究,其中观察性研究又包括队列研究、病例对照研究、描述性研究等。

选择研究设计后,应进行研究指标和研究工具的确立。研究指标是反映研究目的的标志,例如,体重和皮下脂肪的厚度是反映小儿营养状况的指标,焦虑是反映手术前患者情绪状况的指标。测量研究指标的工具称为研究工具,研究工具应具有信度和效度,即能够真实、敏感、准确地测量出研究指标的变化。

2. 质性研究 又称定性研究,通过系统、主观的方法描述生活体验并赋予其含义。社会科学和行为科学领域常使用质性研究,用来理解人类社会独特的、变化的、整体的本质和特征。主张用语言进行深描以反映丰富的人类心理过程和社会互动过程,强调研究者深入现场进行长期、多次的观察、访谈,结合档案记录查询等方式收集和整理资料,并用归纳、分类、推理、提炼主题等方式进行资料分析,用文字呈现研究结果。注重对事物或现象的整体和深入理解,这与护理的整体理念相一致。

质性研究的主要类型包括现象学研究、扎根理论研究、人种学研究、历史研究、个案研究、行动研究等。

应注意的是,质性研究以往在生物学领域受到的重视程度不够,随着我国对护理学科本质的深入认识,质性研究受到了重视。质性研究和量性研究可从不同角度对护理现象和护理问题进行分析研究,两者的研究资料具有同样的重要价值,其结果常常是相互补充的。所以在护理研究中,采用哪种设计类型需要根据研究目的和研究情境而定。质性研究详见本书第十一章"质性研究"。

二、研究的实施阶段

(一)预试验

一般在大规模或大样本的研究之前进行小规模的预试验,研究包括做预试验的步骤和结果、可行性和可操作性、遇到的问题和困难、研究设计是否需要修改或继续。凡是在正式研究中需要应用的各种问卷、量表、仪器、设施等,均应通过预试验进行初步使用、检测和操作,同时也可通过预试验了解研究对象对研究方法和干预措施的反应,以便及时修正研究方案。

开题报告是一个书面的研究计划,用于陈述研究方案中的主要要素,以沟通研究信息,包括研究做什么、为什么要做、如何做、如何控制干扰因素以提高研究质量、能够获得什么预期结果。

护理研究课题在开题报告之前进行预试验是很有必要的,以检验研究设计的可行性和可操作性。

(二)原始资料的收集

研究往往通过各种测量、问卷、调查和观察等方法从研究对象处直接收集到科研资料,称之为原始资料,也叫第一手资料。资料收集是一个经周密设计并通过不同方法从研究对象处获取数据和资料的过程,是整个研究过程中具体的且非常重要的工作环节。资料的真实和准确与否直接关系到研究结果的真实性和科学性,因此应严格按照设计方案规定的方法和要求,进行资料的收集。如果多人进行资料收集,则需要对资料收集者统一进行培训,使资料收集的流程和对患者解释说明的内容标准化。护理量性研究常用的资料收集方法有观察法、自我报告法和生物学测量法。

需注意,收集的原始资料必须可靠、真实、可信,应完整保存,在原始资料整理后可进行进一步的资料分析。

(三)科研资料的整理和分析

科研资料的整理是指将原始资料用科学的方法将所调查的资料按照调查的目的进行分类汇总,使原始资料更加系统化,以便准确地反映事实,使人一目了然,是研究工作不可缺少的环节。资料整理应遵循完整性、标准性、真实性、准确性及合理分类的原则。

资料分析又称统计分析,包括有关统计指标的选择和计算,统计图表的绘制,有关统计方法的选择与 SAS、SPSS 等统计软件的应用等,是指在相关科学理论的指导下,利用统计调查并整理所掌握的大资料,运用统计的方法,对研究对象的规模、速度、范围、程度等数量关系进行分析研究。

通常研究得到的资料可分为计量资料(定量资料)、抑郁评分和计数资料(定性资料),介于其中的为等级资料(半定量资料),例如,患者的疼痛分级、疲乏的严重程度分级。统计学分析定量资料和定性资料时所选用的方法和计算公式均不同。分析整理研究资料多用百分率(%)、均数、标准差、标准误等指标表示,而推论性统计分析则根据资料的类型、正态性、方差齐性选择参数法或非参数法进行统计分析。通常采用统计图或表格归纳和呈现研究结果。

三、研究结果的总结与应用

（一）撰写科研论文

科研论文是研究工作的书面总结，是科研工作的重要组成部分，也是科学研究工作的论证性文章。护理科研论文的书写应遵循科学、严谨、简洁的原则，要求立题新颖、目的明确、技术路线清晰、资料翔实、研究过程描述清晰详细，要采用医学术语。

一般科研论文的撰写包括题目、作者、摘要、关键词、前言（研究的背景和立项依据、文献回顾、研究目的）、研究对象和研究方法、结果、讨论和结论等部分。应用文字表达出研究者对课题的思维过程，通过对研究结果的充分讨论，得出研究结论。

（二）科研成果的推广与应用

护理科研成果的转化即护理科研成果的推广与应用，是指有目的地将技术上先进、适用、成熟的，生产和服务上可行的，经济上合理的，具有科学、社会和经济价值的护理科技成果，通过示范、培训、指导、咨询、交流、宣传、展览、实施以及技术转让、许可证贸易等形式，向经济建设和社会发展领域扩散转移，扩大其应用范围的活动。护理科研成果只有被转化，才能实现科研的最终目的。

科研成果的应用是研究的最后一个环节。循证实践的核心就是利用已有的科研结果，指导护理实践，优化护理流程，做出科学的护理决策。而科研成果的推广和应用就是循证实践的开端。该部分内容详见本书第十三章"循证护理"。

第四节　护理研究中的伦理原则

一、医学伦理原则的发展

人们在很早之前便开始关注医学实践的伦理问题，但是在研究早期，人们的注意力仅仅局限于医学治疗实践中，对于医学研究的关注较少。正如世界医学协会联合大会在《赫尔辛基宣言》中所说，"医学的进步是以研究为基础的，而研究最终必须涉及人体受试者……即使是当前最佳干预措施，也必须通过研究对其安全性、有效性、效率、可及性和质量进行不断的评估"。医学研究在近几年以惊人的速度发展，人们对于医学研究受试者的权益保护也在不断加强。与其他生物医学研究一样，护理研究也需要着重考虑研究活动的伦理原则，一方面可以指导护理研究工作，另一方面可以监督其他医务工作人员，保护研究对象的合法权益。

（一）早期的医学研究与人体试验

世界上最早开展人体试验的当是我国的中医研究。我国古代的中医研究者以自己作为研究对象，基于对医学科学无私奉献的精神而进行研究活动，如大家口耳相传的神农尝百草的故事。我国针灸创始人皇甫谧根据自身试验体会和前人的经验，撰写了《针灸甲乙经》,这是我国第一部针灸专著。西方早期医学的发展以善行为出发点,在研究者本人或一些自然灾害、疫病中的受害者身上进行了人体试验,为后期的医学发展奠定了基础。18 世纪英国的乡村医生爱德华·琴纳将牛痘痘浆接种在一个 8 岁的未患天花的男孩手臂上,不仅攻克了天花病毒,同时也开辟了一个新的医学领域——免疫学。德国医生维尔纳·福斯曼将 65 cm 长的导管由肘前静脉推至自己的心脏,拍了世界上第一张心脏导管的 X 射线照片,从此开创了介入放射治疗技术。

(二)第二次世界大战中的人体试验和《纽伦堡法典》

科研伦理问题起源于第二次世界大战中各种非人道的人体试验。二战期间,纳粹科学家成了法西斯政党的帮凶,开展了大量惨绝人寰的人体试验。奥斯维辛集中营中的纳粹医生曾在数十万名犹太囚犯身上进行过恐怖的医学试验,包括活体解剖试验、冷冻试验、冷冻-细菌联合试验、低压舱试验等。日本的 731 部队在二战期间对中国战俘也进行了活体解剖、肢解和细菌接种等惨无人道的试验。

1946 年 12 月 9 日,美国军事法庭在德国纽伦堡对二战期间参与人体试验的纳粹医生进行了军事审判,根据纳粹医生的作答备忘录,形成了著名的《纽伦堡法典》。《纽伦堡法典》关于人体试验的十点声明奠定了人体试验道德原则的基础,其根本出发点是基于人的尊严、生命价值、自主自决与社会的公平正义等价值观念。《纽伦堡法典》的十条基本原则包括:①必须获得受试者的自愿同意;②研究的目的是为了社会利益;③研究必须以可靠的理论为基础,且有动物实验为依据;④进行研究必须力求避免对受试者造成肉体和精神上的痛苦和创伤;⑤一旦预知可能造成严重的伤害或死亡,该研究即不得进行;⑥研究对于受试者的危险性不得超出预期研究结果能带来的益处;⑦研究之前必须有保护受试者的适当措施;⑧只有资质合格的人员才能进行试验研究;⑨受试者可以随时退出研究;⑩当有理由相信继续研究会对受试者造成伤害和死亡时,必须提前终止研究。

(三)战后人体试验与《贝尔蒙报告》

《纽伦堡法典》颁布以后,包括美国在内的大多数国家接受法典的原则,但是均未建立任何实施和监督该法典实施的机制。20 世纪 60 年代,美国资助临床研究的基金不断增长,研究受试者的数目也在不断增加,但是美国却曝光了大量滥用临床研究的案例。在这些案例中,研究者并未按照《纽伦堡法典》的原则,严格告知患者研究可能对患者造成的危害,甚至隐瞒研究的不良影响。最典型的事件是塔斯基吉梅毒试验,美国卫生部自 1932 年开始实施该试验研究梅毒的自然病程,当 1940 年已发现青霉素可以有效治疗梅毒之后,研究方仍阻止受试者接受青霉素治疗,造成许多受试者及其家属遭受梅毒的折磨。

由于《纽伦堡法典》特殊的战争背景和缺乏可操作性等特点,1964 年在赫尔辛基召开的第 18 届世界卫生大会上通过了《赫尔辛基宣言》,它是对《纽伦堡法典》的继承和发展,经过多次修改后的《赫尔辛基宣言》已基本符合现代医学人体试验的要求,是当代医务人员进行人体试验必须遵守的伦理规则,是国际上建立伦理规范的重要里程碑。美国基于塔斯基吉梅毒试验的启示,组织了一批科学家和伦理学家制定了人体试验的伦理学原则。1979 年 4 月,美国国家保护生物医学及行为研究人体受试者委员会公布了《贝尔蒙报告》。

《赫尔辛基宣言》中的特殊条款:①研究方案必须交由一特别任命的伦理审查委员会进行伦理审查;②必须聘请一名合格的医疗人员监督研究的进行并对受试者的健康负责;③保证研究结果准确的重要性;④获得受试者知情同意的建议;⑤以儿童和智力障碍者为研究对象的规定;⑥以患者为对象来评估试验性治疗;⑦判断针对研究的合适且安全的医学情况和条件的重要性。

《贝尔蒙报告》的概要:①人体研究的伦理原则;②医学与医学研究的界限;③尊重、有益、公平的概念;④伦理原则如何应用于知情同意、评估风险和利益、受试者选择。

（四）发展趋势

随着医学科研和临床试验的迅速发展以及对受试者的保护要求不断提高,国家行政部门不断出台相关的法律法规。1999 年我国国家药品监督管理局颁布了《药物临床试验质量管理规范》,2007 年卫生部正式公布了《涉及人的生物医学研究伦理审查办法（试行）》,2010 年国家中医药管理局发布了《中医药临床研究伦理审查管理规范》。这些措施都有效地推动了伦理委员会建设及临床研究对受试者的保护,但目前医学伦理仍存在一定的问题,因此相关部门要不断完善临床试验方面的立法,制定国家层面的专门针对临床试验及其受试者保护的法律,切实保护受试者的权益。同时要加强对研究人员的受试者保护教育,政府部门也应加强对受试者保护的监督。

二、护理研究中应遵循的伦理原则

（一）护理研究中遵循伦理原则的意义

随着以整体人为中心的医疗模式的发展,保护人类受试者的权利在科学和医疗卫生保健领域中日益受到重视。首先,在以人为研究对象的研究项目中,遵循伦理原则可以最大限度地保护研究对象的生命安全,维护患者的尊严。其次,护理研究中的伦理问题是研究问题与人的权利之间的冲突,严格遵循伦理原则可以指导研究者的研究工作,并可以监督其他医务人员的研究,以维护研究对象的合法权益。最后,遵循伦理原则使科学研究与人的关系更加密切,减少了科学与伦理的冲突。

（二）护理研究中应遵循的伦理原则

护理研究活动需要遵循生物医学研究的伦理原则,根据《贝尔蒙报告》的内容可知,护理研究中应遵循三项基本的伦理原则,即有益的原则、尊重人的尊严的原则和公正的原则。

1. 有益的原则　该原则是指在研究过程中,研究者有责任将研究对象的伤害降到最低,使研究对象免于遭受不适并获得最大的益处。即研究者要给研究对象或者其他人群带来益处。有益的原则包括免于遭受伤害或不适的权利、不被剥削或者利用的权利。

免于遭受伤害或不适的权利:研究者有责任避免、预防或减少研究中的伤害。这里所说的伤害不仅仅包含躯体的伤害,还包括情感方面和社会方面的伤害,以及经济政治相关方面的伤害。在研究过程中研究者如果发现继续研究将会对研究对象造成伤害、死亡或者带来痛苦,应立即终止研究。总之,研究者必须采用各种措施保证研究对象获得最大益处。

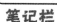

笔记栏

不被剥削或者利用的权利:在整个研究过程中研究对象提供的信息、资料不能被用于对研究对象不利的事情。同时,研究者也不能利用在研究中与研究对象建立起来的关系。研究者在开展研究之前应严谨地评估科研活动对于研究对象的益处和风险,并尽最大可能将风险减小到最低的水平。此过程涉及风险评估的相关内容,包括三个方面:评估益处、评估风险、评估风险/益处。

(1)评估益处　对于研究对象而言,护理研究最大的益处在于获得相关的知识和技术、措施的进步,最终带来社会的进步、护理专业的发展和对个体健康的积极影响。在治疗性的研究中,研究对象可能从干预的手段中获益。而对于非干预性的研究,研究对象虽未直接获益,但研究过程却推动了护理知识的发展,研究对象可以获得医疗知识发展带来的间接益处。同时,参与科研活动也可使研究对象对于自身有更加强烈的认识,积极参与社会实践,实现个人的社会价值。

(2)评估风险　研究者必须对研究对象在研究中可能受到的风险类型、程度和数量有清晰的认识。科研活动可能带来各种各样的风险,包括身体的、心理的、社会的、经济的等。有的研究风险是潜在的,一时难以显现。有的研究风险可能只在某些个体或者群体的身上发生。因此,研究人员要密切关注每一个研究对象参与研究过程中的情况,在研究的实施过程中保护研究对象的权益。

(3)评估风险/益处　是指研究对象在研究过程中得到的益处以及可能受到的伤害的比。研究者应将评估结果告知研究对象,以便于研究对象做出是否参加此研究的决定。总的原则是研究对象所遭受的风险不能超过所得到的益处。在量性研究中,研究的每个细节均可以事先设定好,因而研究者可以事先进行风险/益处评估。而在质性研究中,研究的风险/益处评估需要与质性资料的收集同期进行,因而需要研究者在研究的整个过程中保持敏感性,及时发现潜在的危险。

2. 尊重人的尊严的原则　即在研究中研究对象有自主决定权、充分认知权、隐私权、匿名权和保密权、知情同意权。

(1)自主决定权　是指研究对象有权决定是否自愿参加研究,有权提出问题、提供信息以及有权随时退出试验等,且不会受到治疗和护理上的任何偏见和惩罚。还包括免于受到研究者的强迫要求,如受到惩罚或奖励等结果。在研究过程中,研究人员禁止用强制、隐蔽性收集资料或者欺骗的手段使研究对象的自主决定权受到侵害。

(2)充分认知权　是指在研究过程中要详尽告知研究对象研究的内容、研究对象的责任、研究对象可能获得的益处以及可能存在的风险,并明确告知研究对象有权拒绝参加,使研究对象做出是否自愿参加的决定。但是在研究的过程中经常存在研究对象在获得详尽的研究项目信息之后做出拒绝参加研究的现象,从而造成偏倚以及样本量选择的问题。面对此类问题,研究者通常会采取相应的技巧。

(3)隐私权　与人相关的研究均会涉及个人相关的信息,包括个人的信息、态度、信仰、行为及各种档案等。研究者应意识到除非是必须涉及个人的隐私信息,否则尽量不要过多地涉及个人隐私。医疗领域的研究问题经常会涉及患者的个人健康状况等隐私的信息,在资料收集过程中经常发生侵犯患者隐私权的事件。1996年美国出台了《健康保险负责议案》,要求保护患者的健康信息。该议案颁布后,在美国的健康保险领域,患者的隐私权就更加被重视了。

(4)匿名权和保密权　研究对象享有匿名权和要求所收集资料被保密的权利。

在大多数研究中,研究者通过向研究对象保证不对任何人公开身份或者许诺所得信息仅用于研究,不对任何人公开的方式来达到对研究对象匿名权的保护。保密的原则包含以下三个方面的内容:个人信息的公开及公开程度必须经研究对象授权;个人有权选择可与其分享其私人信息的对象;接受信息者有保守秘密的责任和义务。

（5）知情同意权　是指研究对象获得了足够的与研究相关的信息,而且理解这些信息,并且有能力同意或者拒绝参加研究。知情同意是保障和贯彻实施伦理原则的重要措施之一,包含三个要素:信息、理解、资源。知情同意准则的一般内容主要有:研究者将人体试验的研究目的、方法、过程、预期受益和潜在危险等信息向经过选择后的合格的受试者进行真实的、充分的告知,使对方知情和理解,在此基础上,由受试者在不受强迫或者不正当影响、引诱、恐吓的情况下,做出理性和自由自愿的选择。如果受试者本人不能行使知情同意权,可征得其委托人给予代理知情同意。

3. 公正的原则　是指研究对象被公平对待的权利,其主要内容包括公平选择研究对象和公平对待研究对象。研究对象的选择必须遵循国际上通行的公平准则,即公平分配负担和利益。研究者在进行研究的过程中要一视同仁,不能忽视或歧视某些人群以剥夺他们可能从研究中受益的权利。同时,公平原则还强调对于拒绝参加或者退出人员应公平对待,履行所做的承诺。对于来自不同文化背景、宗教信仰、风俗习惯的研究对象自始至终公平对待。

三、护理研究中的伦理审查

为了使研究对象的权利得到更好的保护,进一步规范学术行为,世界各国都越来越重视研究的伦理审查。2007 年卫生部颁布了《涉及人的生物医学研究伦理审查办法（试行）》,有力地推动了我国医学研究的伦理监督。

（一）伦理审查委员会的源流

1964 年《赫尔辛基宣言》提出,在研究方案实施之前,要对方案进行独立的伦理审查。美国在伦理审查体系的法规建立中一直处于领先地位,1966 年,美国公共保健机构首次发布声明:以人为研究对象的研究,必须经过伦理委员会审查,判断研究对象的利益是否得到保障,研究对象的知情同意权是否得到保护,以及调查研究的风险和潜在益处比例是否合理等。1974 年,美国保健、教育和福利部通过了国家研究法案,法案中要求所有以人类为实验对象的研究都必须进行审查。美国保健和人类服务部分别在 1981 年、1983 年和 1991 年对这些方针进行了审查和修订,在各项规章制度中描述了伦理委员会的成员资格、职能和运作情况。

（二）伦理委员会的构成

伦理委员会是用来保证研究者在实施研究过程中遵守伦理准则的委员会,可在大学、医院以及医疗保健中心设立。每个伦理审查委员会都包括至少 5 名具有不同文化、经济、政治、教育等背景的成员,有的成员需要特殊的专业特长,有的成员来自伦理、法律等非科学领域,要求至少一人不是研究机构的成员。在国外,医院中的伦理委员会通常由医师、律师、研究者、牧师以及社区中的非医学专业人员组成。在我国,规定卫生部门设立医学伦理专家委员会,省级卫生行政部门设立本行政区域内的伦理审查指导咨询组织,开展涉及人的生物医学研究和相关技术应用活动的机构（包括医疗

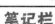

卫生机构、科研院所、疾病预防控制和妇幼保健机构)设立伦理委员会,伦理委员会的成员要从生物医学领域和管理学、伦理学、法学、社会学等社会科学领域的专家中推荐产生,并且应当有不同性别的委员,少数民族地区应考虑少数民族委员。

(三)伦理委员会的职能和审查标准

1. 伦理委员会的主要职能　伦理委员会的主要职能是对研究项目进行审查。我国规定的伦理委员会的主要职责有:①审查研究方案以维护和保护受试者的尊严和权益;②确定研究不会将受试者暴露于不合理的危险之中;③对已批准的研究进行监督和检查,及时处理受试者的投诉和不良事件。

2. 伦理委员会的审查标准　伦理委员会必须确定研究符合最起码的要求才能批准。所有的研究者,特别是主要研究者,必须熟悉这些要求,并了解如何应用于自己的实验研究方案。伦理委员会审查和批准的最低监管标准有:①提出的研究设计方案科学合理,且尽可能避免让受试者面临不必要的风险;②相对于研究者参加实验获得的益处和实验预期可获得的知识的重要性来说,受试者经历一些风险是合情合理的;③受试者风险最小化;④公平选择受试者;⑤从受试者或者他们的法定代理人处获得知情同意;⑥易受胁迫或者不当影响与伤害的受试者需要额外保护;⑦严格保护受试者的隐私。

伦理审查的内容同时涉及科学性和伦理性两个方面,两者是不可分割的。通过审查,伦理委员会可以对研究项目做出批准、不批准或者修改后再审查的决定。通过伦理委员会审查的研究项目,在研究进行期间,研究方案的任何修改均应得到伦理委员会的批准才能执行。未通过伦理委员会审查的项目,不得开展项目研究工作。

四、护理研究中常见的学术不端行为

医学科学应当与所有其他学科的科学一样,确保应用科学方法来获取新的知识。在设计、实施和报告研究项目时,所有的研究人员都应该遵循学术诚信的标准,科学界和公众都期望在科研的方案制定、实施和报告过程中贯彻学术诚信原则。如果失去高标准的科学诚信,科学界和公众就可能成为科学不端行为的受害者。

(一)科研不端行为的概念

美国联邦政府认为,学术不端行为是指在项目立题、实施、评估和撰写研究报告时发生的编造、歪曲和剽窃行为。编造是指捏造数据、结果和记录并发表。歪曲是指操作研究材料、设备和工艺、更改或者遗漏实验数据和结果的行为,从而导致研究报道不能够真实地反映实验结果。剽窃是指不当引用他人的思想、工艺、结果和文字的行为。学术不端不包括诚实的错误和意见分歧。学术不端行为的判断标准有如下条件:显著偏离相关研究领域的可接受程度;学术不端行为是有意而为、可预知或者粗心大意所致的;有充分的证据证明对不端行为的指控。学术不端行为的认定过程包含评估、质询、调查三部分。评估用来决定是否提出指控,证据是否充足和确定。质询是指收集信息、进行初步的事实调查、判断对学术不端的指控能够经得起调查。调查是正式检查和评估相关的事实,确定学术不端行为是否真的发生,如果真的发生,则要确定不端行为的责任人以及行为的严重程度。

我国科学技术部科研诚信建设办公室 2009 年组织编写出版了《科研活动诚信指

南》,指南中指出,在科研活动中的科研不端行为包括:

1.在科研经费申请、科研课题验收、涉及人类受试者或者试验动物的研究申请等材料中提供虚假信息、假冒他人署名或者伪造证明材料。

2.在研究记录、研究报告、论文、专著、专利等材料中不真实地描述实际使用的材料、仪器设备、实验过程等,或不适当地改动、删除数据、记录、图像或结果,使研究过程结果不能得到准确反映。

3.在未注明出处或未经许可的情况下,使用他人的研究计划、假说、观点、方法、结果或文字表述(抄袭剽窃)。

4.对研究对象的不道德处理,包括在涉及人体受试者或试验动物的研究中,违反知情同意、保护隐私和试验动物保护等方面的伦理规范。

5.论文一稿多投,或故意重复发表。

6.侵害他人的署名权、优先权等正当权益,或有意妨碍他人研究成果的正常发表和获得其他形式的承认。

7.在同行评议中,故意对他人的项目申请、科研成果等做出有失客观、公正的评价。

8.为顺利发表论文而在署名时冒用导师或其他学者的名义。对已知他人的科研不端行为故意隐瞒或给予配合。

9.对自己或他人科研不端行为的举报者进行打击报复。

10.恶意或不负责任地举报他人存在科研不端行为。

11.其他严重偏离科学共同体公认的科研诚信和学术道德规范的行为。

认定科研不端行为的条件:①行为人存在主观故意;②发生有关行为的证据确凿;③已经或将造成严重的后果。

以下行为不属于科研不端行为:①在研究过程中非故意的错误或学术分歧,如推理、解释中的疏忽或错误,实验计划、实施中的失误,对结果的误解,以及学术观点的不同等;②低水平的研究;③歧视或骚扰等并非科学研究或科研管理活动中特有的不当行为,以及犯罪行为。

(二)科研不端行为的监督和管理

1.树立学术诚信理念　高等学校和科研机构应致力于探索建立科学、合理的科研人员考核评价制度。开展科研行为规范和科研诚信相关的宣传教育活动,对申请科研项目材料的真实性和准确性进行审核把关,营造有利于科研诚信的氛围。同时,作为科研活动主体的学术团体要制定适用于本学科领域的科研诚信规范,并进行相关的宣传、教育和培训活动。定期分析评估本学科中普遍存在的利益冲突因素;加强对技术标准制定、专业技术资格评审与认证等专业服务项目的监督,不提供不实的评估、报告、证书、陈述或其他形式的声明。要求成员遵守科研诚信规范,并将其作为接纳新成员以及推荐、选拔或评价学术团体负责人的标准和条件;对涉嫌科研不端行为的成员进行调查处理。

2.提高科研过程管理　科研资助部门应公开科研资助计划的申请和审批程序,保证审批过程的公开、公平、公正,接受公众监督,并对公众提出的异议、投诉或举报做出回应。建立健全评审评议专家的遴选、回避、工作监督和信用评估等制度。通过内设机构或委托第三方机构对资助项目的实施过程进行检查、监督或监理,并建立相应的奖惩制度,保证项目的正常进行,防止科研经费被浪费或滥用。加强内部管理,严肃处理科研管理工作中的行政干预、泄漏信息、暗箱操作、弄虚作假等违规行为。要求项目承担单位制定调查处理科研不端行为举报的政策和程序,及时报告在项目实施中发生科研不端行为的情况,并对其受理、调查、处理科研不端行为举报的情况进行复核与监督。

　　3.加强法律法规的约束　　政府部门应关注科技体制、科技管理机制与政策措施对科研机构和科研人员行为的影响,适时进行必要的改革、调整和完善。建立科研诚信建设工作网络,协调有关部门、地方和单位对科研不端行为的调查处理,促进开展科研诚信方面的宣传、教育和培训活动,并对我国科研诚信状况进行监测与评估。从制度上保证财政性资金支持的科学基金和科技计划项目管理工作的公开、公平、公正、有效和高效。要求高等学校和科研机构制定科研行为规范和调查处理科研不端行为举报的政策和程序,并对其执行情况进行必要的监督。组织建立涵盖项目承担单位、科研人员和评审专家的科技信用信息管理体系,促进和指导高等学校和科研机构建立科研人员学术诚信档案。

（张　艳　杨卫红）

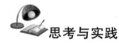

思考与实践

一、尝试判断以下研究属于什么类型的研究。

1.【摘要】目的:探讨慢性阻塞性肺疾病(chronic obstructive pulmonary diseases,COPD)患者的临床护理体会。方法:按随机数字表法选取 2012 年 6 月—2013 年 6 月收治的 63 例 COPD 患者,回顾性分析其临床资料,总结其护理经验,指导以后的临床工作。结果:经对症治疗及护理后,63 例 COPD 患者最终全部症状缓解出院,5 例患者在出院 6 个月内 2 次住院。结论:COPD 患者进行针对性护理能减少疾病复发,减少住院次数,提高患者生活质量,并强调 COPD 患者的护理与治疗同等重要。

2.【摘要】目的:了解我国糖尿病患者足部护理知识和足部自我护理行为现状,分析其影响因素,为相关干预性研究提供依据。方法:对我国 144 所医院的 5 961 例 2 型糖尿病患者进行问卷调查。调查内容包括一般资料、足部护理知识、足部自我护理行为。调查工具包括糖尿病患者一般资料问卷、足部护理知识问卷、足部自我护理行为问卷。结果:患者足部护理知识和足部自我护理行为总体情况分别为中等和较差。文化程度、糖尿病病程、是否定期复查、是否接受过糖尿病并发症教育是足部护理知识及足部自我护理行为的主要影响因素。皮尔逊(Pearson)相关分析显示,糖尿病足部护理知识得分与足部自我护理行为得分呈正相关性($r=0.27,P<0.001$)。结论:糖尿病患者足部护理知识及足部自我护理行为现状不容乐观。教育者可结合患者自身特点,运用"知信行"理论鼓励患者定期复查并参加健康教育,帮助其提高足部护理知识水平,促进足部自我护理行为的改善。

二、论述题

1.从你的角度谈谈医院开展护理研究工作的必要性及其发展趋势。

2.从护理研究发展概况来看,护理科研工作与护理专业发展之间有什么关系?

3.护理研究的科学性体现在什么地方?

第二章

文献的查询与利用

　　当代科学技术飞速发展,研究成果大量涌现,而阅读文献、借鉴和继承他人经验是任何一项知识创新和科学发明的基础和结果。护理研究活动也是在前人研究的基础上进行新的或深入探讨,因此护理研究者应重视文献检索。文献检索是护理研究中一个重要的环节,贯穿于从研究选题到论文撰写的整个过程,只有这样才能为所选课题研究奠定基础,并不断地与相关研究进行比较分析。

第一节　文献的基本概念和类型

一、文献的概述

　　1.信息　信息是事物存在、运动状态及特征的反映。不同的事物有不同的特征,且在不同条件下不断地发生变化,因此信息也在不断产生和变化。在医学上,人体的脉搏、呼吸,甚至症状的发生和变化都是信息,各种实验室检查结果也都是疾病反映的信息。

　　2.知识　知识是人们在认识和改造世界的实践中所获得的认识和经验的总和,是人脑通过思维重新组合的系统化信息的集合。知识是信息的一部分,不是信息的全部。只有经过选择、综合、分析、加工等过程处理的系统化信息才是知识。人类正是通过利用前人总结积累的知识,指导实践,获得新的知识。

　　3.文献　文献是记录知识和信息的一切载体。其中知识和信息是文献的实质内容,载体是文献的外部形态,记录是两者的联系物,是文献的基本特点。记载人类所获的医学知识的文献是医学文献。

二、文献的类型

　　文献的类型较多,并有不同的分类方法和标准。

(一)按文献发布的类型划分

　　1.图书　是系统学习各学科知识的基本文献信息资源,按功能一般分为两大类:一类是供读者阅读的著作,如专著、教科书等;另一类是供读者检索查阅的工具书,如专题书目、索引、文摘、字(辞)典、年鉴等。图书适用于学习某一学科的一般系统性知识,但因图书的撰写和出版周期长,并不适合了解相关学科的最新研究进展。

2. 期刊 也称杂志,是一种采用固定刊名,定期或不定期出版的连续出版物,有统一的版式和外观,使用年、卷、期连续编号,每期可刊载多个著者的多篇文章。期刊内容新颖、出版周期短、数量多、涉及学科面广,能及时反映最新动态,其中学术性科技期刊是科研工作者获取最新知识的主要信息资源。

3. 报纸 是传播社会信息的一种主要文献,特点是报道及时,发行广泛,具有群众性和通俗性。科技性报纸还有大量科学技术成果信息和科技动态。

4. 特种文献 是出版形式比较特殊的文献的总称,又称非书非刊资料。主要包括会议文献、专利文献、科技报告、政府出版物、学术论文等。特种文献内容广泛,是科研人员的重要信息资源。

5. 电子文献 既有独立的电子出版物,例如网络电子期刊,也有传统的多种类型文献的相应电子版本形式,例如图书、期刊、报纸、特种文献等。电子文献具有储存容量大、检索快捷等优势,因此人们逐渐趋向利用网络资源检索信息。

(二)按文献的级别划分

1. 一次文献 又称原始文献,主要指原始论著、期刊上刊登的论文、学位论文、研究报告、会议文献、档案资料、专利说明书等。一次文献具有创造性、新颖性、先进性和成熟性,是最基本的文献类型,是产生二、三次文献的基础。但它数量庞大、类型复杂、语种繁多、发表分散,查找起来比较困难,因此需要借助二次文献和三次文献才能有效利用。

2. 二次文献 是将大量无序的一次文献进行收集整理,著录其特征(著者、篇名、分类号、出处等),并按一定的顺序加以编排,以供读者检索所形成的文献,包括各种目录、索引、文摘等。二次文献为查找、利用一次文献提供线索,是读者查找文献线索的主要工具和手段,是文献检索的主体。二次文献仅对一次文献进行著录和标引等深层次加工,不会改变一次文献的原有内容。

3. 三次文献 是科技人员在利用二次文献的基础上,对某一研究领域的一次文献,经过系统阅读、分析、研究、整理概括而编成的文献,主要包括综述、评论、进展、指南、年鉴等。因三次文献是在充分研究已发表的文献基础上,对该领域取得的成果、进展加以评论、综述并预测其发展趋势,读者可借此了解该领域当前的研究水平和动态,而不必再一一阅读一次文献。

4. 零次文献 是未公开发表或进入社会交流、未经系统加工整理的最原始文献。如书信、手稿、私人笔记、记录、设计草图、实验记录、科技人员口头交流的信息情报等,是一次文献的素材。这些非正式文献往往反映了正在研究的最新课题、进展或问题。随着科学技术的发展,知识更新速度不断加快,而目前的文献发表时滞问题严重,较多科技工作者转向利用零次文献获取最新信息,零次文献越来越受重视,逐渐成为一种重要的情报信息源。

(三)根据文献载体的类型划分

1. 印刷型文献 是纸质文献,包括图书、期刊和有关资料。优点是符合人们传统的阅读习惯,可直接阅读,流传广泛;缺点是携带不便,储存密度低,长期保存难度大,易受虫蛀、水蚀。

2.缩微型文献　又称缩微复制品。它以感光材料为载体,以缩微摄影技术将文献影像缩小记录在胶卷或胶片上。优点是体积小,容量大,便于复制、携带和保存;缺点是需要借助缩微阅读机方能阅读,既不方便,又易使眼睛疲劳。

3.视听型文献　又称声像资料或音像资料,包括唱片、录音带、录像带、科技电影、幻灯片等。优点是可闻其声,观其形,直观易懂,易于理解,可反复播放和录制;缺点是阅读需借助专门的设备。

4.机读型文献　是利用计算机储存和阅读的文献,存储介质为磁带、软盘、联机数据库等一切高新技术载体。优点是信息存储量大,检索迅速而准确;缺点是需用计算机才能阅读。

三、文献检索的基本知识与基本检索

(一)文献检索的概念

文献检索是指将文献根据其外表特征(标题、著者、来源、卷期、页次、文种等)或内容特征(文献论述的主题),按照一定的方式编排并储存在一定的载体上,通过一定的方法,从检索系统中查出特定文献的过程。

(二)文献检索工具

所谓检索工具,包括手工检索工具、计算机检索的数据库和网络化信息检索的硬件设备和软件系统。

文献检索工具,是按一定学科、一定主题收集、整理相关文献,并给文献以检索标识,及时报道的二次文献,具有存储、检索和报道信息的功能。文献检索工具按编著方式的不同,主要分为4种类型:目录、题录、索引和文摘。

1.目录　目录是对图书或其他单独成册的出版物外表特征的著录,它通常以书或期刊作为著录的基本单位,只描述出版物的外表特征,对内容特征揭示较少。目录中的著录项目一般包括出版物名称(书刊名)、著者、出版项(出版者、出版地、出版时间、版次等)和稽核项(页数、开本、定价等)。目录主要有以下4种:

(1)分类目录　按学科内部逻辑次序排列而成的一种目录。从总论到各论,从一般到具体,从低级到高级,从简单到复杂,分门别类进行编排,具有分类号的检索系统。特点是系统性强,可满足读者从专业角度检索文献的需要。例如要查找护理学有关技术、各专科护理等方面的信息,都可以在护理学类别中找到,同时还可得知这类书有哪些不同著者的著作和版本。

(2)书名目录　按照书或刊名的字顺,遵循一定的顺序编制而成的一种目录。便于读者从已知书刊名进行查找。但同类的书刊资料,由于各自的名称不同,排列次序不能像分类排列那样集中,故查阅不方便。例如有关外科方面的图书就有《外科学》《实用外科学》《现代临床普通外科学》《新编现代实用外科学》之分,按照书名字顺排列,由于第一字不同,必须被分散到不同的部分。

(3)著者目录　按著者的字顺编排而成的一种目录。中文有按汉字的笔画笔顺排列的,也有按汉语拼音排列的,外文则按字母顺序排列。它可将一名作者的全部著作集中在他的名下,对研究某一特定作者的著作及研究动态十分方便。

（4）主题目录 用规范化的语言来描述文献的主题内容所形成的目录。它将同一主题的文献集中在一起，专指性强，具有较大灵活性。例如欲查找护理管理的最新动态，则可通过主题目录找到较多此类文献。

因科技发展迅速，信息量大，出版量猛增，科技人员所需的书刊资料，每个图书馆不可能全部收藏。为使各馆文献充分利用，发挥各馆馆藏的情报职能，实现资源共享，因而编制联合目录，介绍国内外馆藏文献情况，为读者查找原文提供便利。同时，部分图书馆还可帮读者办理文献资料馆际互借，或从其他图书馆获取读者所需的电子文献。

2．题录 只著录文献的外部特征，以一个内容上独立的文章作为基本著录单位，包括文献篇名、著者、刊名、年、卷、期、页码、语种等。特点是报道快、全，出版迅速。

3．索引 索引是将书刊资料刊载的文章题目、作者、出处及所论及的主题等进行著录，并按一定原则和方法编排成的检索工具。索引与目录不同，目录是著录出版物的外表特征，例如图书目录、馆藏期刊目录等，而索引是著录出版物的内涵，例如对图书、期刊等出版物中的单篇文章，著录其文献题目、作者、出处及语种等，其所揭示的文献内容比目录深。

4．文摘 在索引的基础上，对原始文献用简明、扼要、准确的文字所做的摘录，以供读者浏览查阅，使读者用较少时间了解文献内容。如美国的《化学文摘》和《生物学文摘》均为文摘式大型检索工具期刊。文摘按其详简程度可分为指示性文摘和报道性文摘两种。

总之，文摘比目录和索引更受读者欢迎，因为它可使读者通过阅读文摘判断是否为其所需的内容，做出是否进一步阅读的选择；帮助读者节省阅读全文的时间；并可帮助读者了解难以得到的某些文献的大致内容。

（三）文献检索方法

文献检索方法有多种，可单独使用，也可综合使用，具体应用可以根据情况灵活选择。

1．常用法 又称工具法，即利用各种检索工具查找文献的方法，常用法有以下3种：

（1）顺查法 一种从检索课题的起始年代开始，按时间顺序由远及近地查找文献的方法。如艾滋病在1981年以前无报道，检索此课题要从1981年往后逐年查找。这种方法较全面、系统、可靠。但对手工检索来讲，劳动量大，效率低。

（2）倒查法 与顺查法相反，是一种逆时间顺序由近及远查找文献的方法。这种方法符合新兴学科的发展规律或用于有新内容的旧课题，省时高效，短时间内可获得一些最新的资料。但若对课题了解不够，容易造成漏检，补救方法是查综述，了解课题从何时开始及它的发展趋势。

（3）抽查法 针对学科专业发展特点，选择学科发展迅速且发表论文较集中的时间，前后逐年检索，至基本掌握课题情况为止。这种方法能用较少时间获得较多的文献，但必须知道学科发展特点和发展迅速时期才能达到预期效果。

2．追溯法 利用已有文献（最好是综述文献）后面所附的参考文献进行追溯查找的方法。优点是在检索工具不齐备或没有检索工具的情况下，根据原始文献所附参考文献检索相关文献，针对性强；缺点是有片面性和滞后性，文章漏检率高。

3.分段法 将常用法和追溯法交替使用的方法,又称循环法或交替法。既利用检索工具,也利用文献后所附参考文献进行追溯,两种方法交替、分期分段使用,可获得一定年限内相当的文献资料,且能节省检索时间。

(四)文献检索途径

各种检索工具各有不同的检索方法和途径。其中,根据文献的特征来检索文献是最简捷的方法。文献特征主要有两种:一是外表特征,即著者姓名、书名、刊名、会议录名和特种书刊名及文字种类;二是内容特征,包括各种学科分类和文献主题等。

1.从文献的外表特征进行检索的途径

(1)书名途径 利用书、刊名称进行文献查找,是检索文献最方便的途径。

(2)著者途径 按文献上署名的著者、编译者的姓名或机构团体名称编制的索引进行查找的方法。著者索引是按著者姓名字顺排列的,因此检索直接,准确率高,是一种简捷的检索途径。但由于世界各国姓名的复杂多样,在编写著者索引系统时,制定了一些规则,以便标引者和检索者遵循,求得统一。检索时如不注意,很可能造成漏检和误检。使用国外的检索工具的著者途径查找文献时,应注意以下几点:①姓名的次序,国外著者署名一般名在前,姓在后。但在检索工具的著者索引中,姓在前,名在后,姓用全称,名用缩写,姓名之间用逗号或空格隔开,分别按姓名的字母顺序排列,如Roberts,R.S.。姓名前有前缀和冠词时,均一并计入,按姓名字顺排列。②机关团体的名称均按原名著录,并加国别以示区别,跟个人著者一样按名称字顺排列。③合著者为两人时,按原著者次序著录。三人或三人以上者,只著录第一著者姓名,其余不标出,以"等"(et al)表示。④著者姓名的拼写和发音因各国文字不同而有别。一般检索工具将各种文字的著者姓名进行翻译,并有各自的音译方法。西文检索工具中,中文的姓名按汉语拼音著录,其他的非本国文字的著者姓名依音译法著录。

(3)序号途径 利用文献的各种代码、数字编制而成的索引进行查找的方法。许多科技文献都有序号,如专利有专利号、化学物质有化学物质登记号、图书和期刊有国际标准书号和刊号等。文献序号具有明确、简短、唯一的特点,且一系列序号本身可体现其相对的排列性,各序号一律按代码字顺或数字的次序由小到大排列,因此检索较方便。

2.从文献的内容特征进行检索的途径

(1)分类途径 以文献的内容在学科分类体系中的位置作为查找文献的方法。它的检索标识是所需文献的分类号。因此使用这种方法之前应确定检索课题所属的学科类目,依据分类法,从中找出该类目的分类号。

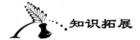
知识拓展

《中国图书馆分类法》(简称《中图法》)将学科划分为5个基本部类,22个基本大类。5个基本部类为马克思主义、列宁主义、毛泽东思想,哲学,社会科学,自然科学,综合性图书。22个基本大类中R为医药、卫生类,护理学属于R(医药、卫生大类)中的R4(临床医学类)。

（2）主题途径　通过表达文献内容学科性质的主题进行检索文献的方法。以经过规范化的名词或词组作为代表文献内容实质的主题词，这种主题词是对文献经过主题分析从中抽取出来的主题概念的词，因此不一定是图书或论文的篇名中出现的词语，把这些主题词按字顺排列起来就构成了主题索引。美国国立医学图书馆编制的《医学主题词表》（*Medical Subject Headings*,*MeSH*）是目前最常用、最权威的标引与检索的标准主题词表。国内影响最大的主题词表是《汉语主题词表》。检索时直接按主题词字顺就可找到某一特定课题的文献。每个主题词是相互独立的，彼此之间的顺序只是形式上的而非逻辑上的顺序，它可将分散在各个学科的有关文献都集中在同一个主题词下。此方法既便于确定某个主题在检索系统中的位置，又便于对所查文献的分析、比较和选择。在各学科间交叉渗透日益严重的今天，主题途径正被更多采用和受到重视。但在系统性、稳定性上不如分类途径。

（3）关键词途径　将文献篇名或内容中具有实质意义、能表达文献主要内容、起关键作用的词或词组抽取出来作为反映文献内容的关键词，并按字顺编排成的一种检索系统。它与主题途径相似，但选词没有规范化，不同作者对同一事物的概念不同，选词也不同。如维生素 C、维他命 C、VitC 都是同一种药，都可为关键词，若检索时只选择一个，就会漏检另外两个词的文献。所以检索时必须把不同词形的同义词、近义词等查遍，否则很可能漏检。

（4）分类主题途径　是分类途径与主题途径的结合，相互间可取长补短。因此，它比单纯的分类途径要细致具体，同时又可克服单纯的主题途径难以熟悉和掌握的不足。

（五）文献检索步骤

由于每位读者的检索需求不同，所选择的检索方法、途径也不尽相同。为了实现检索目标，应制订相应的检索计划或方案来指导整个检索过程。

1. 分析检索课题，明确检索目的　首先对检索课题进行认真细致分析，明确检索内容和目的，确定检索的学科范围、文献类型、回溯年限等。针对某一具体的问题或研究课题，弄清检索提问的真正含义，然后再决定选择何种检索工具和方法。

2. 选择检索工具，确定检索方法　各种检索工具均有各自的特点，应根据检索的要求、检索工具的特点及检索者外语水平选择合适的检索工具。对于检索方法，在检索工具齐全的情况下，通常采用常用法；在检索工具短缺时，可采用分段法；如果没有或严重缺乏检索工具，只能采用追溯法。若检索课题要求全面普查，可使用顺查法或交替法；若检索课题时间紧迫，同时要求查准甚至查全，则可用倒查法，也可用抽查法。

3. 选择检索途径，确认检索标识　选择检索工具后，需进一步研究检索途径，确定检索标识。要注意文献的外部特征，如出版年限、文献类型、书名、刊名、著者等；也要注意文献的内容特征，如学科属性、分类、主题等。一般根据自己掌握的检索标识，选择和确定一条简捷的途径进行检索。

4. 查找文献线索　这个过程实际是将准确表达的检索提问与检索工具中的文献标识进行比较，决定文献取舍的过程。通过具体查找，便可从中找到所需的文献线索。

5. 获取原始文献　根据查得的文献线索获取原始文献。为节省篇幅，检索工具中文献出处项的出版物才采用缩写。因此，首先把缩写对照检索工具所附的"来源索引""收录出版物一览表"查找刊名全称。如果查不到，读者可以利用联合目录获得其他单位收藏信息，还可委托图书馆进行馆际互借或馆际文献传递，或向原文著者索取全文,这样就完成了文献检索的全过程。

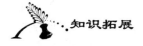知识拓展

文献检索评价

文献检索完成后,要根据一定的评价指标对检索结果进行科学评价,找出文献检索中存在的问题和影响文献检索效果的因素,提高检索的有效性。常见的评价指标包括查全率、查准率、漏检率、误检率、收录范围、用户负担和输出形式等。其中最主要的指标是查全率和查准率。

查全率是指检索出来的相关文献占系统中所有相关文献总量的百分比,用来反映检索的全面性;查准率是检索出的与主题相关的文献占所有检出文献总量的百分比,反映检索的准确性。查全率和查准率是互补关系:在一个特定的检索系统,当查全率提高时,查准率就会降低;而查准率提高时,查全率又会降低。但当两者都低时,应通过改变检索策略,提高两者。实际应用中应根据读者需要,选择合适的查全率和查准率。

第二节 医学文献检索工具及数据库

一、医学文献检索工具

(一)中文医学文献检索工具

1.《中文科技资料目录》(医药卫生)

(1)概述 《中文科技资料目录》(简称《中目》)是国内出版的大型专业文献检索工具,共有34个分册,双月刊,医药卫生分册是其中之一。《中文科技资料目录》(医药卫生)是中国医学科学院情报所(现名医学信息研究所)编辑、出版和发行的,是目前查找国内医学文献的主要检索工具。该刊收录范围广泛,包括国内各种医学及医学相关的期刊、图书及内部交流的医学资料汇编、学术论文等的文献。《中文科技资料目录》采用学科分类为主、主题索引为辅的检索方法,每年末期编写年度累积主题索引,但无著者检索途径。

(2)编排结构 《中文科技资料目录》刊首有分类目次,刊末有主题索引。文献题录按分类编排成正文,每篇文献题录均有顺序号,每年第一期从00001开始,一直连续排到末期。每期的结构依次为编排说明、分类目次表、正文部分、本刊学科分类类名索引(1987年新增)、主题索引首字字顺目次表、主题索引、本刊引用期刊一览表、本刊引用汇编一览表、本刊收录学术会议一览表、本刊收编国内期刊一览表及年度主题词索引。

(3)检索途径和方法 《中文科技资料目录》一般采用分类途径和主题途径进行

检索。

1)分类途径　该途径适用于已知所需文献的类属关系,需要对某一课题进行全面了解者。该刊的分类索引由"本期学科分类类名索引"和"分类目次表"两部分组成。分类途径的检索步骤为:①根据所需查询的课题,按汉语拼音音序在"本期学科分类类名索引"中找出该课题的类目名和类目号;②根据类目号在"分类目次"中找到该类目的页码;③根据页码在正文查找文献题录;④根据题录出处索取原始文献;⑤当所需文献涉及两个或两个以上主题时,按主要主题进行分类,并在次要主题处做参见。

2)主题途径　检索步骤为:①对所需文献进行主题分析,找出主题词和副主题词,采用多个主题词及主题词和副主题词之间的相互配合,可增强检索文献的专指性,提高检索效率;②在"主题索引首字字顺目次表"中找到主题词首字所在页码,根据所指引的页码在"主题索引"中找到主题词和副主题词,记录其下的题录顺序号;③如所需文献涉及多个主题词,则分别查出与每个主题词有关的题录号,找出各个主题词共有的题录号,即为所需文献题录号;④根据得到的题录号在正文中查找所需文献题录;⑤根据题录查找原始文献。在用主题途径检索时,可利用每年最后一期的年度主题词索引提高检索效率。

2.《国外科技资料目录》(医药卫生)　简称《外目》,为我国出版的查找国外科技资料的大型检索刊物,共39个学科分册,其中的医药卫生分册为我国目前查找国外医学文献唯一的中文题录式检索工具。《国外科技资料目录》为月刊,年终有年度主题累积索引,在1988年以前年度主题累积索引以第13期形式单册出版,1989后被并入第12期中。其优点为:①将文献题名译成中文,便于国内人员利用;②所著录的文献具有著录翻译单位,可向其借阅或复制原文,打破资料来源的限制。缺点为收录范围较窄,报道时差大。

《国外科技资料目录》的基本结构、编排原则、检索途径和方法均与《中文科技资料目录》相似,不再详述。仅说明一下正文题录的编排格式:①文献著者姓在前,名在后,名用缩写;②期刊名采用缩写,若想知全称可查每年第一期的"本刊收编国外医刊表"的全称与缩写对照;③除英文外,其他文种文献,均需在文献题名后,以方括号标注原文文种及摘要文种;④刊期包括年度、卷次、期次;⑤题录后提供译题单位缩写,查看每年第一期中的"供稿单位名单"可知其全称。

3.文摘式检索工具　除上述介绍的《中文科技资料目录》和《国外科技资料目录》两种常用的医学文献检索工具外,我国目前还有两种常用的文摘式医学文献检索工具。

(1)《中国医学文摘》　以文摘、简介和题录形式报道国内有关医学期刊发表的文献,根据不同的学科体系,以分册的形式出版,目前共有18个分册,护理学分册是其中之一。护理学分册为双月刊,收录来自国内公开发表的医学护理学期刊200余种,每年摘录其中关于基础护理、护理教育、护理科研、护理管理等文献3 000余条。2009年已由《中国医学文摘》(护理学)更名为《中国临床护理》。每年第一期附有"引用期刊一览表",年终附有主题索引和著者索引。文摘正文按学科分类体系编排,主要检索途径为分类检索,另外可利用年终的主题索引和著者索引进行主题检索和著者检索。

(2)《国外医学》　以综述、译文和摘要的形式全方位报道国外医学的发展动态、新成果、新理论、新技术等,是我国科技人员了解国外医学发展的主要工具之一。《国外医学》按学科专业,以分册形式出版,目前共有内科学、外科学、护理学、社会医学等27个分册。20 余种《国外医学》系列期刊于 2006 年更名为《国际医学》系列期刊,《国外医学》(护理学)也于 2006 年更名为《国际护理学杂志》。检索方式主要为分类检索,同时可利用年终的主题索引进行主题检索。

(二)英文医学文献检索工具

目前世界上主要的英文医学检索工具有美国的《医学索引》、荷兰的《医学文摘》、美国的《生物学文摘》和美国的《化学文摘》四大检索工具,现主要介绍前两种。

1. 美国的《医学索引》 美国的《医学索引》(*Index Medicus*,*IM*)于 1879 年创刊,由美国国立医学图书馆(National Library of Medicine,NLM)编辑出版,是目前世界上最常用的生命科学题录式检索工具。其收录的范围包括医学及医学相关的论文、社论、综述和各种学术会议论文等,涉及 44 种文字的期刊约 3 800 种,包括中国的期刊。由于其具有收集文献种类繁多、文种广、质量高、报道速度快(一般时差 2 ~ 3 个月)、检索方法简便等特点,而成为研究者检索医学文献的理想工具。

该刊每年一卷,每月一期;每期分 Part1 主题部分(Subject Section)及 Part2 著者部分和医学综述题录(Author Section and Bibliography of medical Reviews)两册。从 1989 年起,每年初单独出版引用期刊一览表(List of Journals Indexed in Index Medicus,LJI)和 *MeSH* 各一册,每年共计 26 册。

IM 提供主题途径和著者途径两种检索途径,其中主题途径利用率最高。由于 *IM* 收录的文献被医学文献(Medline)数据库覆盖,因此使用 Medline 数据库的不必再查 *IM*。但如果需要检索 1957 年之前的医学文献,只能检索 *IM*。

2. 荷兰的《医学文摘》 荷兰的《医学文摘》(*Excerpta Medica*,*EM*),于 1947 年创刊,由荷兰医学文摘基金会编辑出版,是世界上唯一用英文出版的大型文摘式医学检索工具。*EM* 依据学科分册出版,目前已有 42 个分册。各分册无固定的出版周期,一般每年 1 ~ 4 卷,每卷 6、8、10、12 期不等。每个分册的正文部分均按学科分类体系进行编排。每期的内容结构与编排顺序包括分类目次表、文摘正文、主题索引和著者索引。每卷最后一期提供该卷的累积分类目次、累积主题索引和累积著者索引。

EM 提供分类途径、著者途径和主题途径三种检索途径。此三种检索途径的方法与《中目》基本相同,不再详述。进行分类途径检索时应注意,不同学科间相互交叉渗透,而各分册的划分只是相对的,如果仅检索某一分册,往往会漏检,使用时应注意参阅各分类目次表下提供的有关概念的相关参照。

二、医学文献检索数据库

(一)中文医学文献检索数据库

1. 中国生物医学文献数据库 中国生物医学文献(China Bidogy Medicine,CBM)数据库是中国医学科学院医学信息研究所开发的文摘式医学文献数据库。该库收录了我国 1978 年至今出版的 1 600 多种生物医学及相关期刊、汇编和会议论文的文献题录与文摘,总计 250 余万条,并以每年约 20 万条的速度增长。该数据库涵盖了《中目》(医药卫生)的所有题录,涉及学科包括基础医学、临床医学、预防医学、药学、护理、中医学、中药学等,数据每月更新。

CBM 检索系统与美国 Medline 光盘检索系统及相应的 PubMed 网上检索系统有良好的兼容性。系统建有主题词表、分类表、期刊表、索引词表等多种次表辅助检索功能,可通过主题词、关键词、分类、著者、刊名等多种途径检索,还可使用截词检索、通配符检索及各种逻辑组配检索。

2. 中国期刊全文数据库　中国知识基础设施工程(China National Knowledge Infrastructure,CNKI)是采用现代信息技术进行知识整合、生产、网络化传播扩散和互动式交流合作的一种社会化知识基础设施的信息化工程,由清华大学、清华同方发起,中国学术期刊(光盘版)电子杂志社出版。中国期刊全文数据库(Chinese Journal Full-text Database,CJFD)是 CNKI 数据库建设的一个子项目,是连续动态更新的期刊全文数据库,收录 1994 年以来国内公开出版的 8 200 种核心期刊和专业特色期刊的全文,内容覆盖自然科学、医学、人文社会科学等各个领域,全文文献 2 200 多万篇。

3. 中文科技期刊数据库　中文科技期刊数据库简称中刊网,也称维普中文科技期刊数据库,由西南信息中心、重庆维普资讯有限公司于 1989 年创办,是我国第一个文献信息光盘数据库,也是我国收录期刊最多、容量最大的综合性数据库之一。收录了1989—1999 年出版的 7 000 余种期刊和 2000 年后出版的 12 000 多种期刊,并以每年200 万篇的速度增长,内容涵盖了国内全部自然科学、工程技术各领域及部分社会科学领域的文献。因此是我国数字图书馆建设的核心资源之一,也是科研工作者进行科技查证和科技查新的必备数据库。数据库按季出版题录和引文索引盘光盘,并提供每月更新的镜像数据库服务。此数据库有 5 种检索方式:一般检索、传统检索、分类检索、高级检索、期刊导航;10 个检索入口:题名、关键词、作者、刊名、第一作者等。

4. 万方数据资源系统　万方数据资源系统是由中国科技信息所提供数据,万方数据集团加工建库的综合信息服务系统。万方数据资源系统主页有 5 个检索入口,包括数字化期刊、学位论文全文、会议论文全文、科技信息及商务信息。其中"数字化期刊系统"收录国内 2 500 多种科技期刊全文,大部分为进入科技部科技论文统计源的核心期刊,每年递增 200 万余篇,每周更新 2 次。"数字化期刊系统"主要有 3 种检索途径:刊物查询、论文查询、引文查询。

(二)英文医学文献检索数据库

1. Medline 光盘数据库　Medline 光盘数据库检索是由美国国立医学图书馆生产的国际性生物医学文献书目数据库,是当今世界上最有权威的生物医学文献数据库之一。内容包括《医学索引》(Index Medicus)、《国际护理索引》(International Nursing Index)、《牙科文献索引》(Index to Dental Literature)3 种索引,收录了 1966 年以来近1 000 万条文献。每月平均入库 4 万条记录,收录期刊近 4 500 种。以题录和文摘的形式报道,其中 92% 原文为英文,78% 的文献含文摘。

Medline 光盘数据库有多种检索途径和检索方法。自由词检索可选择有实质意义的自由词,在 Search 状态下直接输入进行检索;主题词检索应根据课题分析主题词,Medline 的主题词称为 MeSH 词,输入规范化的主题词后,在系统自动显示的副主题词表中根据需要选择适当的副主题词进行限定;索引词表检索宜在 Index 状态下输入检索词,系统自动显示与之相关的索引词表,可在此表中进行选词检索。

20 世纪 90 年代中期,出现了基于因特网的 Medline 网络检索,许多检索平台都提供 Medline 数据库检索,例如美国银盘公司的 WinSpirs 系统、PubMed 检索系统等,目前 Medline 数据库是世界上最常用的综合性医学文献检索工具。

2. PubMed　是由美国国立医学图书馆下属美国生物技术信息中心开发的基于 Web 的文献数据库。PubMed 数据库主要用于检索 Medline 数据库的期刊文献,也提供对核酸序列、蛋白序列、基因组序列、分子结构等数据库的链接。PubMed 数据库自 1997 年 6 月向全球用户提供 Internet 免费访问,由于收录内容广泛、检索功能完善、使用方便简捷、更新周期短等特点,成为目前国际上较权威的生物医学文献数据库。

3. ProQuest Medical Libary　为美国 UMI 公司针对医疗卫生和生命学领域推出的医学期刊全文数据库,其网络版收集的医学期刊有 400 多种,绝大部分提供全文,内容涵盖儿科学、神经病学、药理学、肿瘤学、护理学及物理治疗等多个专业。ProQuest Medical Libary 具有四种检索途径,即基本检索、高级检索、出版物检索和主题词检索。

4. OVID　OVID 公司是世界著名的数据提供商,由 Mark Nelson 于 1984 年创建于美国纽约。数据库除了包含人文、科技等多领域数据 300 多个外,还有多种著名的生物医学数据库,在国外医学界被广泛应用。其资源主要由 3 部分组成:全文数据库(Databases@ Ovid)、临床各科专著及教科书(Books @ Ovid)和期刊全文数据库(Journals@ Ovid Full Text)。其中全文数据库包括 Ovid 核心生物医学专辑、Ovid 生物医学专集、Ovid 精神健康专集和 Ovid 护理专集等护理研究时经常使用的数据库。期刊全文数据库提供 60 多个出版商出版的科学、技术及医学类期刊 1 000 多种。其主要的数据有:

(1)LWW 电子期刊　Lippincott Williams&Wlikins(LWW)是世界上第二大医学出版社,在临床医学及护理学方面尤为突出。LWW 电子期刊数据库收录 385 种生物医学期刊,其中超过半数被 SCI 收录,影响因子较高。

(2)BMJ 电子期刊　英国医学会(British Medical Association,BMA)是世界著名的医学学会之一,其下属的 BMJ Publishing Group Ltd(BMJPG)出版 23 种医学期刊,其中 21 种被 SCI 收录。

(3)OUP 电子期刊　美国牛津大学出版社(Oxford University Press,OUP)是世界上规模最大的出版社,出版物范围广泛,覆盖各主要的医学领域,45 种期刊被 SCI 收录,影响因子较高。

5. CINAHL　CINAHL(Cumulative Index to Nursing and Allied Health Literature)是专门为护理和相关专业的人员设计的数据库,收录了国际护理联盟、美国护理学会所出版的期刊,同时还收录了全球英文护理专业期刊及选录自生物医学《医学索引》中关于护理文献的资料。共计逾 3 000 种期刊,涵盖 1981 年至今,专题包括护理学、心理学、行为科学、营养学、生物医学等领域的博硕士论文、期刊、书籍、会议记录及医疗准则等文献。

6. Nursing Consult　Nursing Consult 是由 Elsevier 出版社旗下著名品牌 Mosby 和护理专家委员会合作开发的护理人员专用数据库,其提供的资料可帮助护理人员快速找到临床解决方案、正确教育患者、获取第一手资料、改善护理质量、提升科研教学水平等。主要内容有循证护理、参考书、护理医学期刊、药物信息(包括 FDA 批准信息和安全通告、静脉注射相容性报告、预防用药错误等)、护理实践指南、患者教育计划、护理新知(提供患者护理特定领域原创的、经同行评议的最优实践临床论文)、图片及护理新闻。

三、网络护理信息资源

Internet 的诞生是信息技术领域的一个新起点,它的出现和普及使用户得以超越不同形态的计算机网络,在世界范围内享受计算机资源。与世界上发达国家相比,中国的计算机起步较晚,但发展迅速。1994 年邮电部正式加入 Internet 之后,我国已建立了四大骨干网:

中国科技网(China Science and Technology Network,CSTNET),由中国科学院主持建立,主要连接国内各城市研究所。

中国教育和科研计算机网(China Education and Research Network,CERNET),由国家教委主持建立,主要成员是全国各地的高等院校和科研机构。

中国公用计算机互联网(China Network,CHINANET)是邮电部主持建设的,主要用户为个人和商业用户。

中国金桥信息网(China Golden Bridge Network,CHINABGN),是我国第二个可用于商用的计算机互联网,由原电子工业部管理,覆盖全国各省市。

除了以上四大骨干网建成外,1996 年中国医学信息网络中心建立中国卫生事业网,主要介绍我国的卫生事业情况,主要功能是提供免费的国内外生物医学信息资源检索。包括中国生物医学文献数据库、美国 Medline 数据库、荷兰《医学文摘》、美国《生物文摘》、国际药学文摘等多种数据库。

(一)网络医学专业搜索引擎

搜索引擎是 Internet 上的一类站点,这些站点专门提供信息检索服务。它们有自己的数据库,保存了 Web 上很多网页的搜索信息,且不断更新。用户可访问它们的主页,输入提交一些关键字,让它们在自己的数据库中检索,并返回结果网页,结果网页中显示了含有此关键词信息的所有网址和指向这些网址的超级链接。常用的医学网络搜索引擎有:

1. Medical Matrix(医源,http://matrixmedical.com/) 美国医学信息协会管理的一个互联网临床医学信息源数据库,收集了分布全球的互联网临床医学资源,优点是涵盖广泛且分类细致。其收集的内容专业、全面,且对每一内容均有评论和分级,便于使用者判断是否进入网页进一步阅读,以节约时间。

2. Medical World Search(http://www.mwsearch.com) 由 The Polytechnic Research Institute 于 1997 年建立,使用美国国立图书馆建立的统一医学语言系统(Unified Medical Language System,UMLS)。此表融合了 30 余种生物医学词表和分类法,约有 54 万个医学主题词,几乎包括了所有的医学术语,检索的准确性较高。

3. Medscape(http://www.medscape.com/) 提供依据疾病名称、所属学科和内容性质(性质报告、杂志文章的全文或摘要等)的英文单个字母的分类检索。网页提供临床管理系列、杂志全文、实用指南、指南进展、杂志扫描、会议摘要和时间表、专家提问和议论、临床挑战等栏目。

其他还有美国国立医学图书馆(http://www.nlm.nih.gov)、美国国立卫生研究院(http://www.nih.gov)、世界卫生组织(http://www.who.org)、中华人民共和国卫生部官方网站(http://www.moh.gov.cn/publicfiles//business/htmlfiles/wsb/index.htm)。

（二）网络护理信息资源

Internet上有很多的专业学术团体、组织或机构的网站或网页，通过访问这些网站护理研究者可获得大量信息，现列举部分网站。

国内有中华护理学会网站、中国护士网、医学护理网、香港护理员协会、台北护理学院图书馆。

许多国际性护理组织也在Internet上设立了自己的网页，通过这些网页，我们与这些组织进行联系、交流，了解最新国际护理发展。

1. 国际护士会（International Council of Nurses）　网址：http://www.icn.ch。
2. 美国护理学会（American Nurses Association）　网址：http://nursingworld.org/。
3. 美国重症护理学会（American Association of Critical-Care Nurses）　网址：http://www.aacn.org/。
4. 美国护理管理学会（American Association of Managed Care Nurses, AAMCN）　网址：http://www.aamcn.org/。
5. 加拿大护士学会（Canadian Nurses Association）　网址：https://www.cna-aiic.ca/。
6. 美国国家护理研究所（National Institute of Nursing Research）　网址：https://www.ninr.nih.gov/n。

另外，护理研究者还可通过Lippincott护理中心网页（http://www.nursingcenter.com），点击"Journals"项，显示期刊名称列表，部分期刊可浏览全文。其中有《美国护理学杂志》（*American Journal of Nursing*），该杂志免费提供1996年至今的杂志全文，并可在该网页通过超级链接进入其他护理专业杂志，如《护理研究》（*Nursing Reasearch*）等。

第三节　提高阅读文献效率的方法

一、文献查阅的基本技巧

（一）明确文献查阅的目的

阅读文献的目的一般是吸收、利用他人的研究成果，指导自身的科研活动，而且检索和阅读文献贯穿科研活动的各个阶段。要提高阅读效率，研究者首先要明确各阶段文献检索的意义，即希望从中获得什么，解决什么问题。例如在研究的准备阶段，查阅文献主要目的在于确定课题，制订和完善自己的研究设计；科研过程阶段，查阅文献的目的是针对研究中出现的新问题查找解决方案，了解与本课题有关的最新动态，随时修正和补充研究计划；课题结束时查阅文献，目的是将结果、数据等与已有报告进行对比，为总结课题、撰写论文及为自己的研究结果提供理论支持和合理解释准备。因此不同阶段，查阅文献目的越明确，越能节省时间。

（二）文献的选择

研究者应根据自己的语言水平和获取文献资源的实际手段选择合适的文献类型

和文种。若研究者外文水平一般,可主要选择中文文献进行阅读;如想进一步了解国外研究进展情况,可进行外文检索,检索时注意选择将外文翻译为中文的检索工具。

每位研究者获取文献资源的情况各不相同:有的研究者所在单位拥有完善的图书馆检索工具,检索文献较为方便;有的研究者所在单位文献资源匮乏,不易获取资源。因此研究者需要根据自己情况进行文献选择。目前网络资源较为发达,研究者可使用网上资源进行检索,如前面提到的 CNKI 数据库、维普数据库、PubMed 及一些学术机构网站等都可用来检索文献。同时研究者在阅读文献时比较关注阅读专业期刊,往往忽略了综合性期刊,一些综合性期刊往往也会提供一定信息。

阅读文献要集中时间,研究经典,首先可找出那些最经典最前沿的文献,平时也要注意文献的积累,定期翻阅专业期刊、学术报告或出版物,注意归纳整理资料和数据。同时在阅读文献时注意文献质量,一般来说核心期刊上的论文有较多创新。

(三)注重阅读技巧

研究者需要具备一定的文献阅读技巧,以便在短时间内了解文献主要内容,达到阅读文献的目的。阅读文献时不要急着将文献从头读到尾,首先查看题目,判断这篇文章跟自己的研究是否有直接关联,发现题目符合兴趣后可先阅读摘要,快速了解文章内容,然后再决定是否需要仔细阅读全文。同时研究者还可根据不同阶段的文献查阅目的选择文献中的重点阅读部分。例如在选题阶段,文章的前言、结论部分是研究者重点阅读的部分,可帮助研究者明确自己的研究方向和创新。

阅读文献的方法有浏览、粗读、精读。浏览是一种花费较少时间博览群书的方法,适用于初期阅读文献,对期刊主要看文章标题、摘要、结论和一些数据;对参考书主要看内容提要、前言和目录,以了解大概内容,是精读的基础。粗读是快读,采用扫阅的变速阅读方法,一般内容一掠而过,重要内容放慢速度,了解内容,关键部分则逐字逐句领会。快读主旨是在了解中心内容的情况下跳过不需要的部分,着重掌握文中的主要论点和论据。精读是在浏览的基础上再细读精髓部分,争取理解、消化、吸收的阅读方法。精读的关键在于用心消化,能有所创新,但精读需要花费大量时间,不宜范围过宽。研究者应根据自己的目的选择适当的阅读方法。

二、积累与记录文献的方法

阅读文献的目的是积累和利用文献。文献积累的过程是丰富知识、不断扩充、日益提高的过程。有的人阅读文献时忽视记笔记或记摘要,时间久了,资料太多,即使是曾经仔细阅读过的,要重新找出来也非常困难。所以,一定要掌握积累与记录资料的方法。积累资料的方法多种多样,从形式上分,有笔记本式和卡片式;从内容上分,有笔记式、摘要式和综述式。现简介笔记式和摘要式。

1. 笔记一般分为阅读笔记和心得笔记两大类

(1)阅读笔记 ①索引式笔记:记录有关文章名及其后所附参考文献,标明出处,便于以后查找利用;②引语式笔记:摘录文章中语句,注明出处,作为备用;③提纲式笔记:阅读完文章后,对作者所论述和探讨的主要问题,按作者的思路,加上自己的理解,用简洁的语言或条举的形式依次记录下来。

(2)心得笔记 阅读文章后,记录自己阅读后的体会,其中较多为自己新的认识和见解。心得笔记的形式多种多样。①批注式笔记:阅读中及时记录瞬间的心得体会,或做注释,或做考证,或提出质疑、批驳;②"眉批":将其写在所读书或文献的篇头处;③札记式笔记:是读后有感而发的创造性思维的记载,这是读书笔记中最重要、最难写的一种。

2. 摘要 摘要是在理解原著精神实质的基础上,对文章内容的归纳总结,既要体现原文的主要内容,又要层次清晰、重点突出。其内容一般包括原文的论点、论据、实验结果与结论等。可分为下列几种形式:

(1)概要性摘要 用简练的语言重点扼要地概述原文的中心思想、基本论点、论据和结论。文摘类期刊上刊载的文摘与附于单篇论文前面或后面的摘要均属此类。这种摘要要求高度概括,主题明确,重点突出,并真实准确地反映出原文的学术观点。

(2)引语式摘要 除了简述原著的内容外,还要摘录原文的重点语句,将两部分内容结合起来,形成独立完整的整体。其中引语部分必须原文照录,加上引号,并注明出处。这种摘要常写在文摘卡片上。

(3)节录式摘要 将论著中某些重要内容,逐字逐句地摘录下来。有时可从大段文章中摘录自己需要的内容,中间不需要的内容可以省略,但应注意内容的完整性。把摘录的内容整理成完整的资料,为以后备用。

(4)综合性摘要 对比分析同类资料,取每篇文章的特色内容分别摘录,并围绕某一主题,重组一个逻辑体系。写综合摘要要有自己的思路和观点,一般以自己的语言进行描述,中间可穿插相应引语。

无论以何种形式积累文献,均要准确无误地写明文献的出处(包括作者、期刊或论著名称、卷、期、起止页码、出版年份及单位),否则日后查找原文或引用资料时较为困难。

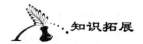

知识拓展

随着科学研究的不断深入,科研工作者需要管理、利用的资料越来越多,当收集的文献达到一定量时,仅凭个人大脑难以实施管理和利用,因此文献信息管理也由最初的手工管理阶段,发展到专业参考文献管理软件,呈现自动化发展趋势。文献管理软件是集检索、管理、分析和论文写作为一体的,高效帮助用户进行文献管理的软件。代表性工具包括 NoteExpress、NoteFirst、EndNote 等。每个软件各有自己的优点,但也有不足之处,科研工作者可根据自己的喜好及获取文献的需求来选择可行、易获取、易操作的管理软件。

第四节　科技查新咨询

卫生部 1989 年正式颁布了《卫生部医药卫生科技项目查新咨询工作暂行规定》，指出查新咨询工作是科研管理工作的重要组成部分，规定申请医药卫生科技项目的立题、成果鉴定、奖励以及有关医药卫生科技活动的评价等，均需有查新单位出具的查新报告，否则不予受理。这一重大决策极大地推动了我国医药科研项目的立项和成果审定的规范化，减少了科研重复浪费，避免了成果评审失准，增强了开发潜力，提高了总体科技水平。

一、科技查新咨询的意义

医药卫生科技项目的查新工作主要是通过科技文献检索和综合分析的方法，对医药卫生科研项目（包括立项、鉴定和评奖项目）提供"创造性、科学性、实用性"（即三性）的情报证明（或依据）。其实质是对医药卫生科技项目新颖性的审查，即有无与查新课题相同或相类似的文献报道。根据中华人民共和国科学技术部于 2000 年 12 月 8 日发布的《科技查新规范》（国科发计字［2000］544 号）文件精神和有关规定，作为鉴证类的查新报告，只能在对比分析检索结果与委托项目查新点的基础上，描述所查范围内，国内外相关文献检出情况、相关文献与查新项目的科学技术要点的比较分析及对查新项目新颖性的判断，得出结论。一般不评价科学性和实用性，也不对查新项目进行水平性的评估。

查新工作主要通过文献检索和必要的调研，在占有大量国内外有关资料的基础上，对有价值的情报进行系统综合分析、对比、评价，对查新项目的课题背景、立项、鉴定和评奖写出有依据、有分析、有对比和有建议的查新报告，为科研项目立项和成果鉴定等科技活动的新颖性提供可靠的科学依据。同时与专家鉴定相结合，确保项目的科学性和可靠性，使得科研管理更加科学化、民主化和规范化。随着科技发展，学科分类越来越细，研究人员需要花费大量时间和精力进行文献检索，有报道其工作量约占研究工作量的 50%。因为技术或时间问题，部分工作人员在研究工作中对本行业的相关信息了解不够详细，影响了研究效果。通过借助专业的查新人员进行查新，既可以有效利用查新机构丰富的信息资源和计算机检索系统，获得各种文献，保证信息的回溯性和时效性，也可为科研人员节省大量查阅文献的时间。

二、科技查新咨询的程序

(一)科技查新的项目

科技查新咨询一般由查新单位具体实施。查新单位的主要服务项目包括：①科研课题立项，包括各种基金申请的查新；②科研项目成果鉴定或评审、评奖的查新；③科技成果转化项目认定的查新；④新产品的查新；⑤发明、专利申请的查新；⑥各种专题、开发项目及其他技术咨询项目的查新；⑦为科研人员的职称评定、两院院士的评选、科技成果鉴定等方面进行引文检索。完成查新后，查新单位应向用户出具盖有科技查新单位查新专用章的查新报告。

（二）查新单位

查新单位是具体实施查新工作的机构,一般为情报服务部门。查新单位的条件必须由主管部门组织咨询工作专家和科研管理干部进行实地考察论证,然后正式下文确认。未经主管部门认可的机构出具的查新报告通常无效。

依据查新单位的工作、任务范围和管理体制分为一级查新单位和二级查新单位,此外还有各地方主管部门确认的查新单位。不同级别主管部门确认的查新单位其权限是不同的。如卫生部确认的查新单位能承担直至部级课题的查新。

（三）科技查新咨询的程序

1. 选择查新单位　目前大多数地区都有查新单位,大城市往往有数家查新单位。查新委托人依据待查项目的查新目的、要求、专业、科学技术特点及查新点等,自主选择查新机构。因各查新单位承担的任务都有一定的范围,出具的查新报告亦在一定的范围内有效,因此在委托前选择查新单位十分重要,以免查新报告无效。一般根据主管部门的要求来确定查新单位。如主管部门未明确规定具体的查新单位,一般选择项目主管部门或本系统确认的查新单位。专利查新必须由专利局的专业审核人员进行审查。因一般查新单位出具的专利查新报告,通常不被专利局认可。

2. 办理查新委托　确定查新单位后,向查新单位提出申请,提交有关技术材料,并填写查新委托书,经双方当事人协商一致后,查新单位始予受理。可按如下程序办理:

（1）填写委托书　查新委托书是查新人员初步了解查新意图和目的的书面材料,一般包括查新机构信息、查新目的和范围、查新项目的科技要点、查新点、相关材料和中英文关键词等。规范的委托书有助于查新人员理解查新项目的内容要点。填写时注意:①委托单位(或)委托人应逐项认真填写(手写或打印)查新检索委托书,不要漏填;②为了准确、全面地描述查新项目的技术要点和创新点,查新委托书需由项目负责人或掌握项目全面情况的研究人员填写;③详细陈述项目技术要点,可从创新点、关键技术、技术指标这三方面阐述,简明扼要列出需要进行国内外对比分析的查新咨询要点和查新需求;④根据项目主题内容尽可能多地提供中英文对照的主题词和关键词,特别是一些专有名词,以及不同用法的同义词等;⑤所用文字及专业术语应准确规范,并与项目材料一致;⑥用户可根据掌握的项目、国内外研究情况,提出需检索的年限,实际检索年限还要受数据库收录年限限制;⑦检索目的可做多项选择。

（2）委托单位应向查新单位提供与项目有关的一切技术背景材料　如开题报告、项目总结书、成果申报表、专利说明书、产品样本、检测报告、用户报告等。同时注意,因为委托方未能提供足够的技术背景材料而导致检索误差的,由委托方负责。委托方填写委托书后,须加盖单位公章,然后与技术背景材料一起交与查新单位,查新检索委托才生效。

3. 查新报告　查新报告书是查新工作的最后总结性的技术性文件,要有查新单位及具体的查新人员、审核人员的签字盖章,才能生效。以卫生部印刷的报告书为例,查新报告分为封面、主体和附录三个部分。

（1）封面　包括项目名称、项目性质、学科分类、委托单位、委托人、查新单位、报告时间等。

（2）主体 ①查新要求:描述查新要求和技术要点时要用委托书中的原用语。②检索情况:采用的检索工具名称、年限、检索策略和检索结果(可按相关程度列出10篇左右文献的题录,外文标题应有中文译名)。③结论:结论是查新报告中最重要的部分,一般分三部分。第一部分用简练语言描述国内外对本课题相关文献的报道情况,如"很多""较多""很少"或"较少"。第二部分是对比分析,将检出的文献与本课题的创新点做对比分析,做出新颖性评价。若相关文献无法获得全文,检索工具没有提供文摘或文摘过短,无法进行比较时,应在结论中如实反映。第三部分是新颖性结论,对创新点不多的课题,新颖性结论可在对比分析部分陈述。只有对创新点较多或较复杂的课题,对比分析部分较长时,才需在最后用小段文字进行总结。查新报告中不宜做科学性、实用性、水平评价。且报告中任何分析、科学技术特点的描述及每个结论,都应以客观事实和文献为依据,不宜使用类似"填补国内空白"之类缺乏事实根据的词句。

（3）附录 可附密切相关文献原文若干。

出具查新报告通常需要15～20个工作日,内容复杂者,则相应延期。查新报告有效期一般不超过1年,逾期必须补查或重查。同时,查新单位要对委托方项目的技术予以保密,不得擅自将其技术资料交给他人,否则负法律责任。

（牛　鹏）

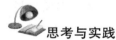思考与实践

1. 通过中国期刊全文数据库检索下列检索题:①查找有关高危新生儿父母照顾能力方面的文献。②查找关于护士工作疲劳感影响因素方面的文献。

2. 自拟课题进行文献检索,简述检索题目、检索词、检索数据库、检索时间和10项及以上检索结果。

第三章

选 题

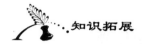 知识拓展

现代医学科学研究发展的特点:
1. 医学发展趋势呈高度分化、高度综合的状态。
2. 研究深度由细胞水平向分子水平转变。
3. 研究形式由单学科向多学科整合转变。
4. 科研目的由单纯科研向科研效益型转变。
5. 研究规模由单中心向多中心转变。
6. 信息获取由手工检索向计算机检索转变。

作为科学研究的课题必须是一个具有科学意义和科学价值的问题或者矛盾,否则就不能形成和作为一个科研课题。例如,在真空中,两个从同样高度同时落下的不同重量的物体能否有同样的速度?天上物体同地上物体是否遵循着同样的力学运动规律?在不同惯性系统中,物体运动的时间是否绝对不变?为什么动物和机器具有相似的行为和功能?这些都是问题,在科学史上,伽利略、牛顿、爱因斯坦、维纳曾分别将其作为自己的科研课题进行了深入的研究,且都取得了开创性的伟大成就。之所以这样,其原因之一就是这些问题是具有科学意义和科学价值的问题。

选题是科学研究的首要环节和关键性步骤。尽管人类在医学治疗及研究面前已趋于成熟,但若要彻底揭示人体的秘密仍然需要不断努力。随着医学模式的转变,新知识、新技术的广泛应用,护理学科面临着许多新的课题与挑战,护理专业要发展,护理科研势必先行。近几年来,我国护理期刊上关于护理科研项目成果的报道逐年增加,护理科研人员也在不断增多,都体现了我国护理科研有了一定的发展。但由于我国护理行业发展较晚、较慢,护理科研仍处于落后阶段,而制约护理科研发展的因素之一就是护理人员在护理科研方面仍存在模糊的认识。

选题是科研工作的起点,从事科学研究首先要面对的问题是如何选择课题和选择什么课题。开展护理研究的关键一步就是选好研究课题。本章首先介绍护理科研选题的概念、来源和选题的程序,然后论述科研选题中科学假说的建立,为广大医学生开

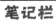

展科研选题提供基本的思路和方法,提高选题的创新性、可行性和医学价值。

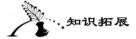

知识拓展

　　1996 年国际护士节的主题定为"通过护理科研更好地为患者健康服务"。选择这样一个主题,有助于护士更好地理解护理科研的重要意义,明确护理科研对提高患者保健水平及促进护理学发展应做出的贡献。

第一节　选题的基本概念和原则

　　科研过程就是提出问题、解决问题的过程,提出的问题是否可以立项,取决于该问题的科学性和可行性。例如,是否符合现阶段我国科学技术的发展方针及当地政府科学发展战略的要求,是否符合人民群众对健康问题的迫切愿望,是否有助于阐明生命现象的本质、提高疾病防治水平、增强人类体质和提高人口素质,能否解决医学科学中防病治病的某些关键问题或关键技术,在多大程度上推动学科的发展,有限的经费和资源是否能够解决等。

一、选题的概念

　　选题就是根据选题的原则,遵循选题的程序,确定研究的具体科学技术问题的过程。即选择研究某一个专业或某一疾病的某一方面,或解决某一问题。护理科研选题,就是选定所要研究的课题,即要探索某护理事件发生的原因或危险因素、护理诊断、护理措施、效果评价等方面的问题。其本质是明确研究的目的与目标。科学的发现始于提出问题的观点,科学研究中第一个重要的内容就是正确地发现和提出问题。所谓正确地发现和提出问题,就是说选题要符合科学认识规律,意味着能够找到从已知信息通向未知信息的桥梁。因此,选择课题、确定主攻方向是科学研究中具有战略意义的首要问题。可以说,选题是研究工作者对某一问题,在理论认识上和实验手段方面的概括。

　　提出问题、选择题目是科学研究的起点。选题集中体现了研究者的科学思维、学术水平、研究能力及其预期目的,是科研成败与成果大小的决定因素之一,更是贯穿科研全过程的主线,各项工作都是围绕这条主线来进行的。课题选得好,可以事半功倍;如果选题不当,可使研究工作半途而废。一个人的科研能力如何,首先表现在他的选题水平上。

　　选题阶段首先是选择和确定一个研究领域或学科方向,然后在该研究领域内选择一个合适的研究课题。研究领域是指研究课题所在的学术领域,或者课题所在的对象范围。研究主题或研究方向是指研究的主要问题,它是研究领域的进一步收敛。确定研究主题可以为进一步确定研究问题奠定基础。研究问题是研究者需要具体回答或研究解决的问题。可见,确定了选题就确定了研究的目标,预设了解决问题的范围和方法。研究课题是指在科学领域内,有明确而集中的研究范围和任务,能够通过研究加以解决的具有普遍意义的问题。所以,研究者一旦选定了某个研究问题,并为之确定了明确的研究范围和任务,就形成了研究课题。可见,研究领域、研究方向、研究主题是一个比较大的研究范围或主攻方向,而研究课题是在该研究范围内需要解决的一个具体的科学研究问题。课题是科学研究的基本单元,其特征是目标比较明确,内容比较具体。课题集中地体现了选题者的科学思维、理论认识和实验能力,反映了选题者掌握基础知识和专业知识的程度。故课题是贯穿于整个研究工作中的主题思想,是指导科研工作的主线。

选题是开展科学研究的第一步。由本人自主选题,可能更有利于调动其积极性和责任感,但对于刚开始涉猎科学研究的学生而言,困难较大。因此,最好在导师的研究范围内选择题目,从而更易于获得导师及团队其他人员的指导和关注,并顺利开展相关科研工作。另外,作为科研的起步,最好选择较易获得成果的题目,阶段性成功可使研究者树立信心,并推进后续的科研。

实际工作中,研究者根据专业知识、经验以及大量文献中得到的启示,对本领域某问题提出理论假设,并据此立题。整个研究设计就是围绕着如何验证假说而进行的。要做好选题首先要提出科学问题,要提出科学问题就必须熟知相关领域的科学知识。所以科研选题的第一个关键就是学习:对于一个护理本科学生来说,需要在本科学习阶段不断积累护理学知识的基础上,提前进入阅读科研文献的阶段,以提高掌握学科动态的能力和最新的科研技术方法。科研选题的第二个关键步骤就是在思维上的突破。简单地说,一方面是对现有科学问题在不同维度上的深入,例如空间尺度和时间尺度上的细化或扩展,可以看作是一种"裂变";另一方面则是学科交叉产生的"聚变"。正如核聚变可以释放更多的能量一样,科学思维上的"聚变"将产生知识上更大的突破,也是科研选题的一个重要角度。显而易见,思维上的突破绝非易事,需要研究人员具备全方位的学科信息、活跃而缜密的科学思维,以及对相关研究方法和技术手段的烂熟于心。

选题就是要确定一个研究问题(research problem),科学问题是指那些在学科领域中尚未被认识和解决的有科学研究价值的问题。护理研究的目的和作用是对护理问题和现象进行描述、解释、预测和控制。那么,护理科研选题阶段要做的工作一方面是要选择一个自己感兴趣的研究领域或者方向;另一方面就是要在国内外文献检索的基础上熟悉这一相关领域的研究现状和趋势,分析对该领域护理现象的认识目前处于描述、解释、预测和控制的哪一个阶段,从中找到研究的空白点和切入点,从而选择和确定自己的研究课题。

(一)选题的重要性

选题是整个科研工作的第一步,其重要性在于它关系到科研的方向、目标和内容,直接影响科研的途径和方法,决定着课题申报成果的水平和价值。选题能力反映了研究者的科研能力和水平。因为选题过程是一种创造性的思维活动,需要研究者在不断调整和论证的过程中提出一个有创造性和有学术价值的科学问题。所以,选题是一项重要的研究工作,选题过程是整个研究工作中的一个重要组成部分。选题能力的训练

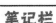

对于培养具有独立从事科研工作能力的研究者起着至关重要的作用。国内外许多科研机构,为了有效地开展科学研究工作,都非常重视课题的选择,如美国的科学基金会、我国的国家科学技术委员会等,都是定期公布他们的研究计划纲要或"选题指南""医学科研项目招标指南",以供科研工作者选题时参考。对于国家和一个部门来说,确定国家和本部门的重要科研课题,直接关系到国家和本部门科技工作的发展,因此,搞好护理科研选题对开展护理科研工作具有十分重要的意义。

选题是科研工作的强大动力,是科学探索的出发点。有价值、有吸引力的选题会激发研究者主动思考和探索的浓厚兴趣,有助于产生高水平和创造性的研究成果。同时,选题能力是从事研究工作的一项基本训练,是衡量研究者科研能力和水平的一项重要指标,是科研人员的一项基本功,需要从初学者就开始有意识地进行选题能力的培养和训练。所以,选题能力应该作为科研入门的基本训练。在本科生的科研能力培养过程中,应该学习"如何发现问题(选题)"和"如何解决问题(研究设计和实施)",通过主动探索,培养自主选题的能力,而不能只是被动地接受任务。

(二)选题的范围

护理学科中的焦点、难点问题均可成为科研选题。护理研究的选题范围随着社会的发展也在不断地扩大。

首先,以人为本的研究。全人口健康的维护和指导,包括护理服务对象的护理、患者家属的心理健康维护、护士身心健康与角色功能等,护理服务对象不仅包括患者,也包括健康人。例如,孕产妇、婴幼儿、儿童、青少年、成人、老年人、住院患者及社区人群等都可以成为护理研究的对象;由于患者家属承担着照顾患者的身体和心理的双重压力,患者家属的健康与患者的健康息息相关,所以,患者家属也是护理研究的对象;护生作为护理人员的后备军,和身处一线的护士一样,也是护理研究的主要对象,目的是调整自身不足的地方以更好地为患者服务。例如,可孕妇女与不孕妇女自尊的调查与分析、ICU患者家属需要的调查研究、法律法规教育对减少护生实习差错的研究、急救护士心理健康状况和应付方式的研究、加强安全管理预防护理纠纷的研究。

其次,服务领域拓展的研究。护理服务领域主要包括边缘学科、护理管理、护理教育、专科护理、特殊护理、循证护理、护理经济学等。例如,ISO9002标准在护理服务质量管理体系中的应用研究、应用场景教学法带教培养护生综合能力研究、护理硕士研究生自主学习能力的培养研究等。

最后,护理方法更新的研究。主要包括理论与实践结合、临床新技术和多媒体网络信息技术的研究。科研的发展需要不断地质疑,不断地探索。理论只有与实践结合才能验证其真伪,从而进行优化研究。对于临床新技术及多媒体网络信息技术应进行持续追踪研究,例如,继续教育学分登记与管理软件的研制与开发、运用计算机实施患者住院费用一日清管理等。

二、选题的原则

医学研究课题切忌过大或过于笼统。一个包罗万象、内容抽象、可行性差的研究方案是不可取的,也是难以得到资助的,搞科研要"有所为,有所不为"。特别是刚刚加入科研行列者,应遵循先易后难、由小到大、由浅入深、不断积累、循序渐进的选题原则。

（一）需要性原则

需要性主要指社会发展和经济建设的需要和学科自身发展的需要。需要性是选题的前提,没有需要和应用价值的课题就没有意义。最有生命力的课题,无不是来自社会生产和生活需要的课题。医学科研选题的方向必须从国家经济建设和社会发展的需求出发,尽量选择在医药卫生保健事业中有重要意义或迫切需要解决的关键问题,选择重要领域的重要问题进行研究。解析人体遗传、发育和生理的功能机制,延缓衰老,提高生命的质量等科学技术课题都属于长远需要的课题。但从人类健康考虑,当前迫切需要研究的课题主要是威胁人类健康和生命的重大疾病。如死于脑血管疾病、心血管疾病、恶性肿瘤、呼吸系统疾病的人数占我国全死因人数的72.30%,这四类疾病也是死因顺位中的前四位。还有环境污染所致的公害病也不容忽视。所以选题时,应当根据个人专长、工作基础与单位条件,既可选当前迫切需要的课题,也可选国家长远发展需要的课题。

基础医学研究,应满足于医学各学科自身发展的需要,着眼于学科之间的交叉渗透,分析综合和新兴学科的形成,不断深入研究层次,努力揭示新现象、新规律,以求获得新的突破、新的进展。临床医学研究,应立足于人们防病治病的需要,着眼于疾病的诊断、治疗、预防、康复和保健,探索先进的诊断检测方法、有效的预防治疗方法。选题方向应符合管理部门的需要,国家自然科学基金委员会不受理纯应用型课题,各级卫生行政管理部门不受理纯基础型课题。

（二）创新性原则

创新是科学研究的生命线、灵魂、源泉和动力,体现了科研的真正价值。创新性包含探索和创造两个连续的过程,探索是创新的前提,创新是探索中的发现和发明,是探索目的的结果和实现,是探索的新发展。衡量课题的先进性,主要考量的是它的创新性如何,缺乏创新性,即丧失开展科研的前提。在理论研究上,要求有新观点、新发现,得出新结论;在应用研究上,则要求发明新技术、新材料、新工艺、新产品,或将原有技术应用于新领域。医学科研选题的创新性来源于:①所选的课题是前人或他人尚未涉足的;②以往已对某领域进行过研究,但问题没有完全解决,现在提出新问题、新的实验依据及新理论,从而促进该领域有新的发展、补充或修正;③虽然国外已有人研究,但尚需结合本国实际进行探索,以发现适合中国国情的护理方式等;④采用的研究方法具有原创性、独特性和首创性,要突出"人无我有,人有我多,人多我新"的内容,不能只重复前人做过的工作。所以,选题应是尚无明确答案的问题,或已经有明确的阶段性答案,但还需要进一步发展和完善的问题,即终期的研究结果应能增加新的知识或信息。因此,通常会从立题依据是否充分、研究方法是否独特、研究结果能否增加新知识来判断选题的创新性和新颖性。

创新性首先应该是在科学思想上,其次才是研究方法上。但这两者是密不可分的:没有科学思想上的创新,就谈不上研究方法上的创新;而没有研究方法上的创新,科学思想上的创新又往往难以实现。在追求科研创新时,要注意两点:①创新须以科学性为基础,要明确科学原则是以事实为根据,否则即失去科学研究的意义;②科学有其连续性,所有的创新均建立在前人研究成果的基础上,只有吸取前人的经验和教训,才能超越前人,取得成功。学术思想上的创新和继承是一个矛盾的统一,只有充分掌握了以往已经确立的科学理论或经过实践的经验事实或经验定律才谈得上创新。1979年,澳大利亚朗斯皇家医院的病理学家马歇尔和内科医生沃伦在胃黏膜活体标本中发现有细菌附着于胃黏膜上皮。此项发现与酸性胃液(pH值3~4)中细菌不能存活的传统观点相悖,故遭到非议和反对。但两人通过一系列实验证实,胃液中的确存在后被命名为幽门螺杆菌的细菌,且可导致慢性胃炎、胃溃疡和胃癌。由此,马歇尔和沃伦当之无愧地获得2005年的诺贝尔生理学或医学奖。

(三)科学性原则

科学性原则是指选题的依据与设计理论符合现代医学科学理论和伦理,选题必须以一定的科学理论和科学事实为根据,符合客观规律。科研设计必须具有科学性,这是科研活动的"内核",也是选题最根本的要求。科学性的基础是真实性,即取材确凿可靠,客观真实,方法严谨,经得起推敲。科学研究的任务是揭示事物发展的客观规律,探求客观真理,使之成为人们改造世界的指南。因此,在建立科研假说进行选题时,必须切实地从客观实际出发,通过查询国内外资料,以充分有力的理论为依据,结合个人的经验体会及工作特点进行选题。同时,还要进行严格的、细致的、反复的推敲,才能使选题具有科学性,具有生命力,才能获得预期的成果。选题自始至终必须有科学的论证,比如传统中医的病理学和治疗学主要是基于经验,但现代的中医研究则要以现代医学的形态学、生理学及病理学理论为依据,要采用科学的研究方法进行科学实验,要应用统计学等科学的评价体系评估实验结果;涉及人体的研究,包括病理学改变和机制、中医中药治疗效果的观察等,均要遵守现代医学科学研究的安全性和伦理学要求等。

科研选题的科学性原则包括三个方面的含义:其一,要求选题必须有依据,其中包括前人的经验总结和个人研究工作的实践,这是选题的理论基础。正确处理继承与发展的关系,选题不能与已确认的基本科学规律和理论相矛盾,否则须提供充分、合理、令人信服的证据。其二,科研选题要符合客观规律,以辩证唯物主义为指导思想,与客观规律相一致,以事实为依据,从实际出发,实事求是,违背客观规律的课题就不是实事求是,就没有科学性。其三,科研设计必须科学,所选择的实验研究课题要研究什么、采取什么手段、要达到什么目的,尽可能周密、严谨、具体、明确。充分反映研究者思路的清晰度与深刻性,符合逻辑性,对整个研究工作的手段、方法、实验、进度、人才等都能做科学的安排,做到人、财、物合理落实和运用,以期收到事半功倍的效果。科研设计包括专业设计和统计学设计两个方面。前者主要保证研究结果的先进性和实用性,后者主要保证研究结果的科学性和可重复性。

(四)实用性原则

实用性原则是科学研究的价值和效益体现。医学科研要有明确的研究目的,需要解决特定的医学问题,应满足国家或本地区经济建设和社会发展需要,以及护理科学自身发展的需要。比如,探讨恶性肿瘤的病因、发病机制,寻找先进的早期诊断方法,研究有效的治疗方法、预防方法或研制新的抗癌药物。实用性包括:①具有潜在应用价值,即研究成果可以应用于疾病的预防和护理;②可直接运用于护理实践,解决临床护理工作中经常遇到的,会影响诊断、治疗、护理,造成死亡率高的难题,或是常见病、多发病的预防、治疗、护理措施等;③具有医学相关的社会效益,如提高疾病防治水平、增强人类体质和提高人口素质等;④对于现有的技术和服务能力,探索新的医学适用范围。对于基础性医学科研,要求其具有理论意义和(或)潜在应用价值;对于应用性科研,则要求其具有经济效益或社会效益。

(五)可行性原则

可行性原则也称可能性原则,是指科研人员完成所承担课题的可能性,选题应与自己的主、客观条件相适应,即具备完成和实施课题的条件。所选的科研课题除了具备科学性,也就是理论上的可行性以外,还必须具有现实的可行性。这主要包括:①课题的研究内容在技术方法上是可操作的;②具备完成课题的硬件与软件,如立论依据充分且具有可行性的研究方案,掌握相关的技术手段,研究对象满足研究的需要,具有实验动物、临床病例、仪器设备、协作者、经费、时间等条件;③已有相关的前期工作积累,对假说也有支持的先导研究证据,且课题组全体成员是一支知识与技术结构合理的队伍,并且与协作单位之间配合程度较高等;④伦理道德问题,应遵循研究中的伦理道德原则,包括有益无害原则、知情同意原则等,注意保护个人隐私。

(六)经济性与效能性原则

经济性主要指研究成本和将来成果推广应用时的投入大小;效能性又称效益性,是指预计成果的学术价值、社会效益和经济效益。总的原则是:尽可能做到投入少、成本低、见效快、收效大。这就需要把在研究过程中所消耗的人力、物力、财力,同预期成果的科学意义、学术水平、社会效益、经济效益、使用价值等进行综合衡量,即科研的投入与预期研究成果的综合效能是否相当。

如果所选课题研究费用高,而预计成果价值不是很大,这样的课题最好不要选;如果所选课题预计成果应用能产生一定的经济效益和社会效益,但推广应用时需要较大的投入,这样的课题也要三思而后行;如果所选的课题预计成果价值很大,会产生重大的社会效益和经济效益,这样的课题即使研究费用和推广应用投入较大,也是值得的。

以上六项原则是医学科研选题的主要及基本的原则,互相联系又互相制约。其目的是最大限度地减少课题的风险,增加探索的成功率。

第二节 研究问题的来源

护理研究的范围涉及与护士或护理工作相关的一系列问题和现象,目的是构建护理学科的知识体系以指导护理工作实践。所以,护理选题的范围与护理研究领域的范围一样广泛,可以包括与护士或护理工作相关的一系列问题和现象。而且,由于护理学科知识体系尚未成熟,护理学科领域中有许多问题尚未阐明,所以对于有科研意识的护士,当在实践工作中遇到一些问题或现象不能用已知的知识进行解释或解决的时候,就有可能成为初始想法,进而成为科研选题。课题研究是一个不断提出问题和解决问题的过程,在这个过程中,提出问题往往是研究的起点,解决问题则是研究的终点。那么,护士可以通过哪些途径发现研究问题呢? 通常,我们把护理研究问题的来源分为以下4种途径:从临床实践中选题、从相关文献中选题、从招标范围中选题、其他选题来源。

一、从临床实践中选题

临床实践中尚未解决的问题和不断产生的新问题是临床研究问题的主要来源,也是最直接的来源。第一,护士在临床第一线积累了丰富有益的经验,要使经验为更多的人所接受,必须通过科学的实验设计,用科研的手段获得可信结果,才能为大家公认,上升为理论,反过来指导实践,而想要验证的经验、解决的矛盾和问题就是最好的科研题目。第二,临床实践中仍有大量的未知数和需要进一步探索的问题,亦有大量的不断出现的新问题。例如,临床上经常进行的病例讨论,就是选题的最好时机,由于这种选题直接来自临床,有着极强的针对性、实用性和操作性,所以一旦攻克,意义都比较大,且易于推广。当护士通过观察发现实际工作中存在某一临床问题或现象时,护士一方面需要通过循证实践的途径寻找解决问题的方法;另一方面可能需要将发现的问题或现象及时采用科学研究的方法给予解决,以丰富现有的科研成果和学科知识体系。所以,通过观察发现工作实践中存在哪些临床问题或现象是发现研究问题的重要来源和途径。同时,通过思考问题和提出问题可以进一步拓展思路。因此,善于观察和勤于思考是发现研究问题的途径。例如:

1. 普遍性问题或现象   是指在日常工作中经常遇到的问题或现象,试图寻求解决问题的方法或途径。这可能涉及如何对这一问题或现象进行描述、解释、预测或控制。例如,妇科腹部手术后患者经常会出现术后腹胀,腹胀程度不等,中重度腹胀患者会十分痛苦。而且,一旦出现了腹胀,临床上有多种药物的、针灸的、针刺的、体位的、肛管排气的和饮食的干预措施,但效果均不佳。针对这一现象,可以追问以下几个问题:同样是接受妇科腹部手术的患者,为什么有的患者发生腹胀,有的患者不发生腹胀?为什么有的患者腹胀程度轻,有的患者程度重?发生与不发生腹胀有没有规律?患者发生腹胀的原因和机制是什么?哪些因素会促发患者发生腹胀?哪一种是最经济有效的缓解腹胀的方法?如果没有很好的方法缓解腹胀,那么,有没有可以预防患者发生腹胀的方法呢?于是,可以从预防问题发生的角度找到解决问题的切入点,即通过预防性的干预措施来减轻患者的痛苦,做到关口前移,预防在先。

2. 新问题、新现象或热点问题   当临床工作中遇到一些感到困惑或不解的新问题或新现象时,试图寻找问题的答案,可以追问:这种问题或现象为什么会出现呢?有没有规律呢?如何预防呢?如何解决呢?热点选题也并非随大流,而是在尚温未热时就已洞察、切入将热的选题,在及时捕获有关信息、抢抓先机的基础上超前选定论题。特别是政策性(应用性)研究,要善于把握时代脉搏,正确回答现实生活中存在的种种问题,同时提出解决这些问题的对策,这既能突出选题的针对性,又能提高选题的生命力。

3. 改进工作方法或程序   当临床工作中遇到一些感到烦琐、困难或不顺手的地方,试图寻求改进解决问题的方法时可以追问:这种工作方法或程序的核心要素是什么?关键环节是什么?能不能进行优化?如何进行优化?

4. 勤于思考   通过观察法寻找研究问题是一个非常直接和有效的途径。同时,在工作经验的基础上养成多动脑筋思考问题的习惯,也是一个很好的选题来源。例如:对护理现象或临床困惑进行追问,对日常的护理工作进行反思,对他人的反馈进行思考。

选题既可以从发现问题或现象着手总结经验教训,以利于改进工作;也可以立足于自己的医院、专科、团队或个人的特长,发挥优势,挖掘潜力,引领学科发展的方向。日常医学科研工作和临床工作中务必注意观察以往没有观察到的现象,发现以往没有发现的问题,外部现象的差异往往是事物内部矛盾的表现。及时抓住这些偶然出现的现象和问题,问一问这个问题或现象:是什么? 为什么? 怎么样? 还要善于在质疑中提出问题、在灵感中提出假想、在幻想中提出创意、在实践工作中提出思路,经过细心分析比较,从而形成研究问题的初始意念,进而有可能发展为科研课题。如弗莱明从培养皿中的青霉菌到抗生素的发明正是从意念中得到启发的结果。所以,在日常医学研究或临床实践中注意反复观察、记录和积累研究结果,捕捉信息,不断为科研选题提供线索。

二、从相关文献中选题

研究课题来自实践,亦来自文献。从查阅文献资料,了解研究领域最新的成果和有关学科发展的趋势及前沿中挖掘课题,这是一种间接性来源。长期阅读本专业领域及相关领域的权威期刊,一方面不断刺激产生新的思路,同时又可了解某一研究领域最新的成果和有关学科发展的趋势及前沿,从而确定自己要研究的方向和范围,并选出特别关注的专题持续追踪。文献的阅读和整理为选择该领域的课题方向和内容提供指导。通过阅读和整理文献,知道哪些方面是今后研究的趋势和重点,从而探究出新颖的研究课题。在阅读文献时注意培养独立思考能力,以逆反的、发散的思维去捕捉瞬间灵感,得到启发就记录下来,经过积累、筛选就会有良好的选题。这类课题具有先进性和生命力,有可能在前人或他人研究的基础上提出新观点、新论点和新方法。文献阅读有利于我们发现研究课题:一是从文献缝隙里找题目,例如他人某项研究虽然重要但病例太少,自己可以扩大样本含量做进一步研究;二是从现有的护理理论体系中去发现他人未研究或已研究但是有争论的课题;三是通过阅读文献,借鉴他人的实践,激发自己的认识活动,从而拓展我们的探索思路;四是从研究报告中找到他人研究结论的不一性,甚至是相矛盾的,例如某项研究的观察指标不恰当或检查方法不精密,可进一步给予补充和验证;五是阅读护理期刊比阅读护理专著更能发现问题,因为期刊周期性短、内容新、讨论的问题广泛,更有利于发现问题;六是阅读护理论文索引,如果你确定了研究范围,就可以通过查阅论文索引明确研究题目;七是国外的正常值不一定适合国人,通过自己的研究建立中国人的正常标准值。通过查阅大量的文献资料,即从前人的理论总结基础上派生、外延与升华出来,从而选出具有更高价值的能充实、完善甚至能填补其空白的课题。这需要持久和系统地收集资料、查阅文献,坚持跟踪了解国内外对类似选题的研究动向和进展情况,深入做好资料的积累工作。

三、从招标范围中选题

招标性课题也称指导性课题,实行自由申请、同行评议、择优支持的政策。科研需要国家和各种资助机构投入研究经费,从国家科研项目指南中去选择课题可有事半功倍之效。科学基金是指为了从事科学研究活动的目的而设立的具有一定数量的资金。

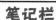

通常,国内外各级科研管理机构、基金组织、专业组织、政府医疗卫生机构都设有相应的科学基金,明确优先资助的研究领域,以引导科研选题的方向。在我国,根据基金的来源,可以将其划分为国家级、部委级和地方级科学基金。设有科学基金的国家级、卫计委、国家教委、科技部、卫生局、护理学会、大学、医院等相关部门,都会根据医疗卫生事业发展规划的需要而定期发布科学基金指南以及国家科学技术发展规划,提供研究资助的学科领域、研究范围和研究方向,及可供选择的研究项目和课题,从而发挥科学基金的导向作用。研究者可根据自己已有的工作基础、个人专长、本单位的优势、实践经验与设备条件,自由地申请具有竞争力的课题。这些从中央到省都有发布的课题研究规划指南,是根据国家或省的工作实际制定的,研究者可以从规划指南中找课题。课题指南中的项目或课题相对宏观和笼统,要真正形成课题还需要把它具体化。指南申请者应结合实际情况,认真考虑采用什么实验手段,选择哪些研究对象以及指标,从哪一角度,在哪一水平上进行探讨以分解出很多研究课题,研究者可以从中选择适合自己研究的课题。如护理管理的研究,选题申报方法的技巧:一是要弄清选题是否符合申报范围,认真阅读规划指南,找出自己申报的课题是否属于它的资助范围,属于哪一个学科。二是选题要符合先进性、必要性、可行性和实用性四个原则。三是申报技巧,认真阅读规划指南,注意边缘地带,注意热门和冷门,请专家做指导,和专家、学者联合申报。所以,能够认真读懂各级各类科学基金指南的内涵,找准适合自己申报能力范围的基金定位,找到适合自己申报的学科方向,并能从中选出适合自己能力的科研选题是每一位科研工作者的基本素质和努力的方向。

我国医学科技计划已初步形成了门类齐全的体系。不同计划的目标类型、申报程序、资助强度和对象均有差异。以医学科研的国家任务为例:①科技部发布的医学科技攻关项目,重点解决严重危害人民健康和生命安全的重大疾病的防治技术和手段,以应用研究为主;②国家自然科学基金委员会的生命科学部和医学部,重点资助医学基础研究和应用研究;③科技部的高技术研究发展计划("863"计划)中的生物技术领域,主要以产品为龙头,基本上属于开发性研究;④科技部的国家重点基础研究规划项目计划("973"计划),主要资助重大的基础研究课题。此外还有来自其他部委以及各省市的科学发展规划和基金,以及一些私立的科学基金。值得注意的是,有些国际组织或外国政府的科学基金是开放的,研究者需要及时掌握相关信息,提出申请。

四、其他选题来源

1.研究者与同事间的相互交流　交流有助于研究者商讨研究构想、激发灵感、澄清研究思路,形成更清楚的研究问题。研究者与同事间的相互交流包括正式的学术交流与非正式的学术探讨。通过不定期地参加各种医学学术会议、优秀专家的高水平讲座会、疑难病例讨论会等,高屋建瓴地综述学科的最新进展和提出将来的研究方向,有助于及时更新学科知识,了解学术前沿信息,开阔研究思路,启迪学术灵感,产生科研选题。非正式的学术探讨的形式多种多样,例如,资深的研究者指导科研新手确定研究主题、形成研究问题,科研团队定期讨论课题进展、阐明研究思路、拓展研究课题,多学科团队成员交流学术问题、合作开发研究课题,学术争论等。对于同一现象、同一问题,存在不同观点、不同认识,甚至产生激烈争论,这是科学研究中常有的事。比如对某一疾病的发病机制可能会有多种解释,对临床某一症状会有不同看法,争论时都有一定的事实根据和理由。因此,了解和掌握争论的历史、国内外进展现状及争论的焦点,就可能得到有价值的选题。

2. 理论　理论来源于实践,并用于指导实践。科学研究工作也是一种实践活动,需要理论的指导。科学研究的结果可以用于构建学科理论知识体系,学科理论知识也必然要用于指导临床工作实践和科学研究工作实践。理论对选择研究问题的指导作用可以体现在以下几个方面:

(1)将理论作为研究架构用于指导研究设计　理论是由概念和概念间的相互关系构成的。如果一个研究者使用某一个理论作为研究的基础,那么经过演绎推理可以对预期结果进行推论,即可以将理论用于指导实践,并进一步验证理论的作用和价值。例如,将奥瑞姆的自理理论应用于糖尿病患者饮食和运动干预的研究中。

(2)验证某一新理论及其实用价值　以新发展的理论、模型或概念架构为指导,用于开发或者复制新的研究课题,以验证其正确性、可操作性和可推广性。

(3)从理论与实践的矛盾中选题　当采用某一理论指导临床工作实践时,如果发现理论与实际存在不一致的情况,应该想到可以通过科学研究的方法将该理论进行修正、补充或完善,使理论逐步走向成熟。

3. 寻找科学领域的空白点　借助信息传播的迅猛发展,特别是通过互联网使得检索工作在广度、深度、速度上达到空前的程度,使我们有可能准确、快速地找到学科空白或近乎空白的领域。通过对"空白"领域的历史与现状的全面了解,可选出许多新课题,并容易出成果。

4. 从原课题延伸中选题　课题的研究内容都有一定范围与层次,在完成课题任务后,通过细心透视和思考其横向联系、纵横交叉和互相渗透,可从广度和深度中挖掘出新颖题目。也可以原有课题所获得的重大发现为基点,申报新课题,使研究工作循序渐进、步步深入,工作假说日趋完善,逐步达到学说的新高度。在研究中,有时可能会发生一些自己意想不到的"怪"现象,又称反常现象。这种反常现象可能会引出一连串的问题,而这一连串的问题往往是新的突破口。

5. 从改变研究要素组合中选题　在医学实验和临床观察研究中,通常每个课题都由被试因素、受试对象和效应指标三大要素组成。根据研究目的,有意识地改变原课题三大要素中之一,如果发现这种改变可能具有理论意义和潜在的应用价值,就可构成一个新的课题,这种方法也被称为旧题发挥法。

6. 在学科交叉、移植中选题,同时借鉴其他领域的先进经验和方法　随着医学科学技术的飞速发展,一方面学科高度分化,学科越分越细,分支学科愈来愈多,另一方面学科高度综合,一门学科往往包含着众多的学科,高度分化与高度综合的结果必然产生相互交叉和相互渗透,例如,"肝移植术后肺部感染的预防及护理"这个课题涉及肝胆外科、消化内科及呼吸内科等方面的问题。学科交叉点是扩大专业技术领域、探索奥秘的藏宝之地,因为学科的边缘区、交叉区有着大量需要解决的问题,而且多是创新性的问题。移植是指将某个领域的原理、技术、方法引用或渗透到其他领域,是学科与学科之间的相互联系、相互结合、相互影响、相互借鉴,由此引发出跨学科的论题。医学的发展在很大程度上依赖于其他学科新原理和新技术的发展和应用,移植其他学科领域的新成果、新技术、新方法,是科研选题的重要方法。也可以把应用于某疾病、某学科、某专业,甚至某领域的先进方法、技术等移植于另一疾病、学科、专业或领域,为己所用。例如,计算机与 X 射线结合,建立计算机体层摄影技术;分子生物学技术用于基因诊断与治疗等。将其他学科的新技术与新方法移植用来研究医学中的问题,已成为现代医学科研的重要选题方法之一。人们常说它山之石可以攻玉,不同学科、不同领域的先进经验和方法应用在不同学科和不同领域,将会产生新的效果和作用。例如,医师培训的方法应用到护理培训当中去会产生什么样的结果?

7. 从先进的经验和方法中提出问题　事物总是不断发展的,更先进的总是从先进的发展而来,只要我们深入地分析它的局限性和适应性,多数会发现一些可以改进的、更有意义的问题。比如,护理岗前培训的经验应该说是很丰富的,但是是不是说他们的培训结构就已经不能再进一步优化了? 如果可以优化,那么又如何进一步优化呢?再比如,护理事业发展较快的国家的护士规范化培训的模式,在我国是否也同样适用?根据我们的具体情况,如何实施这一模式?

8. 从实验研究中提取课题　从来就没有十全十美的实验。一项临床改革和实验推广后,常常会暴露出实验课题的某些缺陷。这时,人们便对原实验课题加以深入的研究改造,不断总结经验,使之更加完善。在实验课题研究的过程中,人们会提出多种方案,可以从中"择优录取",形成新的实验课题。

9. 研究课题的复制　在一个研究结果和结论的成熟程度尚未被专业人士认可和形成专业共识之前,由多个研究团队或研究者对该研究课题进行复制,以检验研究结果和结论的可靠性是非常必要的。因为从循证医学的角度看,任何一个单一的研究都会存在一定的局限性,高质量的证据需要多项同质性研究结果的系统评价和 Meta 分析。所以,在某一个时期或阶段内针对某些研究热点问题有必要开展一些高质量的重复性研究,从而尽早获得比较可靠的结果和结论,达成专业共识,以促进研究成果的推广和应用,并发展和积累学科知识。例如,在护理学科史上,1972 年威廉姆(Williams)在《护理研究》(*Nursing Research*)杂志上发表了一篇探索引起皮肤破损主要因素的研究论文,激发了护理学科在该领域的研究热点,成为后续的无数篇有关皮肤褥疮的预防和干预性护理研究的基础,促进了护理学科知识体系中有关褥疮的预防和护理理论体系的建立,并指导了临床实践。

研究课题的复制有准确复制、近似复制、同时复制和系统复制。准确复制要求保持最初研究者的研究设计的所有条件都不能改变,并完全按照原来的方法、步骤、人群、测量工具、时间、地点、样本量等进行研究,以验证最初的研究结果是否会重复出现。近似复制要求后续的研究者在相似的条件下尽量遵循最初的研究方法重复以往的研究过程,目的是验证当研究条件发生一些小的变化后,是否能够得到相同或相似的研究结果。同时复制是指最初的研究者还在收集资料,与此同时开始了后续的课题复制,常见的形式是同一个研究设计在两个或多个地点同时收集资料,即两中心或多中心的研究设计。系统复制是指后续的研究团队确定了一个相似的研究问题,但是采纳了新的研究方法来验证最初的研究结果,目的是延伸最初研究的结果,检验研究结果的可推广性和局限性。例如,干预性研究可以采用这种系统复制的方法检验多种干预措施的有效性。

研究课题的复制反映了科研的可重复性的本质,常见的课题复制包括以下几种形式。①从已有课题的延伸中选题:此类选题占有相当比例。通过原有课题的延伸,可以使科研步步深入,取得较大的系列研究成果。②从改变研究内容组合中选题:有意识地改变原有课题中受试对象、施加因素、观察指标三个要素中的任何一个,可以形成新的课题。③从其他学科移植中选题:将其他学科的新理念、新技术、新方法移植到护理学领域。

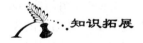

有助于找到研究切入点的思考题

1. 我在护理工作中感到最烦恼的问题是什么? 对这个问题的回答,可能会促使你找到临床实践中"亟待解决"的一个问题。

2. 我感到最困难的问题是什么? 可能会找到临床中的一个"困难问题"。

3. 我最感兴趣的话题是什么? 可能会找到自己的研究"兴趣点"。

4. 工作中令我最满意的是什么? 有助于挖掘出"特色或长处"。

5. 我获得成功的方法是什么? 有助于总结出独特的"成功经验"。

6. 工作中引起我警觉的现象是什么? 有助于捕捉到比较敏感的"突发事件"。

7. 令我感到震撼的新理念是什么? 有助于及时获取正在"推广应用"的新理念。如积极心理学的概念在临床中的推广和应用。

8. 我在工作中看人、做事的独特视角是什么? 有助于发现和提炼自己的"原创性思维"。

来源:胡雁.护理研究[M].4版.北京:人民卫生出版社,2012.

第三节 选题的程序

在科研工作中首先会遇到选题,选题是科研的起点,是决定科研工作胜败的关键,它甚至比解题更重要,因为它制约着科学发展的领域和方向。一种新的研究课题,它既表现为人类认识达到的某种水准和高度,也是人类认识和实践进一步发展或跳跃的新起点。选题对整个科研工作如此重要,我们科研工作者必须重视选题的程序。选题一般要先积累资料、找到选题意向、查新,而后确认选题方向、立题,最后严谨审查其重要性、科学性、创新性、实用性和可行性。因此,医学科研课题的选定,需要经过一个提出问题—查阅文献—形成假设—明确研究问题—确定选题的过程。

一、提出问题

科学研究中第一个重要的内容,就是正确地发现问题和提出问题。古人云:"学贵有疑,小疑则小进,大疑则大进。""疑"是人类打开宇宙大门的金钥匙。弗·培根说

笔记栏

过："多问的人将多得。"爱因斯坦和费尔德在《物理学的进化》一书中指出："提出一个问题往往比解决一个问题更重要。因为解决问题也许仅仅是一个数学上或实验上的技能而已,而提出新的问题、新的可能性,从新的角度去看待旧的问题,需要有创造性的想象力,而且标志着科学的真正进步。"

提出问题是解决问题的起点,是科学探索的发端。古往今来,有许多发明创造,都是从提出问题开始,进而在解决问题中获取成功的。爱迪生是人类历史上最伟大的发明家,他一生发明的东西有1 600多种。有人不无夸张地说:如果人类没有了爱迪生,人类文明史至少要往后推迟200年。那么爱迪生的发明天赋从何而来呢?对他一生进行长期研究的专家指出,爱迪生的发明很多来自提问。正是爱迪生这种凡事都爱问个"为什么"的思维方式,才为他以后的各种发明创造开辟了广阔的天地。现代,提出问题也同样被人们认可并看重。2004年,有4位诺贝尔获得者应邀到北京演讲,开展学术交流活动。每场演讲结束后,他们都会留出10 min的时间,请大家提出各种问题。让他们感到十分意外和难以理解的是,全场1 000多人鸦雀无声,竟然没有一个人提出问题。这使几位演讲者发出了一个共同的感叹:"难道我们的理论就如此完美无缺了吗?难道连一个问题都提不出来了吗?如果一点问题都没有,那怎么可能有重大的发现呢?如果一点问题都没有,那怎么可能有完善和创新呢?"科学系统的发展就是不断地始于问题和终于问题的过程。因此,在科学系统中,有无科学问题,特别是有多少重大科学难题,是判断未来科学发展的趋势和科学革命存在性的重要标志。

要提出一个具有科学意义和能够进行研究的问题是相当困难的,而提出问题是科研选题的始动环节,具有重要的战略意义和指导作用,其本身就意味着知识的应用和推进。能否正确提出问题往往决定着问题能否解决以及解决的难易和优劣。事物的本质是通过现象表现出来的,所以只能通过对现象的观察、分析、综合,才能获得对本质的认识。研究者要培养自己敏锐的洞察能力和勤于思索的习惯,善于发现问题,提出问题。在学习和实践中,若不能敏锐地发现知识的空白或不一致的地方和医学中没有解决的问题,并形成自己的想法,则不可能成为一个成功的科学研究者。

二、查阅文献

医学文献资料是医学科学知识赖以保存、记录、交流和传播的一切著作的总称,是人类认识疾病规律的总结。文献记录了无数医学科学家的发现、理论、启示及工作方法,也包括他们的成功经验和失败教训,是医学研究不可缺少的情报来源。查阅文献是根据课题的需要,利用书目、索引、文摘、软件等检索工具,迅速准确地查出相关文献、事实、数据的整个程序,它是科学研究过程中非常重要的一环,是建立假设的重要依据,准确的情报信息是选好课题避免低水平重复的依据。调查研究的主要方法有两种:一是去现场和有关部门调查,二是查阅文献与有关资料。

查阅专业文献是学习专业知识、培养科研思维和掌握研究技能的必由之路。文献分为原始研究论文(第一手材料)、综述(第二手资料)、教科书(第三手资料)。必须加强科研选题前的文献资料查阅和调研工作,以全面掌握和分析该研究领域的国内外技术现状、动态趋势及存在问题,找到合适的突破口,根据本人优势确定主攻方向和目标。其中既要发挥自己的优势,又要吸取他人的经验。在拓宽思路、富有创造性地提出拟开展的科研课题的调研过程中,除查阅已发表的文献外,还应重视收集在研项目及尚未发表文章的信息资料。

查阅文献按字面意思分为查和阅两个方面。对于一个研究者来说,快速、准确、有效地查阅到自己需要的文献是非常重要的一项技能。在调研过程中,除利用国际互联网络联机检索等,查阅已发表的文献外,还应注意对在研项目及尚未发表文章的信息资料的收集。例如,在实际科研工作中常用的查阅文献的方法主要有五个内容:第一,系统阅读相关专著、年鉴。认真阅读相关专著和年鉴,不仅可以奠定牢固的理论基础,全面了解相关学科进展、研究课题动态,有助于开拓思维、启发创新意识,而且也是对研究课题基本知识的把握,以奠定进一步发现问题、找寻突破、开展科研的基础。第二,专业文献的追踪式查阅。即通过一篇好的专题综述文献的文献末尾提供的参考文献目录,找到若干篇相关的文献,再从这些文献的末尾中获得更多的文献,如此循环便可以获取更多的有效文献。第三,专业期刊的一般性浏览。若已有确定的研究方向和内容,可以经常性地浏览本专业主要期刊,以获得新信息,跟进形势发展。第四,运用专业检索工具进行检索。前述查找文献的方法简便易行,但随机性大,难以全面收集所需资料,甚至可能漏掉某些重要文献。利用检索工具检索文献,能够较快、较全面地查到所需文献。因此,掌握检索法是研究者必备的基本功。检索法依据工具的种类不同可分为手工检索法和计算机检索法。随着计算机技术的发展,利用计算机检索医学文献已被广泛应用,其具有快速、准确、操作简单等优点。目前,国内许多医学单位相继建立起计算机光盘检索系统与网络检索系统,计算机文献检索逐步发展成为专业化、网络化、社会化、国际化的情报检索系统,实现了查阅文献的快、新、准、广、省。目前,获取信息最有效的途径当属国际互联网。国际互联网如同桌面上的超级图书馆、电信局、书店、新闻中心、厂家和政府部门的服务窗口,为我们获取和交流信息提供了最快捷的途径,每个现代生物医学的研究者都应该掌握这项交流技能。第五,查阅文献的运筹法。在“知识爆炸”的时代,查阅文献资料须注意运筹法,以节省时间和精力,提高查阅文献的效率。查阅文献一般应做到“三先三后”,即先近后远、先专业后广泛、先综述后单篇。

通过大量阅读专业文献,了解哪些是该领域已有的学科知识,哪些是尚未解决的学科问题,从而找到知识的空白点和研究的切入点。通过进行系统的文献综述,了解该领域的研究进展,确定对该问题或现象的研究正处于描述、解释、探索、预测还是控制阶段,从而找到研究的切入点。高质量的文献综述可以全面透彻地分析某一专题的研究问题及研究进展、已经形成专业共识的知识、尚有争议和需要继续深入研究的问题,论文的结尾部分通常会指出该领域的研究方向。论著类研究论文的讨论部分通常也会指出本研究的局限性和进一步研究的方向,会给读者提供选题思路。对研究问题还不太明确的研究者来说,查阅文献可以帮助确定研究的问题,而对已经基本确定研究问题的人,可调整和修订自己的研究方向和范围,避免无意义的重复和浪费。本科生应掌握文献检索的技术。

三、形成假设

科学假说是科学研究的基本程序之一,也是科学发展的一般形式和必经途径。假说作为科学研究中的核心要素,是形成和发展科学理论的必经途径。科学假说应当以客观的事实和科学的知识为基础,是能够真正揭示自然本身奥秘的猜想。

科学假说是一种复杂的理论思维形式,是指在已知的有限的科学事实和科学原理的基础之上,运用科学思维方法,对未知自然现象的本质及其规律所做的推断和假定,是一种带有推测性和假定性的理论形态,是没有经过实践充分证实的理论,是自然科学理论思维的一种重要形式。这种假说需要在实践中检验它的科学性,减少它的推测性。恩格斯指出:"只要自然科学在思维着,它的发展形式就是假说。"作为一种理性思维的形式,假说是科学研究中重要的指导思路。在科学探究中,假说是未经证实的科学理论,科学理论是经过证实了的假说。科学理论发展的历史就是假说的形成、发展和假说之间的竞争、更迭的历史。科学假说对科学问题的研究常常起着一种纲领性的作用。在探求现象之间的因果关系、事物的内部结构及其起源和演化的规律时,一旦有了假说,科学工作者就能根据其要求有计划地设计和进行一系列的观察、实验;而假说得到观察、实验的支持,就会发展成为建立有关科学理论的基础。无论是社会科学还是自然科学,建立科学假说的方法运用十分普遍。掌握这些建立假说的方法对于我们的学习和课题研究也非常重要。

哥伦布说:"没有假说,实验无从谈起。"假说是在实验前对所提出的问题给予一种假定的解释和答案,建立科学假说是选题的核心与灵魂,假说的正确与否从根本上决定着科研工作的成败与否,假说水平的高低决定着科研成果水平的高低。科研活动就是提出假说、检验假说、修正假说、发展假说的过程,而实验仅是验证假说的途径而已。假设一经提出,就应当进行小范围内的现场调查或实验室研究,进一步寻找支持假设的证据。若实验结果与假设有出入,甚至不符,宜根据实验结果对假说进行修正,使之完善;或推翻原有假设,提出新的假设。力求科学假设符合"创新性、可行性、意义大"的基本原则。凡是以客观的事实和科学理论为基础,能够揭示问题内在特征和规律奥秘的假设就是科学的假设。

（一）科学假说的特点、作用与原则

1. 科学假说的特点　科学假说主要有以下四个基本特点:

（1）假定性　科学假说的基本特征是它的假定性,但它又是建立在一定实践经验的基础上,并经过一定的科学验证的一种科学理论。由于生物医学现象的高度复杂性和可变性,其本质和规律往往受某些表面现象或偶然现象的掩盖,研究人员需要对研究课题的预期结果做出一定的假设或推测,然后对之进行论证和证实。故它既与毫无事实根据的猜想、传说不同,也与缺乏科学论据的冥想、臆测有区别。

（2）具有相当的推测性　它的基本思想和主要论点是根据不够完善的科学知识和不够充分的事实材料推想出来的,它还不是对研究对象的确切可靠的认识。例如,加拿大医学家弗雷德里克·班廷(1891—1941年)根据大量确凿的实践材料和已掌握的相关理论,提出"胰脏中岛屿状细胞的作用,是把健康身体内多余糖分转变为热能,当这些细胞不发挥作用时,体内血糖即成倍增加而产生糖尿病"的假说。该假说不但与已知的经验事实相符,且能解释血糖成倍增加的现象。其后,他通过深入研究,最终成功发现胰岛素,并荣获1923年诺贝尔医学生理学奖。

假说的提出不仅可以解释已知的事实,更重要的是它还可以对未知的或对未来的事实做出预测。例如,门捷列夫的化学元素周期表的提出。1869年俄国彼得堡大学的化学教授门捷列夫(1834—1907年)在为其学生编写化学教材时,感到应将具有相似化学性质的元素进行梳理,变成条理性的东西。联想到扑克牌的各种花色及数字的

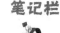

排列方式,他找来一些白纸卡片,分别在每一张卡片上写一种元素的名称和原子量。然后,他把性质相似的元素归为一组,反复排列,最后得到一张"元素周期表"。这里,门捷列夫元素周期表形成的前提和基础,就是已发现的63种化学元素,且已知其中某些具有相似性质。在此基础上,门捷列夫才可能进行上述元素排列,并在那些尚无法将元素填入的空当位置上,假定了应该存在的元素的原子量和性质,预言了未知元素的存在。门捷列夫对空缺元素的假定,即属科学假设。后来,这些假设均被新发现的元素所证实。几年后相继发现"镓"和"锗",随后在空缺位置上又有更多新元素被发现。虽然由假说推出的预测原则上是可以检验的,但受当时技术水平的限制而无法完成,要等待条件具备时方可被证实。这就是说,假说预测的未知事实应当可以检验,但又不要受当时检验技术水平的限制。

(3)具有明显的过渡性 科学假说是科学性与推测性的对立与统一,假说的科学价值在于可被重复和验证,重复和验证的例子越多,假说的科学价值越大,越接近真实,越接近理论范畴。它既包含着真,又包含着假,是真与假的对立与统一。它有可能失真而成为假,也有可能由假而转为真。它为由假达真而生,也为这种转化的实现而亡。因此,假说又是理论形成中的生与亡的对立统一。这种对立统一的转化条件在于实践,实践是检验假说的唯一客观标准。

(4)科学假说的易变性 科学假说是科学性与推测性的对立与统一。它是人们探索真理的一种方式。在科学研究活动中,研究人员的经验、认识、研究角度、实验观察结果等不同,使得研究人员对同一事物的研究可能存在多种假说。其中,某些假说可能具有合理性;某些可能被证伪;某些可能部分正确、部分错误;某些可能随实践过程中的新发现而变化,随争论的发展而被修改。科学假说具有发展的螺旋性,经过若干假定、检验、再假定、再检验,不断修改、补充和完善。即研究过程的客观事实使得假说具有多样性和易变性,不完备性和可发展性,不断被证实或证伪,又不断被修正和完善,继而形成科学理论。例如沃森和克里克建立"DNA分子模型"的研究经历了三次模型建立过程:第一次模型是三链体结构,因对实验数据理解的错误而失败;第二次模型是双链的螺旋体,由于推测碱基配对方式(A与A、C与C、G与G、T与T配对)的错误,又一次宣告失败;他们总结教训,根据A与T、C与G数量相对应,采用碱基互补配对方案,在第二个模型基础上,终于成功建立了"DNA分子双螺旋模型",为分子生物学的研究写下了辉煌的一页。

2.科学假说的作用 假说是观察、实验的结果,又是进一步观察、实验的起点。它使人们已有的感性经验形成条理,更使人们进一步观测研究具有方向。因此,观察和实验是科学研究的躯体,假说和理论是科学研究的灵魂。假说作为一种科学研究方法,在自然科学的发展中起着重要的作用。

(1)假说使科学研究成为能动的、自觉的活动 科学假说的提出进一步确定了继续进行观察和实验的内容、方法和方向,指引着科学研究的深入和发展。在某一科学领域提出的科学假说,对于该领域在观察和实验中所继续获得的事实资料的理解具有一定的指导意义,且对于其他科学领域的研究工作具有一定的启发和指导意义,成为其他学科研究工作的具体方法和理论工具。

既然假说是对未知的自然现象及其规律的一种科学的推测,那么,人们便可以根据这种推测确定自己的研究方向,有目的、有计划地进行观测和实验,避免盲目性和被动性,充分发挥主观能动性和理论思维的作用。因此也就有可能在科学上有所发现,有所突破。科学研究就是提出假说和验证假说的过程,例如:①提出问题;②查阅文献;③假说形成;④陈述问题;⑤实验设计;⑥实验观察;⑦数据资料积累;⑧数据资料处理;⑨统计分析;⑩对假说提出结论。前四个过程是假说的提出过程,即第一阶段;中间的三个过程是假说的验证过程,即第二阶段;最后的三个过程是假说的论证过程,即第三阶段。

　　(2)假说是逼近客观真理的通路　科学假说是科学发展的一般形式,可观察实验的结果、事实资料的积累,不能自然而然地导致科学理论的结果,只有通过科学假说这个中间环节,科学认识运动才能由事实资料的积累达到科学理论的创立。人们对自然界客观事物的认识,由于受到种种条件的限制,科学假说不可能一下子达到对客观规律的真理性认识,而往往要借助于提出假说这种方法,运用已知的科学原理和事实去探索未知的客观规律,不断地积累实验材料,增加假说中科学性的内容,减少假定性的成分,逐步建立起正确反映客观规律的理论。这样,假说就成为科学理论的预制品,成为达到理性认识的桥梁,成为逼近客观真理的通路。正如恩格斯指出的那样:"对各种相互联系做系统了解的需要,总是一再迫使我们在最后的、终极的真理的周围造起茂密的假说之林。"假说是科学发展的必经途径,是认知真理的方法。可将假说的提出和论证分为4个阶段:①医学实践过程中出现某些借助现有医学理论无法解释或不够完善的新事物或新问题;②依据现有知识体系和实验事实,通过科学的思维方法,进行类比和推理,进而做出初步的假定性解释;③利用相关理论和更多的实验事实进行广泛论证,使"初步假定"发展为结构比较完整的科学假说;④经大量科学实践,被证实的假说上升为理论。

　　(3)假说是开拓科学新领域、打开科学宝库的钥匙　假说立足于事实,但又不受事实的局限;假说对未知对象提出大胆的设想,而又深入实践当中去寻求答案。这样,也就能够不断地推动人们去探索、去突破,这就可能打开另一个新天地,获得惊人的发现。历史上关于"以太"的假说,曾经推动了许多科学家去寻求这种神奇的物质,结果得到了否定的答案,可是却导致了相对论的伟大发现。例如,某些染料能选择性着染细菌或寄生虫,根据此原理,Ehrlish设想可能存在某种物质,它能被寄生虫吸收并使之死亡,同时却不损伤宿主。在此假说驱动下,Ehrlish经606次试验,终于发现"锥虫红"(即"606")。科学假说的这种能动作用也有力地促进了不同学派间的争论,如细胞免疫学说与体液免疫学说、突触兴奋的化学传递说与电传递说之间的长期争论,均有赖于各自假说的驱动和导向,才得以经久不息地坚持下来。

　　(4)假说可以唤起众说,促进科学发展　不同假说的争论有利于科学研究的繁荣并促进科学的发展。科学假说具有多样性,使得不同假说出现百家争鸣的现象。不同观点的争论,可以开阔思路,相互补充,启发思考,揭露矛盾,激发研究者的创新思维,引导学术界的繁荣。客观世界是极其复杂的,人们在探知自然界的过程中,各种不同的假说之间的争论,各自从不同的侧面探索事物的客观规律,可以互相启发,互为补充,切磋琢磨,集思广益,以利于更全面、更深刻地揭示事物的本质。多种假说对科学认识的"多向"作用与假说对科学认识的"定向"作用,是辩证统一的。"定向"往往需要经过"多向","多向"则有助于"定向"。被实践证明是正确的假说,对科学的发展起着积极的推动作用;被实践证明是错误的假说,往往也在历史的一定阶段上起着积极作用。不能简单地否定错误的假说,对错误的假说要进行历史的、辩证的分析,给予恰如其分的评价。

有些领域在科学发展的早期阶段,产生一些错误的假说,往往是难免的。有些假说,虽然它们的基本观点是错误的,但却包含着或多或少的合理内容。因而它不仅为以后新假说的形成和新理论的创立提供一些有益的思想材料,而且在一定程度上,对科学实验和生产实践提供有益的指导。不过,对于错误的假说,当科学实践的发展有可能揭示其错误并建立新的正确的学说的时候,这种错误的假说就要走向反面,变为保守力量,成为妨碍科学发展的阻力。这时就必须在新的科学实践的基础上,批判和推翻错误的假说,建立新的正确的学说和理论,促进科学不断向前发展。

3.科学假说建立的基本原则　①是否符合自然科学基本原理和客观规律;②是否基于前人积累的科学实验资料;③是否具有本人初步的实验证据;④是否以事实为依据,符合逻辑思维的推理;⑤是否可以重复验证。一旦证实,任何人、任何时间、任何地点均可行。

（二）科学假说的形成

1.科学假说形成的思维方法　医学实践发现的新现象和已知的医学理论是形成假说的基本条件,但假说的形成不等于就事论事或事实与已有理论的混合,还须有严密、科学的逻辑思维过程,包括归纳推理、演绎推理、逆向思维等方法,以此建立科学假说。

（1）归纳推理　又称归纳法,是把在特殊情况下已证明无误的规律提升为一般情况下的假说,或由已知真的前提,引出可能真的结论,是建立假说的一种极其重要的方法。从大量生命和临床现象中,经综合和系统加工,探寻不同事物主要方面的共同特征,归纳概括形成假说。例如,塞麦尔维斯在探讨产褥热的病因时,观察到两个可能存在联系的现象:一是他的一位好朋友,在对产褥热的尸体解剖中,不小心割破了自己的手指,结果发生了与产褥热类似的病情;二是在实习生参与接生的产房中,产褥热的发病率高。在当时,医学院的学生都要实习尸体解剖,而学生们在做过病理解剖后双手未经过充分洗刷和消毒,就去为产妇检查、接生。经过反复的研究分析,塞麦尔维斯最终提出假说:产褥热是由尸体上的腐败物质引起的。要知道,当时人们还没有认识细菌,塞麦尔维斯的设想和推断是非常了不起的。如今,人们尊敬地把塞麦尔维斯称为"母亲们的救星"。归纳推理的关键在于从众多现象中找出共性,得出合理结论。这就要求科学工作者能够从纷繁复杂的现象中把握事物的本质属性,抓住矛盾的主要方面,从个别到一般,从个性到共性,进行归纳和概括,最终形成假说。

（2）演绎推理　演绎推理是由一般到特殊的认识过程,也可以说是采用已知的一般规律和理论解释另一个特殊事物,这就是演绎推理所建立的假说。这种由演绎引申推理建立假说的方法在医学科研中是研究者所普遍使用的。例如,通过大量的事实,人们已认识某种化学物质可致癌。由此演绎推理:大气质量下降,大量有机物繁殖,形成赤潮破坏了海洋生态,残留的农药污染了河流、湖泊等,这些因素最终也是化学物质在起作用,但又超出化学物质本身而影响了生态环境。为此,科学家提出了"环境激素致癌"的假说。此即从一般到特殊的演绎过程,由已知的规律推而广之,建立新的

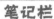

假说。

此外,归纳是演绎的基础,演绎是归纳的指导。演绎补充和论证归纳,归纳丰富和检验演绎,它们相互补充、相互渗透。归纳与演绎相结合,这也是科研中重要的基本逻辑方法。建立假说的方法还有回溯法、移植法、经验公式法等,以上各种方法可以单独使用,也可以结合使用。如果发现提出的假说不尽合理,就应通过实验、文献调研和分析讨论予以修正、完善或摒弃,在失败的基础上吸取教训,再采用另一种方法,建立新的假说,逐步找出比较接近真理的假说。

值得注意的是,除了上述逻辑思维的方法外,非逻辑思维在科学假说的形成,尤其是一些高度创新性的科学假说的形成中,发挥着惊人的作用。非逻辑性科学思维可以有许多表现形式,如想象、联想、灵感、直觉等,往往代表着思维的一种跃升。这种思维跃升貌似可遇而不可求,或好似"捅破了一层窗户纸"般简单,但事实上它是科学工作者长期孜孜以求、刻苦钻研的结果。只有长期聚焦在某个问题上,才会在偶然因素的触发下获得灵感与顿悟。

(3)逆向思维 逆向思维是指从已知事物的相反方向进行思考,从而得出科学假说。这是一种具有创造性的思维方式。在经典力学中,研究对象总是被明确区分为两类:波和粒子。前者的典型例子是光,后者则组成了我们常说的"物质"。1905 年,爱因斯坦提出了光电效应的光量子解释,人们开始意识到光波同时具有波和粒子的双重性质。1924 年,法国青年物理学家德布罗意大胆地进行了逆向思维,他提出了"物质波"假说,即一切物质都具有波粒二象性,后被称为"德布罗意波"。他认为,光量子假说能把过去认为本质上是波的光加以粒子化,那么本质上是粒子的实物粒子也可以看成波,也具有波动性。于是,他提出一个惊人的设想:石头并不是沿直线运动的,而会产生一种波,并倚在自己所产生的波前进。实物粒子量子化的假说,被认为是物理学发展史上最富有创新精神、最富有挑战性的科学假说。

2.科学假说的来源 ①根据新的观察实验事实提出假说;②为了回答特定性质的问题提出假说;③为了解决新事实与旧理论的矛盾提出假说;④为了解决事实之间的矛盾提出假说;⑤为了直接解决理论自身的矛盾提出假说。

3.科学假说的形成 科学假说的形成是同客观世界的矛盾运动和人类的认识运动紧密相连的,是人们认识发展的一个阶段性的产物。它的产生与形成离不开人类的实践。

(1)随着社会生产斗争和科学实验的发展,出现了已知的科学理论无法解释的新事实、新矛盾。要解决这些新的事实和矛盾就要提出科学的假说,提出假说必须以事实作为根据,通过收集一定数量的事实、资料,提炼出科学问题,但也不必等待事实材料全面系统地积累起来之后才提出假说。任何假说都要遵循原有的科学原理,但又必须突破原有科学理论的束缚。人的认识是一个辩证发展的过程,任何已有的科学理论,都不是认识的终结。在提出假说的初始阶段,对于同类现象,往往不只产生一个假说,而是产生好几种可供选择的假说,研究者只有经过进一步的考察,才能决定取舍,最终提出自己的假说。

(2)根据已知的科学知识和有限的科学材料,充分发挥想象力,灵活地展开归纳和演绎、分析和综合、类比和想象等各种思维活动,形成解答问题的基本观点,从而对这些新事实、新矛盾的产生及其发展提出初步的、能够解释这些事实的假定。并且这种观点常常表述为新的科学概念,并以此构成假说的核心。这里重要的不在于对已知事实进行解释,而在于对未知事实具有预言性的推论。此外,这一阶段还需对假说进行广泛和深入的论证,反复推敲,使之成为严谨合理的假定性理论系统。

(3)利用有关的理论和科学材料,进行广泛的观察、实验和论证,推演出对各相关现象的理论性陈述,使之成为比较完整的假说,并向系统理论转化。一个假说推出与观察和实验相符合的结果愈多,证明这一假说的可靠程度愈高。利用更多的实践进行广泛论证,使假说不断得到补充、修改与完善。淘汰和证明一个假说同样都是一个不断实践的复杂过程。

(三)科学假说的检验

如果说提出科学假说代表着一个科研项目思维上的准备,那么检验这个假说的正确与否则是这个项目实施的主要内容。用科学的方法检验一个假说,既包括了科学研究方法的选择、研究平台的建设和研究队伍的组织等硬件条件的建设,也包括研究目标的确定,研究内容的设计和实施,对研究结果的分析、归纳和演绎,以及对假说的判断、研究结果的发表,接受同行的评估与验证等。需要注意的是,科学假说作为一种基于事实的科学推理,既可以被证实,也可以被证伪。因此,在检验假说的科学研究中切记尊重客观事实,尊重自然规律,不能仅要符合自己假说的结果,而忽视与假说不符的现象。

1.实践检验 假说的实践检验包括科学观察、科学调查和科学实验,只有通过这些方面的检验才能证明假说的正确与否。

(1)科学观察 指人们通过感觉器官或者借助科学仪器对客观存在的事物、现象和过程在自然条件下进行的有计划、有目的的感知和描述,从而获得经验事实的一种研究方法。科学观察可以分为两类:一类是直接观察,即单纯凭借人类的感觉器官去感知观察对象,在观察者和观察对象之间不存在任何中介物,这是观察的初级形式;另一类观察需要借助科学仪器来感知观察对象,称为间接观察。间接观察比易受主观因素影响的直接观察更为全面、精确和客观。

(2)科学调查 是在自然状态下运用现场观察、询问、调查表、调查问卷等方法直接向研究对象了解其既往、现状以及其他情况,从而获得事实资料的科学研究方法。科学调查中,通常是在对研究对象不加任何干预或人工控制的条件下获得观察资料,但调查的方法可以有很多,如普查、抽样调查以及前瞻性调查、回顾性调查等。科学调查是医学科研最基本的方法之一。

(3)科学实验 是研究者在主动控制的条件下,对研究对象主动进行干预、变革、控制和模拟等操作以突出主要因素,探索事物客观规律的研究方法。与科学观察相比,科学实验是另一个层次的感知客观事物的方法。它可以突破自然条件的限制,主动地揭示直接观察无法感知的客观事物及其演变规律。科学实验是医学科研中最重要也是最常用的研究方法。

2.判决性实验 在对假说进行验证的过程中,经常需要对两个彼此对立的假说的是非进行判定,这时就应该选择一些关键性的实验,它们通常被称为"判决性实验"。

3.逻辑检验

(1)分析假说在逻辑结构上是否具有逻辑的自洽性、简单性和完备性。

(2)逻辑检验的系统性保障了实践检验的客观性。

(3)逻辑分析作为实践检验的辅助工具,有助于确定检验的重点和方向,克服了实践主体在检验过程中的主观约束。

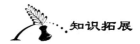知识拓展

英国生理学家 Huxley 指出："我要做的事是让我的愿望符合事实，而不是试图让事实与我的调和。你们要像一个小学生那样坐在事实面前，准备放弃一切先入之见，恭恭敬敬地按照大自然指的路走，否则将一无所得。"

四、明确研究问题

在科学假设成立之后，就应当围绕这一假设进行科学构思，明确研究问题。

首先，最初发现的研究问题往往是一个粗略、宽泛、抽象或模糊的研究问题，需要深究研究问题的实质，确定研究的主题，使研究问题逐渐变得清楚、明确、具体。例如，提倡外科患者术后早期下床活动，但是经常出现伤口敷料松动、脱落，甚至出现伤口渗血、渗液，那么，患者早期下床活动时应该如何有效地保护伤口呢？可见，最初发现的临床问题是"伤口敷料的松动、脱落现象"，它的研究主题是"伤口敷料的固定方法"，研究问题是"对术后早期下床活动患者如何有效地固定伤口敷料"，研究课题是"术后早期下床活动患者伤口敷料固定的研究"，对研究问题进行提炼。

其次，确定研究方向，使研究问题局限化。针对一个临床问题或现象通常会有多种解决问题的思路和切入点，对应多个研究主题。不同的研究者可以根据对临床问题的实质的把握程度，选择从根本上解决问题或者从表面上改善问题。而且，一个研究课题通常只是针对研究问题的某一个点去解决问题，而不是针对某一个面。所以，选择研究课题是要选择和确定一个解决问题的"切入点"或"突破口"，不要寄希望于选择一个研究课题就能解决临床问题或现象中的所有问题，这是理念上的错误，容易导致解决问题的复杂化和无从下手。因此，发现了临床问题，要深究问题的根源，选择和确定一个自己有能力解决问题的研究方向，使研究问题局限化。科研新手选择的研究问题所涉及的范围往往广而复杂，不是依靠他们的研究经验和所掌握的研究方法就能解决的问题。这主要是由于他们的研究经验不足，没有进一步透彻分析问题的实质和根源，没有找到合适的解决问题的切入点，缺乏明确的研究方向，所以会感觉到无从下手。

再次，构建完整的研究问题，是指使研究的定义、层次、涉及的范围和相关的影响因素更加清晰、明确和具体，形成一个具有完整结构和具体内容的研究问题。近年来，PICO 方法的引进提供了构建临床研究问题的逻辑思路和框架。

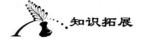知识拓展

采用 PICO 法构建完整的研究问题

P:代表"研究对象"(patient population of interest, patient, or participation),或者"研究问题"(promblem)。

I:代表"干预措施或研究兴趣"(intervention or issue of interest)。研究兴趣可以用研究变量来体现。

C:代表"对照或比较"(control or comparison)。

O:代表"结局或预期的结果"(outcome of interest)。例如,研究采用什么指标进行测量? 预期结果或结局是什么?

例如:中老年髋膝关节置换术后患者下肢深静脉血栓的综合干预策略研究。下肢深静脉血栓(deep venous thrombosis,DVT)是术后常见的并发症,人工关节置换手术后发生率更高,多发生于下肢,尤以左侧常见,如得不到及时有效的治疗与护理,将通过逆行扩张等而累及整个肢体,并出现严重的并发症——肺栓塞(pulmonary embolism,PE),威胁患者的生命。国内外对于预防关节置换术后 DVT 的研究有一定的基础,但干预多以单项或者双项措施的运用,双因素干预效果优于单因素,故本研究通过基于循证指南的多项干预措施构建综合干预方案,探讨临床更为行之有效的 DVT 干预策略,从而提高临床医护人员对 DVT 的预防能力,降低 DVT 发生率。

该选题是针对中老年行髋、膝关节置换术后患者下肢易发生深静脉血栓的问题,探讨通过基于循证指南的多项干预措施构建综合干预方案来降低中老年行髋、膝关节置换术后患者下肢深静脉血栓的发生率。该选题的研究领域是中老年行髋、膝关节置换术后患者,研究主题是下肢深静脉血栓的发生,研究问题是基于 DVT 预防指南的综合干预策略能否减轻关节置换患者术后 DVT 的相关症状,对降低 DVT 发生风险是否有效。研究课题是中老年髋、膝关节置换术后患者下肢深静脉血栓的综合干预策略研究。这是一个护理干预性的研究课题。

此例中,给"中老年髋、膝关节置换术后患者(P)"采取"基于 DVT 预防指南的综合干预策略(I)",与"进行常规护理的中老年髋、膝关节置换术后患者(C)"做对照,观察两组患者"术后 DVT 的相关症状(O)"是否有差异。研究问题具备了 PICO 的结构,该研究问题基本上就比较清楚和具体了,从而可以用于指导研究设计。

最后,形成研究问题以后,还要对该研究问题进行充分论证,建立明确、具体的研究目的和目标,肯定该研究的价值和意义。研究问题的论证可以通过研究者自己的深入思考和文献查新来进行,也可以通过与有经验的研究者、教师、同事等经过充分讨论后决定。

研究问题确定以后,必须清楚地陈述出其相应的研究目的、研究目标、研究问题和

笔记栏

研究假设,以指导科研设计过程。研究目的是写出要进行此研究的理由与目标,研究目的是从选题的立题依据中引申出来的;研究问题是一个简明的疑问句,包含一个或多个变量。变量应该是可以测量和观察的;研究目标是为了实现研究目的、回答研究问题而确定的具体研究内容;研究假设是对特定人群中两个或多个变量之间可能存在的(期望的)关系的一种正式的陈述。它是一个暂时性的预测或初步推断,用于陈述两个或多个变量之间存在的关系。

五、确定选题

为使选题更加全面、正确和完善,通常需要邀请同行和专家集体评估选题方案,集体参与开题报告会,收到集思广益的效果,克服个人知识面相对狭窄、专业相对局限和有限的调研可能带来的选题缺陷甚至错误。通过开题报告会,以综合不同的学术观点和思路,丰富立题论据与方法,修改和补充立题时的不足之处,使之更符合选题的六项原则。开题报告还需进行同行评议,即可行性研究。通常从三个方面评议:第一,立题依据,即从研究目标适应客观需要的程度、研究课题的科学依据和可靠程度,评价课题的方案的必要性、科学性、先进性、可靠性等几方面评议立题依据是否站得住脚;第二,实施条件,即评议承担课题的人员、设备、组织、经费预算等是否合理;第三,后果预计,即评议课题预期达到的目标所可能产生的科学意义、经济效果,以及对生产、社会、环境、心理等方面的影响,评议课题的可能性、经济性、可靠性。同行评议通过后,送交上级主管部门审批。审批通过,开题生效,选题程序即告完成。

(李　荣)

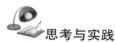**思考与实践**

一、简答题

1.请简述选题的基本原则。

2.请简述研究问题的来源。

二、论述题

请运用本章所学知识,选择一个研究课题。列出选题过程的重要内容、步骤及注意事项。

第四章

研究设计

确立研究问题以后,就要进行研究设计(research design)。研究设计是护理科学研究工作的总体方案。研究设计是指在研究问题确定之后,研究者按照欲达到的预期研究目的所选择具体的研究方法和计划安排的全过程。研究设计内容一般包括:确定研究类型,选择研究对象,确定抽样方法、研究变量、观察指标,以及确定收集资料的方法、统计学处理方法,安排研究进度及费用预算。研究设计是否科学、严谨、可行,对能否获得有价值的研究结果至关重要,也与科研论文的质量密切相关。设计好比一项工程的蓝图,没有优良的工程蓝图,绝不可能建设出质量优秀的工程。同理,如果没有精心设计的研究方案,再好的研究题目也不可能达到预期目的。

研究设计的作用:①保证明确研究方案,研究设计为整个研究工作设定了实施框架,提出了可行性方案,如确定研究的类型、要采用的研究方法等;②保证研究按既定计划进行,研究设计中明确制订了研究的具体步骤,可以引导研究者按既定方针进行,顺利达到研究目的;③保证研究方法准确、高效和经济,因为在研究设计阶段势必对研究过程中可能出现的问题,所应花费的人力、物力、财力、时间等都做出详尽计划,可以避免盲目摸索所造成的浪费,达到研究效能高而经济资源消耗低的效果。

第一节　量性研究和质性研究

根据研究性质的不同可将研究类型分为量性研究和质性研究。由于不同的哲学观和认识事物的方法,两者有着根本的区别。

一、量性研究

(一)量性研究的概念

量性研究(quantitative research)又称为定量研究,是在生物医学和护理领域使用最多的研究方法。它是研究者在已有的理论和认识的基础上,根据研究目的建立研究假设,设计研究方案,通过测量指标获得数据,用科学的方法来验证理论和假设,用数据来描述和说明结果的研究方法。

(二)量性研究的基本思想

量性研究建立在实证主义哲学观的基础上,遵循客观的原则去认识和验证事物。

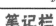

1. 该研究方法认为,获得数字的研究可使测量精确,并能较客观地描述问题和现象,用统计学方法分析资料和设对照组可以避免研究中的偏差。

2. 在量性研究过程中,强调科研设计的严谨、测量的客观性和准确性,极力排除干扰因素及研究者本人对研究的影响,尽量做到价值中立和客观性、统计方法的正确性及结果的准确性。

(三)量性研究的意义

量性研究方法在各学科中运用普遍,也是常选用的一种研究方法,它具有一定的客观性和代表性。量性研究一般只能解释所提出的研究问题中变量的因果关系,验证理论或进一步发展理论和模式。

目前,医学和护理学杂志上刊登的论文所采用的研究方法大多是量性研究方法,本章也主要介绍有关量性研究科研设计的具体内容。

二、质性研究

(一)质性研究的概念

质性研究(qualitative research)又称定性研究,是研究人员凭借研究对象的主观资料和研究人员对研究情景的参与、观察、记录、分析,来深入解释人类社会生活的内涵和特性,并用文字叙述的形式来报告结果。

(二)质性研究的基本思想

质性研究方法以整体观为指导,其基本思想是:

1. 任何现实都不是唯一的,每个人的现实观都是不同的,并随着时间推移而发生改变。

2. 对事物的认识只有在特定的情形中才有意义,质性研究的推理方法是将片段整合,以整体观分析事物。

3. 由于每个人对事物的感受和认识不同,因此对同一事物可以存在不同的感受和认识。

(三)质性研究的意义

质性研究是一种有系统、有资料依据、具有科学性的研究方法,并能对某些特殊问题和现象进行研究和解释。人类是复杂和整体性的生命体,又具动态性,质性研究侧重于探讨现象的本质,发现新理论框架和模式。质性研究可以从另一个角度为医疗和护理科研提供研究某些特殊群体的需求、问题或现象的方法,进一步提供相应的医疗和护理措施。质性研究可以了解和解释一些量性研究所无法解释的问题和现象。

质性研究和量性研究是两种不同的研究方法,它们可从不同角度对同一问题进行动态研究,所得资料都是有价值的,其结果是能相互补充的,所以在临床研究中,质性研究与量性研究同样重要,应给予同等重视。

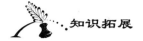知识拓展

美国 Kubler-Ross 研究临终患者的心理活动时,通过对近百位临终患者进行深入的访谈,分析谈话资料后归纳出临终患者的心理发展可分为 5 期。①否认期:患者对死亡的第一个反应是否认事实,认为"搞错了""不可能"等,包括其家属和亲友都会这么想。由此他们寄希望于其他医院或某位医生来否定,于是到处寻医问药。②愤怒期:经过努力已确认无望后,患者就会产生愤怒情绪,认为"对自己太不公平""自己太不幸"……因此十分易动怒,常向医生、护士、家人等发泄。护士对此期患者应表示同情和充分理解。③无限期望期:患者在此期中内心希望延缓死亡到来,因此会提出很多要求,此期患者表现为与医护人员合作得非常好。④抑郁期:患者逐渐感到死期接近,表现为心情忧郁、悲伤和流泪等。医护人员应注意多安慰患者,并要耐心倾听患者诉说,尽力减轻患者的痛苦心情。⑤接受期:患者面对现实,心情已得到抒发而平静,在事实上开始接受死亡后开始安排后事等,患者逐渐显得衰弱下来。此期医护人员要注意保持患者宁静的心情和环境,不要过多干扰,让患者在安静中离去。以上患者临终前的心理变化,虽然各期长短因人而异,但医生、护士、患者家属和周围的人都能清楚地感受到,而这些规律是通过质性研究归纳获得的。Kubler-Ross 的研究提供了观察临终患者心理变化的趋势,它能指导临床医护人员及时解除患者痛苦,提供相应的心理支持。

三、研究设计的内容

科研设计是科研人员必备的能力,有无严谨的科研设计对是否能获得有价值的科研结果十分重要,与科研论文的质量也是密切相关的。研究设计内容包括确定研究对象、设对照组、随机分组、观察指标、确认变量、采用的研究方法、统计学处理方法,还有收集资料的方法、研究进度、人员分工、经费预算等。先进的研究方法是得到有价值结果的重要途径,理想的研究设计不在于其设计的复杂程度或花费的人力、物力、财力的多少,主要看研究设计能否达到研究目的以及研究结果是否有说服力。

研究设计因研究目的不同、所选择的研究方法不同,设计方案的具体内容差异会很大。但以下几个主要内容是必须要考虑的,包括确定研究对象、设对照组、随机分组、观察指标、确认变量、采用的研究方法和统计学处理方法等。

(一)确定研究对象

研究对象(受试者)的选择要服从于研究目的,必须按设计规定的条件进行严格选取,因为研究对象是研究数据的来源。我们把研究工作中的研究对象称为样本,它

是总体的代表,科学研究需要从样本的研究结果推论总体。一切科研资料均来源于样本,在选择研究对象时要特别注意研究对象的质与量,应从纳入标准、抽样方法和样本量等问题入手。

1. 确定研究对象纳入和排除标准 研究设计时需要根据研究目的对研究对象的条件做严格的规定,应设置有纳入和排除标准,尽可能减少样本内部的变异,以保证其同质性。如将疾病的诊断标准、患者的年龄范围、病程、病情严重度、是否自愿参与研究等作为纳入标准,而将某些有并发症、病情复杂、危重或其他特殊情况不适宜进行研究者作为排除标准,以确保结果的准确性。

制定纳入标准时可以从以下几个方面考虑:

(1)诊断标准 临床护理研究多以确诊为某一疾病的患者或易感人群为研究对象,无论是实验组还是对照组,其疾病的诊断必须确凿,最好以公认的诊断标准作为依据。例如,一项关于原发性高血压患者的研究中,研究对象为依据 WHO 有关原发性高血压诊断标准而确诊为高血压病的患者,即:收缩压 ≥140 mmHg(1 mmHg = 0.133 kPa)和(或)舒张压≥90 mmHg,且在 3 次不同时间测量血压均符合上述条件,并排除如肾脏疾病、内分泌疾病等其他疾病导致的高血压患者,才能被纳入,作为研究对象。

(2)年龄范围 在有些研究中,还需要根据研究目的限定研究对象的年龄范围。例如,一项关于"社区中老年人日常活动能力的调查研究"中,根据 WHO 和我国人群年龄划分标准,将研究对象的年龄设定为"≥45 岁";一项关于"社区居民对艾滋病患者歧视态度的调查"中,研究者对研究对象的年龄有一条限定"≥18 岁",以避免年龄太小的少年儿童对艾滋病缺乏相关知识或不能正确填写问卷而导致偏差。

(3)病程 在一些研究中,病程的长短会影响研究结果。例如,在"居家腹膜透析患者自我照顾行为的调查分析"这个研究中,腹膜透析患者的自我照顾行为就与其开始进行居家腹膜透析时间的长短有重要关系,刚刚开始居家腹膜透析 2 d 的患者,往往还没能够形成主动的自我照顾行为,如果将这样的患者纳入研究,会影响研究的结果,故在研究的纳入标准中规定"居家腹膜透析时间≥1 个月者"。

(4)病情严重程度 病情的严重程度也会给研究结果带来影响。例如,在"严重烧伤患者心理健康状况的调查分析"这个研究中,烧伤的部位、面积以及烧伤程度是影响烧伤患者心理状况的重要因素,因此,需要在纳入标准中规定研究对象要满足以下条件(即严重烧伤的界定标准)之一,才能被纳入研究对象,即Ⅱ度及以上烧伤或烧伤面积≥70%或伴有颜面部烧伤。

(5)是否自愿参与研究 研究对象是否自愿参与研究可能会影响其能否积极配合研究并认真填写问卷,这不仅直接影响到研究结果,而且涉及研究的伦理问题。因此,要选取自愿参与研究的人,并在研究开始前签署知情同意书。

在制定纳入标准的同时,还应根据研究目的排除各种可能影响研究结果的因素,即制定排除标准。

第一,存在某些并发症或病情复杂可能影响研究结果者。例如,在一项关于"糖尿病患者生活质量的调查"中,如果某糖尿病患者同时伴有严重的脑卒中而卧床不起,或者是伴有肾脏疾病正在进行血液透析等,这些都将对患者的生活质量造成严重影响,而不能说明糖尿病本身对患者生活质量的影响。因此,应在排除标准中规定:

"排除严重肝肾功能不全、脑性瘫痪、截肢、严重精神疾病、近期进行手术及其他可能对生活质量造成影响的严重躯体疾病。"

第二,无法按要求完成干预者。若要对研究对象实施某项干预措施,应将因各种原因无法完成干预的患者排除在外。例如,在"运动对糖尿病患者血糖控制的影响"这个研究中,要排除因患有严重的肝肾功能不全、心脏病等无法参加或不适宜参加体育锻炼的患者。

第三,可能影响资料收集的因素。如患者有意识不清,或有视力障碍、听力障碍、精神疾病、文盲等情况,会影响其对问卷的理解和填写,故应将这类患者排除在研究之外。

第四,其他需排除的情况。例如,在"社区居民预防骨质疏松的相关健康行为的研究"中,若研究对象已经被确诊为骨质疏松症,其相关健康行为会不同于一般社区居民,故应排除已确诊骨质疏松的居民;又如,在"糖尿病患者生活质量的调查"中,若患者近期刚刚发生了意外事件,如丧偶、失业等,则会严重影响患者的生活质量,也应将其排除在外。

2. 确定研究对象的抽样方法　很多护理研究都是对样本进行研究,然后用样本结果来推断总体的情况。选择样本时正确地使用适当的抽样方法,可获得代表性较强的样本,从而做出较准确的统计推断。护理研究中抽样的方法通常有两种:概率抽样和非概率抽样。在实际工作中,其方法的选择常常取决于调查的目的、经费预算、现场具体情况、人群特点等,但应尽量按随机原则选取样本,即采用概率抽样的方法,以保证样本的代表性。具体方法参见第五章第二节的"抽样方法"。

3. 确定研究对象的样本含量　在一项研究中,究竟需要抽取多少研究个体以组成样本呢?这是研究者在研究设计时需要慎重考虑的问题。每项研究都应规定足够的样本数,数量过多会造成浪费,同时还会给研究及统计处理增加难度,对研究条件也不易做到严格控制,会产生较大的误差;而数量不足则缺乏代表性,易造成偶然性误差,掩盖事物的真实性,甚至得出错误结论。确定样本数量时应根据指标的性质、误差大小和被试因素的强弱来决定。一般情况下,计数资料所需数量较多,计量资料则较少;允许误差大的所需数量较少,而允许误差小的则较多。严格来讲,应通过公式估算样本量,由于这些公式涉及较复杂的方法和参数,在这里不做详细介绍,具体可查阅统计学有关样本大小含量表或计算公式。

(二)设对照组

有对照才有比较,通过实验组和对照组结果的比较,才能看出干预的效果,得出的结论才更有说服力。当然不是每个研究都要设立对照组,如现状调查、现象观察就不需要设对照组,而在进行实验性研究或部分类实验性研究时是需要设立对照组的。在临床护理研究设计中,研究对象是存在个体差异的,比如性别、年龄、病情程度、病种、心理社会因素,甚至环境、气候等都可能会影响研究结果,采用同期对照法就可以减少甚至消除这些因素的影响。设对照组的目的就是排除与研究无关的干扰因素的影响,突出实验主要因素的效应。凡是与研究目的无关的因素,实验组和对照组应保持基本一致,使两组尽可能在均衡条件下进行观察,以减少误差,提高研究的精确度,使研究结果更具可比性。常用的对照方法有自身对照、组间对照、配对对照等,应根据研究目的和内容选择合适的方法。

1. 自身对照　自身对照是指对照组和实验组的数据来自同一组样本。如用药前后的对照,健康教育前后患者知识增长程度的对照等。例如,对于选题"对疼痛患者实施止痛措施效果的观察",在设计时选择一组疼痛患者,先测定其疼痛程度,取得数据后给予其止痛措施,实施一段时间后,再用同一种方法测定患者的疼痛程度,然后将此组疼痛程度数据与干预前那组数据进行比较,观察疼痛是否减轻,有无显著差异,以评价该措施的止痛效果。由于止痛措施前后所测的疼痛程度数据都来自同一组患者,故称之为自身对照方法。

2. 组间对照　组间对照是指相比较的两组数据来自两组不同的受试者。例如欲研究"被动运动对下肢骨折上石膏患者拆除石膏后肢体活动的影响",应选择下肢骨折并需要上石膏的患者为研究对象,分为 2 组。对照组上石膏后只给予常规治疗与护理,不做被动运动;实验组除常规治疗与护理外,护士还给骨折肢体做被动运动,每日 2 次,每次 15 min,经过一段时间后拆除石膏时,测试受试者(实验组和对照组)下肢活动情况,可选用计算单位内步行距离和自我感觉等指标进行 2 组数据比较,来评价被动运动的效果。本例中 2 组数据来自 2 组不同的受试者,故称为组间对照。

3. 配对对照　是指将受试对象按某些特征或条件配对(非随机),根据研究需要组成若干对,然后再把每对中的 2 个受试对象分别随机分配到对照组和实验组,组成 2 组进行观察。配对设计可以较严格地控制干扰因素对实验结果的影响,同时也使受试对象之间的均衡性增大,差异减小。在配对设计中,受试对象的配对特征或条件一般指年龄、性别、体重、环境条件等因素。不宜采用实验因素来做配对条件。临床疗效观察常常选取性别、年龄(通常相差不超过 3 岁)、种族、病种、生活习惯、职业、工作环境等条件相似的患者,条件相同的健康人或是非同一种疾病的患者进行配对。配对的结果可使 2 组在尽可能相同的条件下(在均衡条件下)进行组间比较。

(三) 随机分组

在进行实验性研究或部分类实验性研究时需要进行随机分组。随机分组是保证均衡性的有效办法,使每个研究对象都有相等的可能性进入实验组或对照组,从而消除非实验因素对实验效果的干扰,使研究结果不受研究者的主观因素以及其他方面误差的影响。

随机的方法有抛币法、抽签或摸球法、随机数字表和均衡条件下的随机分组等。其中最简单的方法是抽签法。当研究对象比较多时,可以利用随机数字表来分组。组与组(实验组与对照组)之间除了实验(处理)因素不同外,其他条件应尽可能相同或相似,以保证其可比性。

(四) 观察指标

观察指标(观察项目)是在研究中用以反映或说明研究目的的一种现象标志,也是确定研究数据的观察项目,包括采用的研究方法和研究工具,通过观察指标所收集到的各项资料,可归纳出研究结果。例如,要研究一种新型降压药,血压就是重要的观察指标之一,因为它能说明药物有无降压作用,所以测血压是观察药物有无降压作用的指标。再如,身高和体重是反映儿童发育状况的标志之一,因此选择测身高和体重作为反映儿童发育情况的指标。

在选择观察项目过程中,应注意,指标要具有以下几个特性:

1. 客观性　客观指标多采用仪器、化验等方法测量获得数据,如测血糖、血钠、尿钙等,用客观指标会有较好的重现性。而主观指标如疼痛、烦闷等,是通过研究者或受试者自己的感受来判断结果,易受主观因素影响,且不易量化。

2. 合理性　指所选指标能准确反映研究的内容,且具有特异性。如判断泌尿系感染时,用体温和血常规白细胞计数升高等可以说明有无感染,但这些指标属非特异性,而采用尿培养、膀胱刺激症状(尿频、尿急、尿痛)等作为指标,就具有特异性,可大大提高指标的合理性。

3. 灵敏性　选择的指标其灵敏度应该能够反映出指标真正的效果,包括指标本身和测量手段的灵敏性。例如,用血氧饱和度作为观察机体缺氧程度的指标,就比用呼吸和面色的改变更为灵敏,而用动脉血气分析结果里的动脉血氧分压又比用血氧饱和度作为观察机体缺氧程度的指标更为准确,但是又要考虑到血氧饱和度是一种较经济且无创的方法,而动脉血气分析代价较高且是一种有创的操作。

4. 可行性　应考虑所确定的指标能否达到,这与研究的仪器设备、经费、技术等方面是否充分和有无保证是非常密切相关的。有时候,选题很好,但因所选定的指标达不到条件而受阻,只能重新考虑修改课题或观察指标。

此外,还应注意观察指标的关联性、稳定性和准确性,选择指标的多少应根据研究目的和内容而定,不能笼统地说指标越多越好,而应选择恰当数量的指标,综合分析问题,提高论点的说服力。研究指标选择的基本要求:①能具有达到预期目的的性能;②能如实地反映事物的客观实际;③可行性,能使观察者从中获得准确的结果。指标的选择主要取决于假设(研究预期目的)和相关的专业知识,同时也要注意结合统计学的要求。通常每项科研设计都会选择多个指标,很少采用单一指标,目的是使最后获得的数据用于分析和做出的判断更为充分和合理。从已有的专业知识和广泛阅读有关文献中寻找指标是较好的途径和方法。

(五)确认变量

变量是指研究工作中所遇到的各种因素,如体重、身高、血压、脉搏等。世界上任何事物和个体不会是绝对相同的,只是差异有大有小,所以变异是普遍存在的,也是生物的特性。研究中所遇到的各种因素都是一些研究变量,如体重、身高、年龄、血压等,大都是可以观察到或测量出来的因素。在研究设计中,变量主要可以分为自变量、依变量和外变量等。

1. 自变量　自变量指能够影响研究目的的主要因素。自变量不受结果的影响,却可导致结果的产生或影响结果。

2. 依变量　依变量(因变量)指科研目的。它随自变量改变的影响而改变,也可受其他因素的影响。在研究中依变量正是我们想要观察的结果或反应。

3. 外变量　外变量(控制变量,干扰变量)指某些能干扰或者影响研究结果的因素。在研究设计中要尽量排除与研究目的无关的干扰因素。设对照组能起到排除干扰因素的作用,而通过自设问卷或量表则可了解到相关的影响因素。

总的来说,自变量是研究问题的"因"或"影响因素",而依变量是"果"或"被影响因素",大多数科学研究都可事先确认研究变量,再通过研究结果来解释变量间的相互关系,而相关的外变量很多,某些外变量是要被控制的,通过设对照组来减低其对实验的干扰。如,外变量中所采用的血压计、测血压的护士和测体重的磅秤都需要固定,并且实验组和对照组是一致的,以降低两组在测量血压和体重值时的误差,而年龄范围和情绪状态等外变量是影响结果的相关因素,则可作为入选研究对象的条件规定下来,或者在自设问卷中列题记录下来,作为收集资料内容。又如外变量中的产后第几天开始劳动、劳动强度、是否顺产、产褥期营养状况及是否便秘等问题在自设问卷中都应列题包含在内,作为资料收集。又如外变量中有关吸烟史、烟的质量、日吸烟量、饮食习惯和生活环境状况等因素也是通过自设问卷得到答案,因此确认变量可以更完善科研设计。另外需要指出的是,在一个研究中被确认的某项变量不是固定不变的,它可以在另一个研究目的中改变。如吸烟是自变量,肺癌是依变量,而外变量是吸烟史、烟的质量、饮食习惯等。若研究目的要改为进一步观察吸烟史或烟的质量与肺癌发生有什么关系,则此时吸烟史或烟的质量就被看成是自变量。

(六)采用的研究方法

科学研究方法学的核心内容是设计、测量和评价。护理研究方法的分类目前主要是按研究设计方法不同而分。按研究性质临床研究可分为量性研究和质性研究两类。质性研究是从实际观察资料的研究中(多为定性研究)发现共性问题,属探索性和叙述性研究,并从中可建立新模式、发现新知识和新理论。量性研究是一种计量研究方法,通过观察指标获得数字性资料,用科学方法来验证模式或理论。关于量性研究与质性研究,本章前文已有描述,本小节不再赘述。因设计内容不同可分为实验性研究、类实验性研究和非实验性研究。按研究目的临床研究可分为回顾性研究和前瞻性研究。而流行病学最基本的研究方法是观察性研究(现场观察)和实验性研究(现场实验)两大类,长期以来护理科研设计大多选用流行病学常用的研究方法,如描述性研究、队列研究和病例对照研究等,推动了护理科研工作的发展。但护理研究的目标更侧重于探讨人的整体健康状况和人与环境的不断互动,研究内容除医学知识外,还包括人文科学(如伦理学、心理学)和社会科学(如法学、教育学)等多方面,因此护理研究方法仍需要进一步拓宽,并逐步发展丰富。以下简要介绍几种常见护理研究方法:

1. 实验性研究 是指用随机分组的方法,将研究对象分为实验组和对照组,然后对实验组施加干预措施,以观察干预效果。例如,为评价自我管理教育对2型糖尿病患者自我管理行为的效果,采用随机数字表,将某医院内分泌科中100例2型糖尿病患者分为实验组和对照组,实验组进行为期1个月的自我管理教育,对照组进行传统的健康教育。干预结束后,比较两组患者自我管理行为有无差异。如果干预后实验组患者的自我管理行为评分高于对照组,则说明自我管理教育对提高2型糖尿病患者自我管理行为的效果优于传统健康教育方法。

2. 类实验研究 与实验研究相似,类实验研究也对研究对象施加干预措施,但设计内容缺少了随机分组或没有设对照组,或两者都没有。例如,某研究者欲探讨个体化心理疏导降低乳腺外科患者术前焦虑的效果,将该科室第一季度的患者作为对照组,进行常规护理;而将第二季度的患者作为实验组,进行个体化心理疏导,比较两组患者的术前焦虑状况。在该例中,施加了干预措施,但未进行随机分组,属于类实验性研究。

3. 非实验性研究 指研究设计中不对研究对象施加任何干预措施,在自然状态下进行研究。例如,"ICU护士工作压力源与应对方式的调查""肝移植患者自我管理能力与相关因素分析"等,这些研究的目的是对现状进行描述,或分析变量之间的相关性,不对研究对象施加干预,因此属于非实验性研究。

4.回顾性研究 运用临床现有的资料如病历进行分析和总结的一种方法。这种研究不需要预先进行设计和随机分组,资料都是从随访调查或查阅病历中得到。其研究结果除可总结经验外,还可发现问题或为进一步深入研究提供线索。回顾性研究的优点是较省时、省钱、省人力,易为医护人员采用,也是进行深入研究的基础。缺点是偏差大,粗糙,常因资料记录不全而不够准确,使误差增大,且主观因素多。因此只能用作探索性研究,其结果不能得到科学的结论。例如,为分析呼吸重症监护病房患者医院感染的发生情况,研究者通过查阅近3年来该病房患者的病历,找出发生医院感染的病历进行回顾性分析。回顾性研究的优点是省时、省力、省钱。但是,回顾性研究可能因记录不全或记录不准确,使结果的误差增大,从而影响结果的可靠性。例如上例中,如果医院感染患者的病历记录不全面或记录有偏差,就会丢失一些信息。

5.前瞻性研究 又称预期性研究或队列研究,多采用随机对照方法进行研究,它是观察已存在差异的两组或两组以上的研究对象,在自然状态下持续若干时间后,随访观察两组情况变化的比较研究。前瞻性研究是一种科学的、合理的研究方法。它有严谨的研究设计、设对照组、有可比性,并有明确的研究指标,一般研究人员也相对固定。因此研究结果是可信的,也可做出科学的结论。

6.描述性研究 指在对某事物、某现象、行为或人群的现状不清楚时,多先从描述性研究开始,通过观察、记录和描述其状况,可以从中获得启发、发现客观规律或相关影响因素,为进一步研究提供依据。描述性研究是护理研究中应用较多的一种研究方法,如现状调查、需求的调查及相关因素或影响因素的调查等都属于描述性研究。

(1)横断面调查 指在一个较短的时间内,按研究设计方案调查、收集资料进行描述的方法,由于是在一个特定的短时间内收集资料,因此设计方案的质量控制十分重要。横断面调查优点是方便、经济、可在短时间内得到结果,为进一步研究提供线索。但因横断面调查仅是针对一个特定时间段的资料,所以分析资料时必须十分慎重。

(2)纵向研究 又称随访研究,指对一个特定人群进行定期随访,以观察研究内容的动态变化,了解其发展趋势和转归。纵向研究也是对一个特定人群定期多次现状调查的综合研究,需要重视观察对象的代表性,而随访间隔时间长短和方式根据研究内容确定。

7.相关性研究 相关性研究是一种探索各变量之间相关性的研究,属非实验研究范畴,故没有人为地施加因素(无干预措施),但有明确的观察变量,探讨因果关系,为进一步研究提供思路。

8.分析性研究 分析性研究是对两种或两种以上的不同事物、某些现象、人群或行为进行比较的一种研究方法。如前瞻性研究(队列研究)和病历对照研究(回顾性研究)均属分析性研究的范畴。

需要指出的是不同的分类方法之间存在着交叉,例如,"肝移植患者自我管理能力与相关因素分析",该研究属于非实验性研究,同时也属于量性研究。

(七)统计学处理方法

在护理研究中正确运用卫生统计学方法,有助于研究人员更有效地进行研究、合理地分析和解释研究数据,使得出的结论更符合客观事物的必然规律。在研究设计阶段就需要根据研究目的及资料的类型选择合适的统计分析方法。一般资料分为计量资料、记数资料及等级资料。计量资料指可用数字表示的资料,且可用测量方法获得数据,这样获得的资料一般有度量衡单位,如血压(kPa)、体重(kg)等。计数资料指某些不能用数字表示,只能观察到单位数量的资料,常用阴性和阳性表示,如痛与不痛的例数。等级资料指将观察单位按照某种属性的不同程度分组,是介于计数和计量资料之间的一种半计量资料,也具有计数资料的特性,如病情分轻、中、重度。统计分析分为统计描述和统计推断两大类。统计描述是指用统计指标、统计表、统计图等方法,对资料的特征及其分布规律进行测定和描述,不涉及由样本推论总体问题。而统计推断是指如何由样本信息推断总体特征问题。

(八)科研设计的其他内容

除了确定研究对象、设对照组、随机分组、观察指标、确认变量、采用的研究方法和统计学处理方法,还需要考虑确定收集资料的方法、确定研究进度和经费预算以及研究中可能出现的问题等科研设计的其他内容。

1. 确定收集资料的方法　是采用问卷调查法,还是访谈法,还是观察法,还是生物学测量法,来收集资料。同时还要选择正确的测量工具。如选择合适的问卷,或编制访谈提纲,或准备测量仪器等。此外,还要对研究过程进行严格的质量控制,如控制资料收集的时间和场所、收集资料的人员等。如果某些资料的收集需要多次才能完成,还要对两次之间的时间间隔进行周密计划和严格控制,以排除时间因素对结果的影响,保证结果的准确性。有关收集资料的方法请参阅第六章相关内容。

2. 确定研究进度和经费预算　在确定上述研究要素后,可根据研究流程的需要和工作量的大小来安排研究进度及完成期限,对于各阶段的研究工作应有合理的安排。研究进度既要紧凑又要有机动的余地,进度指标要明确、客观、具体,能够检查和考核。如有必要可制定经费预算,以保证科研工作的顺利完成。

3. 估计研究中可能出现的问题,并提出解决方案　在研究设计过程中,要仔细思考研究过程中可能出现的问题,如研究对象的不配合、能否在有限的时间内获得足够的样本量、能否获得相关工作人员的支持等,对研究中可能出现的困难,要有预见,并提出相应的解决方案。

第二节　实验性研究

实验性研究又称干预性研究,必须干预在前,效应在后,属于前瞻性研究。是研究者采用随机分组、设对照组以及控制或干预某些因素的研究方法。实验性研究的对象可以是社区人群,如预防措施的干预性效果评价,也可以针对住院患者的研究,又称为临床试验。

一、实验性研究的特点

实验性研究不是指在实验室发生的研究,而是凡符合干预、设立对照和随机三个基本要素的研究都属于实验性研究。这三个要素是为了在复杂的临床护理研究中,确保研究结果,避免若干已知的或未知的偏倚因素的干扰,使得研究结果真实可靠,经得起临床实践的检验,这三要素就是实验性研究相较于其他研究的特点所在。

（一）干预

干预也称操纵指研究者根据研究目的对研究对象施加人为的处理因素。在护理研究中则是在研究设计中加入护理(或实验)的干预部分,即研究者有目的地对研究对象施加某些护理措施。而这些施加因素多是作为研究的自变量来观察,其引起的结果则是研究的因变量。例如,在"自我管理教育对 2 型糖尿病患者自我管理行为的效果评价"这项研究中,自我管理教育即干预措施,也是该研究的自变量,而自我管理行为的效果则为该研究的因变量。干预是实验性研究和非实验性研究的根本区别。

（二）设立对照

设立对照又称控制,在实验性研究中,除了干预对研究结果能够产生影响外,还有一些非干预因素也会对结果产生影响,设立对照就是为了控制实验中非干预因素的影响。设立对照时要求所比较的各组间除干预因素不同外,其他非干预因素应尽可能相同,从而能够正确评价干预效果。例如,"自我管理教育对 2 型糖尿病患者自我管理行为的效果评价"中对研究对象的年龄、性别、教育背景、医疗费用支付情况、患病时间等因素应尽量控制。在护理研究中,选择对照组时应该使对照组和实验组的基本条件一致或均衡,两组的检查方法、诊断标准应该一致,且两组在研究中应受到同等的重视。这样才能尽可能地控制混杂变量,以降低混杂变量对研究结果(自变量和因变量的关系)的影响,提高研究的科学性和客观性。合理的对照要求对照组与实验组的样本数尽可能相同,可获得最佳的统计学假设检验效能。设立对照组的多少依照研究目的和需要控制因素的多少来定。任何一个实验性研究根据其施加因素的数目至少设立一个对照组。对照的形式有多种,可根据研究目的和内容加以选择。

1. 按照研究的设计方案分类

（1）同期随机对照　按照严格规定的随机化方法将研究对象同期分配到实验组与对照组。同期随机对照因为采用了随机化分组方法,可以较好地保证各组之间的均衡可比,有效避免了潜在未知因素对实验结果的影响,使研究结果更有说服力;由于多数统计方法都是建立在随机样本的基础上,采用本设计类型更有利于资料的统计分析。但是同期随机对照需要有一半对象充当对照,因此所需样本量较大,并且在一些情况下可能涉及伦理道德方面的问题。

（2）同期非随机对照　有同期对照,但实验组与对照组未严格按随机化原则进行分组。例如,在一项协作研究中,按不同病房进行分组,一间病房作为对照组,而另一间病房作为实验组。这种设置对照的方法简便易行,可避免一些与不公平性相关的伦理问题,易被研究者与研究对象接受。但是由于是非随机分配,可能因选择偏倚而导致两组基线情况不一致,可比性较差。

（3）历史对照　即非随机不同期对照,例如,观察组为采用一种新的治疗或护理方法的患者,历史对照组为与观察组基础条件相似但是采用传统治疗或护理方法的患者。应该注意的是,历史对照设计两组的相隔时间不能太长,以免在研究条件上发生太多改变。此种设计较易产生选择偏倚,应审慎分析结果。

（4）自身对照　将研究对象分为前后两个阶段,施加干预措施后,比较两个阶段的变量差异。自身对照主要用于病程长且病情变化不大的慢性反复发作性疾病的干预性研究,其优点是消除研究对象的个体差异,减少一半样本量,并要保证每个研究对象接受同样的干预措施,但是难以保证两个阶段的病情完全一致,可能存在处理先后对结果的影响。

(5)配对对照 以可能对研究结果产生影响的混杂因素(如年龄、性别、病情等)为配对条件,为每个研究对象选配一个以上的对照,通常采用1∶1或1∶2配对。配对对照的优点是可以保证比较组之间在这些主要影响因素上的均衡性,避免已知混杂因素对结果的影响。

2.按照对照组的处理措施分类

(1)标准对照 以目前公认的有效的处理方法(如某病的护理常规、有效的护理治疗方法)施加给对照组,然后与实验组的干预措施(新的护理方法)的效果比较。这类研究通常采用随机双盲设计,受试者随机分配至实验组与对照组,是临床研究中常用的对照方法。标准对照施加给对照组的处理措施效果稳定,较少引起伦理道德方面的问题。

(2)空白对照 对照组在实验期间不给予任何处理,仅对他们进行观察、记录结果,并将其与实验组的结果进行比较。空白对照仅适用于病情轻且稳定的患者,即使不给予任何处理也不会产生伦理道德方面的问题。安慰剂对照本质上就是一种空白对照,但其可产生安慰剂效应,消除主观因素的影响。

(三)随机

"随机"包括两个方面的含义:①随机抽样,从目标人群选取研究对象时,要符合随机抽样的原则,将符合标准的研究对象纳入研究,并用样本所得的结果代表总体的情况,不得随意选择、任意取舍。随机抽样的目的是使研究对象总体中的每一个体都有同等被抽取为研究对象的机会。②随机分组,在随机抽样基础上使每一个研究对象的个体都有同等的机会被分配到实验组或对照组的分组方法。

随机化是护理研究设计的重要研究方法和基本的原则之一。在护理研究中,由于受到各种因素的影响,应采取随机化的方法对研究对象进行选择和分配,避免在选择和分配研究对象时可能出现的偏差,保证研究结果的准确性。如果违背了随机化的原则,将会人为地夸大或缩小组间差别,使研究结果出现偏差。在护理研究中,常用的随机化方法如下:

1.简单随机法 此类随机化的具体方法有很多种。目前可用计算机进行,尤其在进行大样本研究时,可按有关软件经随机数发生器产生随机数。有些研究者为了方便,选择就诊顺序、住院号、就诊日期、患者生日等的奇、偶数进行分组,这种称为半随机法或准随机法,实际上不是一种随机化方法,因为当研究者预先知道下一位研究对象将被分配到哪一组时,主观上对研究对象的某些资料进行一定的取舍,可能产生选择偏倚,应慎用。

2.分层随机法 是先将研究对象按某一特征进行分组(层),然后在各层中采用简单随机的方法抽取研究对象组成样本;或在各层中按简单随机分配的方法,分出实验对象与对照对象,最后将各层实验对象与对照对象分别合在一起作为实验组和对照组。

3.区组随机分组法 是先将研究对象分为不同区组,然后再对每一区组内的研究对象用简单随机法进行分配。这种方法保证各组人数相等;并便于逐渐积累临床病例。每累积一个区组数的研究对象即可进行分组及开始实验,不需要把所有样本全部收集齐后再来分组、展开实验。

4. 系统随机抽样法　先将总体的观察单位按某种与调查指标无关的特征(如按入院先后顺序、住院号、门牌号)顺序编号,再根据抽样比例将其分为若干部分,先从第一部分随机抽取第一个观察单位,然后按一固定间隔在第二,第三……各部分抽取观察单位组成样本。例如,欲从 2 000 个观察单位中抽取 100 个组成样本,即抽样比例为 5%(抽样间隔为 1/20),可先从第 1 ~ 20(第一部分)之间随机抽出一个观察单位,如为 17 号,此后按每隔 20 个抽取一个单位,即:37,57,77……1997 号组成样本。若其均符合纳入与排除标准,则可随机等分成两组。

5. 整群随机法　是以现成的群体(社区、街道、乡、村、医院、病房等)而不是个体为单位,进行随机抽样或分组。在整群随机抽样中,抽到的群体中的所有观察单位,都将作为研究样本。采用整群随机法要求群间的变异越小越好,否则将影响样本的代表性或组间的可比性。一般情况下,用相同的样本含量,整群抽样的抽样误差最大,整群随机分组组间的可比性最小,在临床试验中几乎不用。但是,整群随机法具有节约人力、物力、方便、容易实施等优点,在实际工作中可行性较好,适用于大规模研究。

二、实验性研究的设计类型

(一)随机对照试验

随机对照试验(randomized controlled trial,RCT)是采用随机分配的方法,将合格的研究对象分别分配到实验组和对照组,然后接受相应的干预措施,在一致的条件下或环境中,同步地进行研究和观察干预效果,并用客观的效应指标对实验结果进行科学的测量和评价。

1. 设计要点　采用公认的诊断标准确定实验的研究对象,可以从目标人群中随机抽样,也可采用来自住院或门诊的连续性非随机抽样的样本,然后根据实验设计中确定的纳入和排除标准,选择符合标准且自愿参加实验的患者,采用明确的随机化方法将符合要求的研究对象随机分配到实验组或对照组,分别接受各自相应的干预措施,经过一段恰当时间的观察期后,测量干预后的效果。最后根据结果的资料类型,采用相应的统计学方法进行分析、处理数据资料,进行评价(图 4-1)。

R	E	O_1	X_A	O_2		
R	C	O_1	X_B	O_2		
or						
R	E	O_1	X_A	O_2	O_3	O_4
R	C	O_1	X_B	O_2	O_3	O_4

R=随机分组
E=实验组
C=对照组
X=施加干预或处理因素
On=第 n 次观察或测量

图 4-1　随机对照试验的设计要点

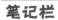
2.适用范围

(1)适用于临床护理研究时,探讨和比较某种护理或预防措施对疾病康复或预防的影响,为正确的医疗决策提供科学依据。

(2)适用于进行病因研究时,当所研究的因素被证明对人体确实没有危险性,但又不能排除与疾病的发生有关时。但如果已经有研究证明某一因素对人体有害,就不允许将该因素用于人体进行随机对照试验。

(3)可用于教育学研究。如评判性思维的护理教育模式与传统的护理教育模式的教学效果的比较。

(二)其他类型的随机对照试验

1.半随机对照试验　又称准随机对照试验,与随机对照试验的区别是研究对象的分配方式不同,是按半随机分配方式,如按研究对象的出生日期、入院日期或住院号等的末尾数字的奇、偶数,将研究对象分配到实验组或对照组,接受相应的干预措施与对照措施。半随机对照试验由于分配方式的关系,容易受选择性偏倚的影响,造成基线情况的不平衡,其结果的真实性与可靠性不如随机对照试验。

2.不对等随机对照试验　由于样本来源和研究经费有限,研究者希望尽快获得结果,而将研究对象按一定比例(通常为2:1或3:2)随机分配到实验组或对照组。使用此种方法检验效能会降低。

3.整群随机对照试验　以一个家庭、一对夫妇、一个小组甚至一个乡镇等作为随机分配单位,将其随机分配到实验组或对照组,分别接受相应的措施,进行研究。整群随机对照试验在设计上与一般随机对照试验一样,不同之处在于因随机分配的单位不同,导致样本含量的计算和结果的分析方法有所差异,所需样本含量通常较大。

三、实验性研究的优点和局限性

实验性研究能准确地解释自变量与因变量之间的因果关系,反映研究的科学性和客观性较高。但是同其他研究方法一样,实验性研究自身也存在着一定的局限性。

1.优点　实验性研究是检验因果假设最有说服力的一种研究设计。这是由于这种设计通过设立对照组最大限度地控制了对人为施加处理因素的干扰,比较准确地解释了处理因素与结果,即自变量与因变量之间的因果关系,反映研究的科学性和客观性较高。

2.局限性　在护理问题的研究应用中普遍性较差。①实验性研究需要严格地控制混杂变量,但是由于大多护理问题的研究对象是人,较难有效地控制混杂变量,如病情、环境等问题,因此限制了实验性研究在护理研究领域的普遍应用;②由于伦理方面的考虑,很难做到用完全随机的方法分组;③在实际工作中,由于种种原因,难以找到完全相等的对照组,从而使实验性研究的应用受到了限制。

第三节　类实验性研究

类实验性研究也称半实验研究,指在实验研究中,研究设计有对研究对象的干预内容,但可能缺少按随机原则分组或没有设对照组,或两个条件都不具备。类实验性研究的干预在前,效应在后,属于前瞻性研究。

一、类实验性研究的特点

类实验性研究设计与实验性研究设计的区分用"随机"和(或)"对照"来判断。类实验性研究设计是设计内容一定有对研究对象的干预措施,但可能缺少按随机原则分组或没有设对照组,或两个条件都不具备。

类实验性研究结果虽对因果关系论述不如实验性研究可信度高,但其结果也能说明一定问题,在研究对象为人,且在自然场景下开展研究的领域比较具有可行性和实用性,在护理研究、社会学研究中比较常见。在医院病房、社区、家庭等自然场景下开展对人的研究中,往往由于伦理问题或研究条件问题,很难进行完全的实验性研究,特别要达到随机分组会比较困难,故选择类实验性研究的可行性较高。例如,某研究希望验证病友之间的同辈支持项目对改善住院治疗的宫颈癌患者应对方式的影响,因伦理问题很难将同一病房的宫颈癌患者随机分为同辈支持组和不接受同辈支持组,该研究采用妇科 A 病房接受同辈支持,妇科 B 病房接受常规护理支持的分组方式,在该两病房原有的治疗方式、护理方式基本类似的前提下,该分组方法提高了研究的可行性。

二、类实验性研究的设计类型

常用的类实验性研究包括不对等对照组设计、自身前-后对照设计及时间连续性设计等。

(一)不对等对照组设计

不对等对照组设计即流行病学的非随机同期对照试验,指实验组与对照组的研究对象不是采用随机的方法分组,而是由研究对象或研究者根据实验条件和人为设定的标准选择,并分配到实验组或对照组,进行同期的对照试验。例如在研究某种新护理措施的效果时,将同一家医院的一个内科病房的住院患者作为对照组,另一个内科病房的住院患者作为实验组来进行研究。不对等对照组设计包括的不对等对照组前-后对照设计与不对等对照组仅后测对照设计均为同期对照试验。

1. 设计要点　人为地将符合纳入与排除标准的研究对象分配到实验组或对照组,然后实验组接受干预措施,对照组接受对照的常规措施,在一致的条件下或环境中,同步地进行研究和观察两组的实验结果,并进行科学的测量、比较和评价(图 4-2,图 4-3),其结果分析基本同 RCT。

E	O_1	X	O_2	E=实验组
				C=对照组
				X=施加干预或处理因素
C	O_1		O_2	On=第n次观察或测量

图 4-2　不对等对照组前-后对照设计要点

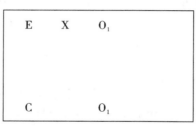

E=实验组

C=对照组

X=施加干预或处理因素

On=第n次观察或测量

图4-3 不对等对照组仅后测对照设计要点

2.适用范围 不对等对照组设计是前瞻性的研究,多用于比较不同干预措施的效果,此种设计在研究对象的分组分配上的非随机化,会造成实验组与对照组之间在干预前就处于不同的基线状态,缺乏可比性。在研究过程中难以评价实验结果,造成许多已知和未知的偏倚影响测量结果的真实性。但在实际工作中,有些情况下不适宜做随机对照试验,例如外科手术治疗、急重症患者抢救或贵重药物的选用等。因此,只能根据具体情况将患者分入实验组或对照组。其研究结果的论证强度虽然不及随机对照试验,但在尚无随机对照试验结果或不能获得随机对照试验结果时,仍应予以重视,尤其对于样本量大的不对等对照组设计研究有重要价值。但是在分析和评价研究结果的价值及意义时,应持审慎的科学的态度。

另外,不对等对照组设计中还有一种特例,即不同期的不对等对照组设计,又称历史式对照设计,例如研究者在风湿科病房开展研究,验证新编的康复训练操对改善类风湿关节炎住院患者肢体功能的效果,因伦理问题难以在该病房进行同期对照研究,而该医院又只有一间风湿科病房,故采取"不同期不对等对照组设计"的方法,先入组对照组患者,分别在入院时和出院前肢体功能的测量,然后入组干预组(原对照组患者已出院,干预组为另一组患者)患者,入院后运用新的康复训练操进行肢体功能训练,出院前再次测量其肢体功能,再进行两组的比较。应注意,两组的相隔时间不能太长,以免在研究条件上发生太多改变。这类设计在论证强度上较同期对照实验弱,对其结果应审慎看待。

(二)自身前-后对照设计

1.设计要点 研究者没有设对照组,将符合纳入与排除标准的个体随机或人为纳入研究对象后做基线调查,然后接受干预措施,测量干预后的结果,最后将前后两次的测量结果进行比较(图4-4)。自身前-后对照设计与流行病学的自身前-后对照试验稍有不同,后者是比较研究对象在前-后不同阶段接受实验与对照两种措施的干预效果,并且两个阶段之间要有一定的洗脱期。

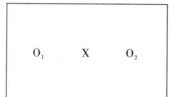

X=施加干预或处理因素

On=第n次观察或测量

图4-4 自身前-后对照设计要点

2. 适用范围 适用于干预措施简单且时间较短,需要迅速获得前后测试结果的研究。

(三)时间连续性设计

时间连续性设计其实是自身实验前后对照设计的一种改进。当自身变量的稳定性无法确定时,可以采用此种设计(图4-5)。

$$O_1 O_2 O_3 O_4 \quad X \quad O_5 O_6 O_7 O_8$$

X = 施加干预或处理因素

O_n = 第n次观察或测量

图4-5 时间连续性设计要点

例如,某医院计划采用一种继续教育学分同晋升挂钩的方法并了解这种方法所带来的如出勤率、参加业务学习的人数、工作的差错和患者的满意度等方面的影响。由于不能在一个医院中实行不同的晋升政策而无法设立相等的对照组,又无法控制如人际关系、工作量、家庭负担、福利待遇等方面的因素,因此无法进行随机分组。便采用了类实验设计中的时间连续性设计。具体方法是在实施新政策前每隔一定的时间(如1个月)收集一次资料作为对比的基础资料。连续收集几次后再开始实行新的政策(施加处理因素X),以后再每隔一定的时间用同样的方法收集资料并进行比较。

三、类实验性研究的优点和局限性

1. 优点 类实验性研究的最大优点是在实际人群中进行人为干预因素研究的可行性高,同实验性研究相比更为实用。特别是在护理实践中当无法严格地控制混杂变量而不能采用实验性研究来回答因果关系时,类实验性研究是较好的研究方法。

2. 局限性 由于类实验性研究无法随机,已知的和未知的混杂因素就无法像随机实验那样均匀分布在各组中,特别是对于无对照组的类实验,效果的判断更是很难完全归因于干预措施,故结果不如实验性研究的可信度高。

第四节 非实验性研究

非实验性研究即流行病学的观察性研究,指对研究对象不施加任何护理干预和处理的研究方法。这类研究常在完全自然状态下进行,故较简便易行。非实验性研究是实验性研究非常重要的基础,许多实验性研究都是先由非实验性研究提供线索再由实验性研究予以验证的,所以该方法适用于对所研究问题了解不多或该研究问题情况较复杂时选用。

一、非实验性研究的特点

非实验性研究包括描述性研究和分析性研究,两种方法的原理与特征各不相同,在临床研究中有不同的用途。

(一)描述性研究

描述性研究是指利用已有的资料或特殊调查的资料,按不同地区、不同时间及不同人群特征分组,把疾病或健康状态和暴露因素的分布情况真实地描述出来。通过比较分析导致疾病或健康状态分布差异的可能原因,提出进一步的研究方向或防治策略的设想。

描述性研究具有以下特点:①收集的是比较原始或比较初级的资料,影响因素较多,分析后所得出的结论只能提供病因或疾病转归影响因素的线索;②一般不需要设立对照组,仅对人群疾病或健康状态进行客观的反映,一般不涉及暴露和疾病的因果联系的推断;③有些描述性研究并不限于描述,在描述中有分析,比较不同变量之间的关系,如比较信息支持与生活质量的关系,这种分析有助于发现线索。

(二)分析性研究

分析性研究是在自然状态下,对两种或两种以上不同的事物、现象、行为或人群的异同进行比较的研究方法。

分析性研究具有以下特点:①属于观察法,暴露不是人为给予和随机分配的,而是在研究前已客观存在的,这是与实验性研究区别的重要方面,例如"糖尿病患者生命质量影响因素的病例对照研究"中,糖尿病患者的服药、血糖监测等因素是客观存在的,而不是干预因素;②必须设立对照组,这是与描述性研究区别点。

二、非实验性研究的设计类型

(一)描述性研究

描述性研究主要包括历史或常规资料的收集和分析、病例调查、现况研究、纵向研究及生态学研究等。历史和常规资料的收集和分析是指利用已有的疾病登记报告系统或者疾病监测系统,收集既往或当前的疾病或健康状态资料并进行分析,描述疾病和健康状态的分布以及变动趋势。

描述性研究是目前护理领域应用最多的一种研究方法,当对某个事物、某组人群、某种行为或某些现象的现状尚不清楚时,为了观察、记录和描述其状态、程度,以便从中发现规律,或确定可能的影响因素,用以回答"是什么"和"什么样"的问题时,多从描述性研究入手,通过了解疾病、健康或事件的基本分布特征,获得启发,形成假设,为进一步分析打下基础。如"青光眼患者的照护者健康教育需求的调查""农村青少年艾滋病知识、态度与行为的调查"等。

描述性研究可能事先不设计预期目的,也可不确定自变量和因变量(因为常常还不知道),但是在研究开始前,需要确定观察内容和变量,以便做到有系统、有目的和比较客观地描述。在护理研究课题中,如现状调查、相关因素和影响因素的调查、需求的调查等都属于描述性研究的范畴。

1. 横断面研究 是在特定的时间内(某时点或短时间内),通过调查的方法,对特定人群中某疾病或健康状况及有关因素的情况进行调查,以描述该病或健康状况的分布及其与相关因素的关系,是护理描述性研究中最常用的一种方法。由于所获得的资料是在某一特定时间上收集的,类似时间的一个横断面,又称现况研究或现患率研究。

横断面研究只能提示因素与疾病之间是否存在关联,而不能得出有关因果关系的结论。该研究在设计时一般没有特别的对照组,但在资料分析时可灵活进行组间比较分析。

(1)设计要点　按照事先设计的要求在某一人群中应用普查或抽样调查的方法收集特定时间内特定人群中疾病或健康状况和相关因素的资料,以描述疾病或健康状况在不同特征人群中的分布,以及观察某些因素与疾病之间的关联。

(2)适用范围　①描述群体中事件的发生率、疾病的患病率与感染率等;②初步了解与事件或疾病发生的有关因素;③初步描述筛检与干预措施的效果、疾病预后等影响因素,以及干预措施在人群中的作用;④研究人群中医疗卫生服务的需求及其质量的调查。

2.纵向研究　也称随访研究,是对一特定人群进行定期随访,观察疾病或某种特征在该人群及个体中的动态变化。

(1)设计要点　不同时间点对同一人群疾病、健康状况和某些因素进行调查,了解这些因素随时间的变化情况。该研究在时间上是前瞻性的,在性质上类似于横断面研究,可以是若干次现况研究结果的分析。

随访的间隔和方式可根据研究内容有所不同,短到每周甚至每天,也可长至一年甚至十几年。纵向研究观察的对象常常影响结论的适应范围,除了环境因素外,患者个体特征也影响疾病转归,如患者年龄、性别、文化程度、社会阶层等。因此,纵向研究时应尽量考虑观察对象的代表性。纵向研究是无对照研究,所以在下结论时尤其要慎重。

(2)适用范围　可做病因分析、某疾病症状的动态变化分析,也可全面了解某病的发展趋向和结局,认识其影响因素和疾病的自然发展史。例如,对化疗患者半年的化疗期间恶心呕吐症状的动态观察,了解其恶心呕吐症状随治疗周期进展而变化的规律,以帮助寻找有针对性的干预措施;又如对超体重者进行长期随访观察,同时了解其饮食习惯、体力活动等情况,观察其发展为糖尿病、冠心病的可能性有多大。

(二)分析性研究

描述性研究是对一种现象的描述,而分析性研究是针对已经存在差异的至少两种不同的事、人或现象进行分析比较的研究。根据其性质和研究目的不同,可以将分析性研究分为队列研究和病例对照研究两种。

1.队列研究　属于前瞻性的研究,是观察目前存在差异的两组或两组以上研究对象在自然状态下持续若干时间后两组的情况会如何。

(1)设计要点　从一个人群样本中选择两个群组,一个群组暴露于某一可疑的致病因素(如接触 X 射线、联苯胺、口服避孕药等)或者具有某种特征(如某种生活习惯或生理学特征,如高胆固醇血症),这些特征被怀疑与所研究疾病的发生有关。这一群组被称为暴露群组;另一个群组则不暴露于该可疑因素或不具有该特征,称为非暴露群组或对照群组。两个群组除暴露因素有差别外,其他方面的条件应基本相同,即队列研究的分组为非随机化分配。两个群组的所有观察对象都按同样的方式追踪一个时期,观察并记录在此期间内研究疾病的发生或死亡情况,即观察结局,然后分别计算两个群组在观察期间该疾病的发病率或死亡率,并进行比较,如果两组的发病率或死亡率确有差别,则可以认为该因素(或特征)与疾病之间存在着联系(图4-6)。

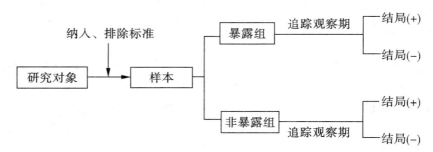

图 4-6　队列研究的设计要点

（2）适用范围　深入检验病因假设，可以同时检验一种暴露与多种结果之间的关联；也可用于评价预防和治疗效果及研究疾病自然史。

（3）特点　①群组的划分是根据暴露因素的有无来确定的；②暴露因素是客观存在的，并不是人为给予的；③研究方向是纵向的，前瞻性的，即由因到果的研究方向，也就是说在研究开始时有"因"存在，并无"果"（结局）发生，在"因"的作用下，直接观察"果"的发生；④可直接计算发病率，并借此评价暴露因素与疾病的联系。

队列研究的优点及局限性是与病例对照研究相比较而言的。首先队列研究能够直接获得两组的发病或死亡率，以及反映疾病危险关联的指标，可以充分而直接地分析病因的作用；由于病因发生在前，疾病发生在后，并且因素的作用可分等级，故其检验病因假说的能力比病例对照研究强，且可以同时调查多种疾病与一种暴露的关联。但是队列研究所需投入的力量大，耗费人力、财力，花费的时间长；而且不适用于少见病的病因研究。

2. 病例对照研究　是一种回顾性研究，从因果关系的时间顺序来看是从果查因的研究方法，也就是从已患病的病例出发，去寻找过去可能与疾病有关的因素。它以队列研究的基本理论为基础，但又极大地简化了其实施过程，因而使其更具有广泛的使用价值。

（1）设计要点　选择所研究疾病或事件的一组患者作为病例组，无此病（或事件）的但具有可比性的另一组人群作为对照组。通过调查回顾两组过去对某个（些）因素或防治措施的暴露情况，比较两组间暴露率或暴露水平的差异，以研究该疾病或事件与这个（些）因素或防治措施的关系，判断研究因素与疾病间是否存在着统计学联系及联系程度（图 4-7）。

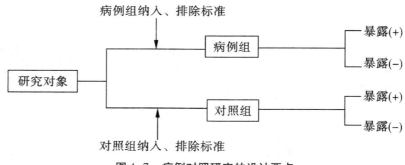

图 4-7　病例对照研究的设计要点

笔记栏

（2）适用范围　主要用于发病危险因素的研究,尤其适用于罕见疾病和潜伏期长的疾病的病因研究,也可用于临床回顾性治疗与探索预后因素的研究等。病因研究如著名的 Doll 的吸烟与肺癌关系研究及 Herbst 的雌激素与阴道腺癌关系研究;筛检试验效果评价研究如对宫颈涂片检查宫颈癌及 X 射线胸透筛检肺癌等进行评价;治疗效果评价研究,如 Horwitz 评价利多卡因控制心肌梗死后心室颤动的作用等。

（3）特点　①在疾病(事件)发生后进行,已有一批可供选择的病例;②研究对象按疾病(事件)发生与否分成病例组与对照组;③调查的被研究因素或措施的暴露情况,由研究对象从现在对过去的回顾;④该研究是由果推因;⑤仅能了解两组的暴露率或暴露水平,不能计算发病率。

三、非实验性研究的优点和局限性

1. 优点　是在完全自然的状态下进行研究,可以同时收集较多的信息,是最简便、易行的一种研究方法。适用于对研究问题知之不多或研究问题比较复杂的情况,用来描述、比较各种变量的现状。另外,可以为实验性研究打下基础,是护理研究中最常用的一种研究方法。

2. 局限性　没有人为地施加因素,也无法控制其他变量的影响,因此一般情况下是无法解释因果关系的。

（段真真）

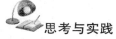**思考与实践**

1. 请确定一个研究题目并设计出研究方案。

2. 某研究者欲观察术前访视对外科手术患者术前焦虑的影响,将 80 例符合纳入和排除标准的病例按手术时间的先后排序,单号为访视组,双号为非访视组。访视均安排在术前 1 d 进行,访视后用焦虑自评量表评价访视组患者的焦虑水平,非访视组在进入手术室后填写焦虑自评量表,比较两组量表得分的差异。请问该分组方法是否随机? 该实验设计有问题吗? 如有请说明存在哪些问题。

3. 在"家庭干预对脑卒中患者生活质量的影响"的研究中,自变量是什么? 因变量是什么? 可能的外变量有哪些?

本章案例导入

第五章

抽样过程

第一节　与抽样相关的概念

一、总体

　　理论上讲,总体就是根据研究目的而确定的同质研究对象的全体。实际上,当研究有明确具体的研究指标时,总体是指性质相同的符合研究要求的所有观察单位的该项变量值的全体。如欲研究北京市 2009 年 10 岁健康儿童身高的情况,其研究对象就是北京市 2009 年 10 岁的健康儿童,其研究指标是身高值,其研究总体就是北京市 2009 年所有 10 岁健康儿童的身高值。当研究没有明确具体的研究指标时,其研究总体就只能是性质相同的符合研究要求的所有观察单位了。如研究某社区老年人的社区护理需求情况,没有明确而具体的研究指标,这时研究总体就是某社区内的所有老年人。

　　在研究中,总体的数量可以很大,大到没有办法统计出到底有多少总体存在。如某研究的研究对象为全国范围内患有哮喘的成年患者,这个总体没有办法统计出来到底有多少,此时的总体就叫作无限总体;总体的数量也可以很有限,有限到可以获得具体的数值,如某研究欲探讨目前国内已具有护理博士学位的护理人员其承担的工作职责和工作状况等。由于护理博士教育目前在我国还处于起步期,因此在全国范围内找出具有护理博士学位的护理人员并不很难,研究者可以统计出在全国范围内到底有多少个具有护理博士学位的护理人员存在,此时的总体即为有限总体。再如医院护理部欲了解住院患者对护理工作的满意程度,此时该医院内的所有住院患者即为总体。而且是可以计数的,为有限总体。

　　在护理研究中,总体可以包括人、动物,也可以包括物品或人的生活环境。如使用住院患者病历进行住院患者跌倒发生情况的统计,此时的总体即为物品,即患者的住院病历,或者更具体地说是病历中记载的跌倒发生情况。再如社区护理人员对社区老年人的家中居住环境进行评估,以了解居住环境中哪些因素可以威胁居家老年人的安全,如发生跌倒、烧伤等,并针对这些危险因素对老年人及其家人进行宣教指导。此时的研究总体即为社区老年人的居家环境特征。随着护理研究的发展,很多护理人员也开始尝试进行动物实验以进一步探讨某些护理问题的生理发生机制,如探讨发生脑卒中的白鼠(在实验室中人为制造的发生脑卒中的白鼠模型)在卒中后进行肢体锻炼的最佳锻炼时间。此时的研究总体即为发生脑卒中的白鼠。

二、样本

在实际工作中,由于研究总体经常是比较大的,对所有研究对象进行研究是不可能的,因此研究者常常通过样本对总体进行研究。样本就是从总体中抽取的部分观察单位,是实际测量值的集合。如上面的例子中,欲研究北京市 2009 年 10 岁健康儿童的身高情况,研究者随机抽取了北京市 2009 年的 1 000 名 10 岁健康儿童对其身高进行测量,此时的样本就是指这 1 000 名北京市 2009 年 10 岁健康儿童的身高值。当研究指标不具体、不明确时,如欲研究北京市糖尿病患者自我护理足部的情况,研究者从北京市的海淀区及西城区选取了 200 名糖尿病患者进行调查,此时这 200 名糖尿病患者就是样本。

三、误差

在护理研究中,大多数研究不可能囊括所有的符合条件的研究对象即研究总体,而只能涉及总体中的一个样本群体,然后通过样本获得的某些数值来推断总体的相应数值。通过样本所计算出来的有关研究变量的数值与总体的实际数值之间的差异就是抽样误差。举一个简单的例子,假设某班级的护生共有 30 名,刚刚参加了静脉输液操作考试,全班 30 名同学的此项操作考试的平均分为 90 分。班主任从这 30 名同学中抽取了 10 人以了解他们的考试情况,这 10 个人的静脉操作考试的平均分为 88 分,与全班的平均分 90 分之间存在差异。这种差异即为抽样误差。无论采取什么样的抽样方式,这种误差都是不可避免的,即抽样误差总是存在的。由于总体中各个个体间总是存在差异,抽样又是使用具体的抽样方法从总体中抽出一部分个体,因此无论如何抽样,都势必导致抽样误差的发生。

抽样误差不可以避免,但是可以尽可能地减小。为了减小抽样误差,研究者应在抽样过程中严格遵循研究对象的入选标准与排除标准,同时也要保证研究中的样本量足够大。

在抽样过程中严格遵循研究对象的入选标准与排除标准,使抽得的样本符合总体的基本特征。如研究者欲研究老年痴呆患者照顾者的负担,研究者规定照顾者的入选标准为:照顾者必须为老年痴呆患者的主要照顾者,每天照顾患者多于 4 h,且照顾患者已经至少半年,同痴呆患者每日住在一起进行照顾。同时,研究者还规定如果照顾者在照顾老年痴呆患者的同时还照顾其他患病的家人,这样的照顾者就不符合研究的条件,需要排除在研究对象之外。这些研究对象的入选标准和排除标准在进行抽样时一定要严格遵循,否则会导致抽样误差增加。另外,为了减小抽样误差,研究中的样本量也应足够大,太小时也会产生较大的抽样误差。

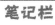

第二节　抽样方法(量性)

在护理研究中,抽样方法有多种。这些抽样方法可以分为两大类,即概率抽样和非概率抽样。

一、概率抽样

(一)概率抽样的定义

概率抽样(probability sampling)又称为随机抽样,即用随机的方法从总体中抽取样本,使总体中的每一个研究个体都有相同的概率被抽中。而且,任何一个个体的入选与否,与其他个体毫不相关,互不影响,即每一个个体的抽取都是相互独立的,是随机的。如某门诊的护理人员欲要调查门诊患者对于护理人员分诊和助诊情况的满意度。该研究中研究对象的入选标准即为在收集资料期间来该门诊就诊的患者。随机抽样即意味着每一个在研究开展期间来到该门诊就诊的患者都有50%的概率被选为研究对象而参与满意度的调查。

由于随机抽样可以使总体中每个调查对象都有同等的被抽中的机会,当抽取的样本例数适当时,总体中具有某项特征的个体所占比例少的,被抽中的机会也就少,所占比例大的被抽中的机会也就大,因此,这种抽样方法又是保证样本对总体的代表性的一种重要方法。在量性研究中,应尽可能使用随机抽样的方法获取样本。

(二)概率抽样的分类

最为常见的随机抽样方法有单纯随机抽样、分层抽样、整群抽样和系统抽样。其中的单纯随机抽样是最基本的方法,也是其他抽样方法的基础。四种抽样方法按抽样误差大小排列为:分层抽样<系统抽样<单纯随机抽样<整群抽样。因此,研究者在选用随机抽样方法进行抽样时,如果条件允许,应尽可能选择分层抽样的方法抽取样本,因为该方法的抽样误差较其他三种随机抽样方法的抽样误差小,样本对总体的代表性更强。

1. 单纯随机抽样　是随机抽样(即概率抽样)中最基本的一种方法,其基本原理是使总体中的每个个体被抽取为样本的机会完全相等。如将目标人群中的每一个个体都作为抽样的对象,哪一个个体进入样本完全随机决定。常用的方法有抽签法、查随机数字表法等。具体的操作方法是:先将总体的全部研究个体统一编号,再用抽签法或随机数字表法,随机抽取部分个体组成样本,直至达到预定的样本含量为止。

例如,以抽签法抽取样本为例,某医院护理部欲对该院内30个病房的护理质量进行调查,若选择其中的15个病房作为样本,可以先把30个病房以任意顺序编号为1~30,并做成30个签,充分混合后,从中随机抽取15个签,与这15个签相对应的病房即为所要调查的样本。抽签法比较简便,随时可用,几乎不需要专门的工具。

又如,以查随机数字表为例,从某校2 000名护生中随机抽查100名,了解他们毕业后从事社区护理工作的态度。先将2 000名护生统一编号为:000,001,002……1999。查随机数字表,任意指定起始位置,向右依次抄录100个4位一组的随机数字

（选择4位一组的随机数字是因为总体共有2 000名护生,为4位数),在后面若出现与前面相同的数字则跳过去继续往下查,如得到9754,1410,1256,8599,2696,9668……凡首位数字≥8者,用首位数字直接减8;首位数字≥6者,用首位数字直接减6;首位数字≥4者,用首位数字直接减4;首位数字≥2者,用首位数字直接减2;首位数字<2者,则不用做任何转换,直接使用。这样做后,依次得到1754,1410,1256,0599,0696,1668……编号与这些随机数字相对应的护生,即为样本。

单纯随机抽样的优点是简便易行,其缺点在于做大规模调查时,对总体中所有的个体一一编号是非常困难的,费时、费力,在实际工作中可行性差。同时,抽出的样本可能会相对集中,或间隔过大。此时,当总体内的各个个体间差异较大时,样本的代表性则难以保证。例如,要对某地区医院的护理质量进行调查,由于该地区有不同级别的医院若干所,若按照单纯随机抽样,就可能导致各级医院在样本中分布不均,从而影响样本对总体的代表性,最终导致结果的偏差。因此,单纯随机抽样只适用于总体含量不大,且总体内各个个体间的差异不是很大的情况下。

2. 系统抽样　又称等距抽样或机械抽样,是随机抽样中的一种方法。它是把总体的全部观察单位按照某一特征顺序统一编号,再计算出某种间隔,然后按这一固定的间隔抽取个体的号码来组成样本的方法。它和单纯随机抽样一样,研究者要先获得总体内全部观察单位的名单,否则无法进行编号。系统抽样的具体步骤是:

（1)将调查总体的全部观察单位按某一特征顺序统一编号。

（2)计算出抽样间隔H。计算方法是用总体的例数N除以样本的例数n。公式为$H=N/n$。

（3)在最前面的H个个体中,采用单纯随机抽样方法抽取一个个体,记下这个个体的编号(假设所抽取的这个个体的编号为A),它称作随机的起点。需要注意的是抽样的起点必须是通过随机确定的,这样系统抽样才是一种随机抽样的方法。

（4)在总体的总名单中自A开始,每隔H个个体抽取一个个体,即所抽取个体的编号分别为$A,A+H,A+2H……A+(n-1)H$。

（5)将这n个个体合起来,就构成了该总体的一个样本。

例如,欲调查某大学一年级学生的心理健康状况。该大学共有2 000名一年级学生,按系统抽样抽取例数为200的样本,其具体抽样过程是:先将2 000名一年级学生的名单按照姓的开头字母的顺序依次编上号码,然后按照公式$H=N/n$计算抽样间隔H。在这里,总体例数$N=2 000$,样本例数$n=200$,所以抽样间隔$H=2 000/20=10$,即每隔10人抽一名学生。然后,研究者先在1~10之间随机确定1个数(即确定A),假设通过使用随机数字表后确定这个数为8。那么就以8为第一个号码,每间隔10个观察单位再抽取一个号码。这样研究者就可以得到8,18,28,38……1998[8+(200-1)×10=1998]总共200个号码。此时,研究者从总体名单中根据选中的号码一一对应地找出200名学生,这200名学生就构成该研究的样本。

系统抽样是单纯随机抽样的简单变化,同样适用于总体含量不大,且内部差异小的调查对象。与单纯随机抽样相比较,它更易实施,且样本分布更为均匀,抽样误差比单纯随机抽样要小。其缺点是有时总体观察单位按顺序存在周期性变化趋势时,将产生明显的偏差。比如欲调查某医院内护士参加继续教育的动机及参加情况。从医院护理人员的总名单可知该医院内共有1 000名护士,如果样本量仅仅需要100人,研究者可以采用系统抽样方法进行样本的抽取,抽样间隔为 $1\,000/100=10$。研究者先在 $1\sim10$ 之间随机确定 1 个数,假设正好确定的随机数字为 2,那么每隔 10 个观察单位抽取一个,即护士名单上为 2 号,12 号,22 号……992[$2+(100-1)\times10=992$]号的护士即为抽取的样本。若该护士名册有一定的排列规则,即每个病房的护士排在一起,每个病房都有 $10\sim11$ 名护理人员。在排每个病房的护士名单时前几名(如前 $2\sim3$ 名)的护士均为主管护师以上职称的。此时的现象就是我们所说的总体观察单位按顺序存在周期性的变化趋势。如果按照这里所介绍的抽样间隔和抽样方法进行抽样,研究者会发现样本中绝大部分都是主管护师以上职称的护士,而缺少护师职称或者还未晋升护师职称的护士。此时所抽取的样本就对总体的代表性差,抽样误差很大。因此,研究者在选用系统抽样法进行抽样前,一定要明确总体观察单位是否在排列顺序方面存在周期性变化趋势。另外,必须指出的是,应用系统抽样时,一旦确定了抽样间隔,就必须严格遵守,不得随意更改,否则,可能造成另外的系统误差。

3. 分层抽样　又称分类抽样,它是先将总体中的所有单位按某种特征或标志(如性别、年龄、职业或地域等)划分成若干类型或层次,然后再在各个类型或层次中采用简单随机抽样或系统抽样的方法抽取一个子样本,最后,将这些子样本合起来构成总体的样本。例如,研究者欲研究某市社区护士的工作满意度。该市社区护士的学历组成由中专、大专以及本科学历组成。研究者通过查阅文献发现"学历"这一特征对于护士对自身工作的满意度有较大的影响。因此,研究者先把该市的社区护士总体分为三个大类,即有中专学历的社区护士、有大专学历的社区护士以及有本科学历的社区护士。然后,研究者采用简单随机抽样或系统抽样的方法,分别从这三类社区护士中抽取三个子样本,最后,将这三个子样本合起来构成该市全体社区护士的样本。

分层抽样方法的一个优点,就是在不断增加样本规模的前提下降低抽样误差。当总体内的各个个体的相似程度越高时,样本就越容易反映和代表总体的特征和面貌;而当总体内的各个个体相似程度越低时,样本对总体的反映和代表就越困难,对抽样的要求也越高。采用分层抽样的最基本目的,正在于把相似程度较低的总体分成一个个相似程度较高的子总体,以便提高抽样的效率,达到更好的抽样效果。分层抽样的另一个优点,就是非常便于了解总体内不同层次的情况,以及对总体内的不同的层次进行单独研究或比较。

在分层抽样时,到底应该按照什么样的标准进行分层呢? 一个原则就是根据研究者所要研究的变量作为分层的标准。如上例中,研究者关注的是不同学历的社区护士对于工作的满意度,分层的标准即为学历的不同层次。如果研究者欲探讨不同工作年限的社区护士对于护理工作的满意度,即可以护士的不同工作年限为分层标准,如将社区护士按照工作年限划分为小于 5 年、5 年至 10 年及 10 年以上三个层,然后从中抽取一定数量的样本,最后组成总体。另外,也可以那些已经有明显层次区分的变量作为分层变量,如性别,年龄,文化程度,学生的年级、专业,医院的级别,城市的人口规模等。

在进行分层抽样时,样本中每一层的个体数量,一般要根据他们在总体中所占的比例确定。如欲研究医院内护理人员开展护理研究的状况,该院内本科学历的护士占 10%,大专学历的占 55%,中专学历的占 35%,假如欲从全院的护士中抽取一个 100 人的样本,那么就应该从本科、大专、中专学历的护士中分别随机抽取 10 人(100×

10%)、55 人(100×55%)、35 人(100×35%)合起来组成所需的样本。但是,在某些特殊情况下,样本中每一层的个体数量在根据它们在总体中所占的比例确定后发现,某些层的个体数量较少,难以对该层进行进一步分析,如本例中,本科护士抽取出来的仅有 10 人,由于样本例数少,难以做进一步的分析,研究者可以放弃原有的比例而加大稀少部分的抽样数,如抽取本科护士 30 人,使所抽取的样本能进行深入分析。

总之,分层抽样是建立在按标准分组和随机原则相结合的基础上,分层可以使层内具有均质性,然后在均质的各层内以随机方式抽出恰当的个体数。这种抽样方法可以更好地保证样本对总体的代表性,因此,适合于总体含量大、构成复杂且内部差异明显的调查。

4. 整群抽样 是先把个体聚集成群,然后随机抽取其中几个群,被抽到的群中所有个体合在一起组成样本。它与单纯随机抽样、系统抽样以及分层抽样的最大区别在于它的抽样单位不是单个的个体,而是成群的个体。它是从总体中随机抽取的一些小的群体,然后由所抽出的若干个小群体内的所有元素组成样本。这种小的群体可以是学校中的班级,可以是社区中的居民家庭,可以是医院的病房或科室,也可以是工厂中的车间,还可以是城市中分布的社区卫生服务中心。整群抽样中对这些小群体的抽样,可以采用单纯随机抽样、系统抽样或分层抽样的方法。

例如,假设某大学共有 80 个班级,每班都有 30 名学生,总共有 2 400 名学生。现要抽取 300 名学生作为样本,调查学生的心理卫生状况。如果研究者采用整群抽样的方法,就不是直接去抽一个个的学生,而是从全校 80 个班级中,采取单纯随机抽样的方法(或是系统抽样、分层抽样的方法)抽取 10 个班级,然后由这 10 个班级的全部学生(300 名)构成样本。

整群抽样的优点是易于组织实施,容易控制调查质量,省时、省力、省钱。且当群间差异越小,抽取的群数越多时,样本的代表性就越好。另外,在单纯随机抽样和系统抽样中,都需要一份总体所有人员的名单,在这个名单的基础上,单纯随机抽样和系统抽样才能继续下去。但是在某些情况下,这个总体所有人员的名单很难获得。如要在一个有 10 万户家庭的城市抽取 1 000 户家庭进行家庭成员健康状况的调查,如要使用单纯随机抽样法或系统抽样法,首先就要弄到一份这 10 万户家庭的排列名单。而在实际中,这样的名单往往是很难弄到的。这时,如果采用整群抽样的方法,就可以省去这种麻烦,使抽样变得简单易行。比如说,这个城市共有 200 个居民委员会,每个居委会负责 500 户左右的家庭,那么研究者只需要弄到一份 200 个居委会的名单,并按上述两种方法之一(单纯随机抽样法或系统抽样法),从中抽取两个居委会,然后将这两个被抽中的居委会中的所有家庭作为我们要研究的样本即可。

但是整群抽样也有相对应的缺点,如其样本的分布面不广、样本对总体的代表性相对较差等缺点。由于整群抽样中所得样本中的个体相对集中,因而涉及的面相对缩小,故在许多情况下会导致样本的代表性不足,使得结果的偏差较大。就拿上面的例子而言,由 200 个居委会中任何两个居委会所包含的 1 000 户家庭,显然受着具体的地理、职业等社区条件和环境的限制,往往难以体现出整个城市的不同地段、不同职业区、不同生活区居民家庭的特点。这 1 000 户家庭对全市家庭的代表性,比起用简单随机抽样或者系统抽样和分层抽样的方法获取的 1 000 户家庭来说,显然要差一些。

二、非概率抽样

(一)非概率抽样的定义

非概率抽样(nonprobability sampling)也称为非随机抽样,是指抽样时没有采取随机抽样的方法,不是总体中的每一个研究个体都有机会被选择进入样本。

如前面所列举的某护理人员欲调查门诊患者对于护理人员分诊和助诊情况的满意度。该研究中研究对象的入选标准即为某时间段来该医院门诊就诊的患者。若护理研究者只选取某日上午来医院就诊的门诊患者中的前100名为研究对象,而不考虑其他时间来就诊的患者(如下午就诊的患者),此时所采取的抽样方法即为非随机抽样方法。这里很容易判断出,通过非随机抽样方法获取的这100名门诊患者对于实际来门诊就诊患者的代表性就不如使用随机抽样方法获取的100名门诊患者(上、下午任何时间段来就诊的患者均有可能被抽取为样本)的代表性强,抽样误差较随机抽样大。因此,在量性研究中,如果研究条件允许,研究者尽可能使用随机抽样方法获取样本,以减小抽样误差,增加样本的代表性。而非随机抽样方法常常在预试验中或者质性研究中采用。

(二)非概率抽样的分类

非随机抽样主要有五种方法,即方便抽样、定额抽样、目的抽样、滚雪球抽样和理论抽样,现主要介绍前两种。

1. 方便抽样 也称便利抽样或偶遇抽样,即研究者根据现实情况,以自己方便的形式从总体中抽取偶然遇到的人或物作为研究对象,或者选择那些离得最近的、最容易找到的人或物作为研究对象。例如,教师用本校的学生,护士调查本医院的患者,研究者调查癌症患者支持小组中的癌症患者等都是方便抽样。如某护理研究者探讨护理干预措施是否对接受经皮冠状动脉介入治疗术的患者的焦虑情绪有缓解作用。该研究者选取了在本医院心内科病房住院并接受经皮冠状动脉介入治疗术治疗的冠心病患者95例为研究对象。此研究中所使用的抽样方法即为方便抽样。

方便抽样的优点是方便、易行,能够节省时间和费用。其局限性是抽到的样本代表性差,抽样误差较大,是抽样方法中准确性和代表性最差的一种方法,应尽量避免使用。但有时由于各种条件的限制,在研究中只能采用这种方法,在分析结果时,应特别慎重地对待和处理各种研究数据。

另外需要注意的是,这种碰到谁就选谁的抽样方法往往被有些人误认为是随机抽样。仅从表面上看,二者的确有些相似,都排除了主观因素的影响,纯粹依靠客观机遇来抽取对象。但二者有一个根本的差别,就是方便抽样没有保证总体中的每一个个体都有同等的被抽中的概率。那些最先碰到的、最容易见到的、最方便找到的对象具有比其他对象大得多的机会被抽中。就是这一点使得研究者不能依赖方便抽样得到的样本来推论总体。

2. 定额抽样 又称配额抽样,它是一种比方便抽样复杂一些的非概率抽样方法。进行定额抽样时,研究者要尽可能地依据那些有可能影响研究变量的因素来对总体进行分层,并找出具有各种不同特征的成员在总体中所占的比例。然后依据这种划分以及各类成员的比例去选择对象,使样本中的成员在上述各种因素,各种特征方面的构成及其在样本中的比例都尽量接近总体,与随机抽样中的分层抽样不同的是,定额抽样时每个分层中抽取样本没有采用随机的方法。

例如,研究者欲调查某医院不同职称护士对心肺复苏术的操作熟悉程度,准备抽取 80 人的样本进行检测。由于考虑到职称不同有可能对操作的熟悉程度有影响,因此研究者可以采取定额抽样的方法进行样本的抽取。该医院护士中护师、主管护师、副主任护师、主任护师的人数分别占 60%、25%、10%、5%,进行定额抽样时,应从这 4 个级别的护士中分别按方便抽样方法抽取 48 名护师(80×60%)、20 名主管护师(80×25%)、8 名副主任护师(80×10%)、4 名主任护师(80×5%),将抽出的对象合并组成研究样本。

定额抽样是在方便抽样的基础上增加了分层配额的抽样策略,注重样本与总体在结构比例上的一致性,因此,定额抽样比方便抽样的样本代表性强。

第三节　确定样本量

一、估计样本量的参数

(一)检验水准

检验水准即统计学中所规定的显著性水平,也就是 α 值。一般取 $\alpha \leqslant 0.05$。检验水准 α 代表的是研究中允许出现 I 类错误的概率,当 $\alpha \leqslant 0.05$,即 I 类错误出现的概率 $\leqslant 5\%$。所谓 I 类错误是指在实际情况下总体间无差异或者某些变量间没有关系,但是研究中通过样本的信息进行统计学推断后却发现有差异或者有关系存在类错误,也称为假阳性错误。

如某研究者欲探讨高血压患者的服药依从性。他通过方便抽样方法对 50 名慢性高血压患者进行了调查。在设定检验水准 $\alpha \leqslant 0.05$ 的基础上,他通过对样本信息进行统计学分析后发现,女性患者的服药依从性高于男性患者的服药依从性。这个通过样本推断出的结论能正确代表总体实际情况的概率大于 95%,而犯错误结论的概率(即 I 类错误的概率,女性高血压患者与男性高血压患者之间没有差异)小于或等于 5%。

(二)检验效能

检验效能也称把握度,即在特定的检验水准下,若总体间确实存在差异或者某种关系,研究者通过对样本的研究和推断能发现此差异或关系的概率,或者叫作发现这种差异或者关系的把握度。

检验效能的大小通常设定 0.8 或 80%,这意味着通过样本所进行的该项研究能够有 80% 的概率发现实际情况下总体存在的差异或者某种现存关系,而仅有 20% 的概率不能得出正确的结论,即在实际情况下存在的差异或者某种现存关系不能通过对样本的研究检测出来。检验效能最小不能小于 0.75,即 75%,检验效能还可设定在 0.9,即 90%。

检验效能常用 $1-\beta$ 表示其大小,β 表示 II 类错误发生的概率。II 类错误与 I 类错误正好相反,又称为假阴性错误,即指在实际情况下总体间有差异或者某些变量间

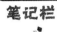

有关系,但是研究中通过样本的信息进行统计学推断后却没有发现有差异或者有关系存在。检验效能 β 只能取单侧。举例而言,如果某研究的检验效能为 0.9,则说明该研究通过样本的信息来发现总体实际存在的差异或者存在的某些关系的概率为90%。由于检验效能即 1−β 为 0.9,β 则等于 0.1(1−0.9=0.1),即发生假阴性错误的概率仅为 10%,即为该研究通过样本的信息推断不能发现总体实际存在的差异或者存在的某些关系的概率为 10%。

检验效能与样本量大小有关系。样本量大时,检验效能也增加。因此,当读者在阅读某些护理研究论文时,如果发现论文的结论得出某些护理干预措施没有效果,除了考虑是由于护理干预措施本身无效果之外,读者还应考虑是否是由于样本量少而造成检验效能低所导致的结果无差异,即由于检验效能低而无法检验出实际情况下存在的情况。

(三)容许误差

由于抽样误差的影响,用样本指标估计总体指标常有一定的误差,因而要确定一个样本指标与总体指标相差所容许的限度,即容许误差 δ。容许误差越小(即容许样本指标与总体指标相差的限度越小)所需样本含量越大;反之,容许误差越大(即容许样本指标与总体指标相差的限度越大)所需样本含量越小。如规定容许误差为 3% 时研究所需要的样本量就要多于容许误差为 7% 时的研究所需要的样本量。

(四)总体标准差

总体标准差 σ 即指总体中各观察单位计量值的变异程度。当变异程度越大,即总体标准差 σ 越大时,所需样本含量越大;反之,当变异程度越小,即总体标准差 σ 越小时,所需样本含量越小。研究者若不了解总体标准差 σ,可以通过预试验或者根据过去的经验及有关文献资料做出估计。

除了以上四个概念之外,还需要注意的几点是:①当检验水准 $\alpha \leqslant 0.01$ 时,所需要的样本量要多于 $\alpha \leqslant 0.05$ 时;②双侧检验所需要的样本量多于单侧检验。③检验效能越大,所需样本量越大,反之,样本量越小,则检验效能越低。

二、确定样本量的方法

(一)经验法

经验法是指根据前人无数次科研实践经验所积累的一些常数作为大致的标准。

对于量性研究而言,从统计学的角度来说,通常以 30 为界,把样本分为大样本(30 个个案及以上)和小样本(30 个个案以下)。之所以这样区分,是因为当样本规模大于 30 时,无论总体的分布如何,其平均数的抽样分布将接近正态分布,从而使得许多统计学的公式就可以在样本上运用,也可以用样本的资料对总体进行推论。虽然30 个个案的样本对于护理研究来说却常常还是不够的,但至少护理研究者心中应该明确样本含量不能小于 30,否则从统计学的角度就已经出现了偏差,对研究结果势必造成不良影响。

一般而言,有关计数资料和等级资料的非实验性研究(如探讨患者对护理工作的满意度或者更年期妇女自我检查乳房情况的研究)所需的样本量较使用计量资料的非实验性研究要多,需要 50~100 例,而有关计量资料的研究(如测量慢性肾病儿童的身高、体重等发育情况的研究)在误差控制较好的情况下可以为 30～40 例;确定正常值范围的研究项目至少需要 100 人以上;在相关性研究中,每个变量至少需要 30 例以上的样本。如"探讨肾移植患者移植术后社会支持与生活质量的关系",因该研究欲探讨两个变量"社会支持"与"生活质量"的相关性,所以该研究至少需要 60 例以上的肾移植患者;在探讨多个自变量与一个因变量间的关系的研究中,每个变量则至少需要 10 例样本。如"有关老年痴呆患者照顾者负担与影响因素的研究",若研究者欲探讨照顾者的年龄、性别、与患者的关系、已照顾的时间、照顾者是否工作 5 个因素与照顾者所感知的"照顾负担"之间是否有关系,该研究中共有 6 个变量,则研究者就需要获取至少 60 例样本,否则所获得的研究结果将不准确。

另外,在量性研究中,如果研究者准备使用邮寄问卷的方式来收集资料,在计算出样本量之后,应该在这个样本量的基础上另外加上 20% 的样本以备拒绝参与研究的人。如通过计算样本量后发现此邮寄型的调查研究需要 100 个研究样本,研究者应寄出 120 份(100+100×20%)问卷以达到所需的样本量。另外,对于纵向研究或验证某些护理干预措施有效性的实验性研究中,研究者应在计算出的样本量的基础上再另外加上 10%～15% 的样本用于研究过程中样本的退出或者因失去联系所致的样本丢失。如对于一个实验性研究,通过公式计算出需要 50 例样本,研究者还需要另外加上 5 个(50×10%)或者 8 个(50×16%)额外的样本,也即意味着在研究的开始阶段研究者应收集 55～58 例样本,而不是仅仅 50 例样本。

在质性研究中,样本量的确定没有统一的公式可以计算,研究者也不能在研究开始前就明确需要具体多少的样本量。样本量的大小是由研究目的、研究对象的特点以及具体的抽样方法所决定的。质性研究的一个特点是收集资料和分析资料的过程是反复、同时进行的,在此过程中,研究者会发现即使再增加样本量,也没有新的信息或者内容呈现出来,此时的这种状态就称为数据饱和。在质性研究中,当数据饱和现象出现时,即意味着样本量足够了,可以结束资料的收集过程了。一般而言,当质性研究的问题涉及的范围较广时所需样本量大于研究问题涉及范围较小时所需的样本量;另外,当研究对象善于表达自己的所思所想,提供的信息内容很丰富时,所需的样本量则相对少一些。从经验上而言,国外质性研究者认为人种学研究所需的样本量较大,常常为 25～50 人;现象学研究则需要的样本量较少,10 人或更少些;根基理论研究所需的样本量则介于两者之间,需要 20～30 人。

(二)查表法

利用某些根据既往研究经验专门制定的检索表格,可以为样本含量估计提供有用的参考资料。在确定了检验水准和容许误差的大小后,通过表格即可以查得样本含量,使用起来相对容易。

(三)公式法

根据研究目的的不同,分别按照样本均数与已知总体均数的比较、两样本均数的比较、两样本率比较以及估计总体率的样本含量的估算公式进行计算。

三、确定样本量的注意事项

研究中所使用的样本的多少是与抽样误差相关的。

笔记栏

（1）样本含量越小，抽样误差越大，所得到的结果与实际情况之间的差距就越大，研究结果也就越不具有代表性。

（2）在探讨某些护理干预措施的有效性的研究中，由于样本含量小，也会发生最后统计分析出来的结果没有差异的情况。实际上，该项护理干预措施是有效的，但是由于样本含量小，在进行统计分析时没有发现统计学意义，导致护理干预措施不能有效地推断，从而使得这个实际上有效的护理干预措施不能在临床上得以推广与实施。

（3）不可过分地收集过多的样本，不仅造成研究中人力、物力、财力的浪费，增加实际工作中的困难，同时也会由于过分追求数量，可能引入更多的混杂因素，对研究结果造成不良影响。

因此，在正式开始研究前，研究者要计算或者估算自己到底需要多少研究样本。决定样本含量的方法有经验法、查表法以及公式计算法等。需要说明的是，用经验法和查表法总结出的样本含量是在很多研究者的经验基础上得出的，对于初做研究的人有很好的帮助。但是随着研究者自身研究能力的提高，及所做课题的深入，研究者应尝试用公式法计算样本量，使用此时确定的样本量所获得的结果要比使用经验法和查表法更准确、更有说服力。

（保颖怡）

思考与实践

1. 什么是抽样？抽样的过程包含哪些基本的要素？

2. 什么是抽样误差？有哪些方法可以减小抽样误差？

3. 如何在研究中保证研究对象的同质性？

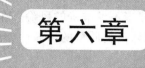

资料收集的方法

完成一个好的护理研究必须具备两个要素，一是研究问题具有切实的护理实践意义或者重要的理论贡献；二是研究方案切实可行，能够回答研究问题。在研究方案中，资料的正确、全面收集是关键。掌握常用资料收集方法是研究者所需掌握的基本技能。本章将阐述护理研究中常用的资料收集方法，包括问卷法、观察法、访谈法、生物医学测量法、档案记录法以及德尔菲法。

第一节　资料收集前的准备阶段

资料收集是指按照研究计划收集研究需要的相关信息和测量变量的过程，是一个系统的过程，它是回答研究问题、证实研究假设的重要步骤。收集的资料要求准确、真实。

一、资料的类型

广义的资料是指课题研究过程中的全部资料，一是课题从申报到鉴定的各种基础材料，例如，课题申报书、开题论证报告、研究设计方案、专家论证材料和鉴定意见等；二是研究过程中采集或产生的资料，例如，采集的研究数据、访谈录音与记录等，这些是研究者为了达到研究目的而采集的最有价值的资料；三是其他涉及课题实施的各个阶段与结束的各类总结性资料，例如，阶段性总结、论文、验收报告、课题验收鉴定书、成果推广应用材料等。

狭义的资料是指根据研究目标、用系统的方法所收集、储存和处理的信息，它最终用于回答研究问题，是研究产生的过程性资料，也是本章重点阐述的内容。根据资料的属性可分为量性资料和质性资料，其中量性资料通常可量化为数字形式，质性资料可以是文字、图像、声音、录像等。

二、资料的来源

资料根据来源的不同分为一手资料或二手资料。绝大多数的资料是指研究者根据研究目的和研究计划，通过使用不同资料收集方法所收集的一手资料，包括对研究

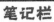

对象直接进行调查、观察、访谈方式收集的资料。另外,一些研究者在其他课题的现有资料基础上进行二次分析,得出新的研究结论,其资料属于二手资料,包括期刊论文、病历、档案、会议资料、各种疾病信息登记库等。二手资料具有省时、省人力、经济的特点,因此比较受欢迎。使用二手资料也存在很大风险,因为研究者自身未参与资料收集设计和实施过程,因此所拥有的资料可能有信息不足或者不够准确的风险。在使用二手资料之前,需要评估和分析资料准确性和时效性,确认资料质量的可靠性,方可作为研究数据。

三、常用的资料收集方法

护理研究中常用的收集资料方法包括问卷法、访谈法、观察法、生物医学测量法、德尔菲法。其中,问卷法和访谈法又可归类为自陈法。根据其预先设计方案是否详细具体、所收集的资料要求是否标准明确以及指导语是否清晰明确,自陈法和观察法又可分为结构式、半结构式或者非结构式。结构式资料收集在研究工具选择上有严格的要求,以确保资料的信度和效度,一般用于量性研究。非结构式资料收集一般用于质性研究,是探索新领域和新知识时常用的资料收集方法。

访谈法指研究人员与被研究者面对面,或者通过电话进行有目的的访谈。访谈法广泛应用于质性研究中,也用于描述性研究及实验研究某些阶段。访谈法一般可以收集较深入的资料,可用于收集有关研究对象事实性、观念性的信息,如生活经历、个人观点、态度、感受、价值观等。

观察法是指研究人员有目的、有系统、有计划地通过感官和辅助工具,在自然状态或是人工控制下,对客观事物、研究人群活动及互动情况进行仔细观察、分析,以获得第一手事实资料的方法。观察法较多应用于质性研究中,但也用于量性研究。观察法中可观察的内容包括:个人活动形态、生活习惯、语言性沟通行为、非语言性沟通行为、护理技术操作、日常活动、环境特征等。观察法可用于针对未研究领域提出研究假设,也可用于补充其他研究方法所收集到的资料。使用观察法必须预先决定好观察内容和时间,因为观察法所收集的资料受观察员、观察方式、观察时间、地点影响。对观察者进行统一培训是减少研究误差,确保观察者信度的重要手段。

四、设计收集资料方案前应考虑的问题

(一)研究目的

研究目的决定了所需资料的性质,明确的研究问题和目的是决定收集资料方法的关键因素。如果研究目的是开展人群调查、进行理论或假设验证、评价项目效果,则需要客观的定量资料。例如某培训计划对脑卒中患者居家照顾者的照顾负担的作用,作者采用问卷调查法收集资料,通过照顾负担量表收集照顾者的照顾负担评分。但对于质性研究,其研究目的具有探索性,则非结构式资料收集法具有更大弹性,可以收集到更多的信息。例如某研究探索脑卒中居家照顾者长期照顾自理能力较差的患者而导致的身心耗竭和与社会隔离的体验,其所采用的收集资料方法是个人深入访谈法。

(二)研究设计复杂性

分析研究复杂性,细化研究步骤是制订收集资料方案的重要步骤。在这一过程

中,研究者需要明确如下问题:"研究对象是什么人群""怎样找到研究对象""需要研究对象总共参与多长时间""需要参与多少次""每次需要多长时间""收集到的资料将如何储存和保管""收集到的资料将如何统计和分析"等。该类问题可以帮助研究者估量资料收集过程中可能遇到的阻力和将要采取的应对措施。

(三)研究可利用资源

在考虑研究的复杂性时,研究者应会考虑到研究成本,包括人力、物力、财力等。人力上包括研究组成员是否具备资料收集所需要的知识和技巧,是否具有对相关人员进行培训的资源。在物力上,是否有可及的研究场所,研究所需要的设备、材料等。财力上包括是否有足够资金支付研究过程中所产生的人工费、耗材费、交通费、专家咨询费等。充足的研究资源是达到研究所需规模和深度的重要保障。

(四)研究对象特点

研究对象自身特点是选择资料收集方法时需要重点考虑的因素。研究对象的受教育程度、语言能力、对文字的理解能力、听力、视力、体力、是否属于弱势人群、文化背景等都会影响到资料收集方案的实施。例如,研究对象是老年人群,篇幅太长的问卷调查难以更好地收集资料,老年人如果有听力和视力的问题,或者文化程度较低,更加无法自行完成调查问卷,需要调查人员协助完成,增加了研究时间,同时也有可能部分调查内容不能得到真实的资料,例如由护士去调查对护理工作的满意度等。

(五)是否存在霍桑效应

霍桑效应(Hawthorne effect)是指研究对象若意识到他们正在参与研究,则或多或少地改变自己的行为和反应状态。这种效应会影响资料的真实性和有效性,尤其是项目实施效果的评价性研究。但若不让研究对象知道其参与研究,这又违背伦理原则。当这一矛盾不可避免时,研究人员的培训,特别是资料收集的方法和技巧的训练,以及研究人员以中性的不加评判的态度进行资料收集是关键。

第二节　问卷法

问卷法是研究者通过使用问卷或表格从研究对象获得研究所需信息,包括知识水平、观点、态度、信仰、感觉以及知觉等。问卷法是一种标准化的、书面的、定量的调查。问卷法可应用于以人为研究对象的不同研究设计,包括横断面调查、实验性或类实验性研究。问卷法所使用的研究工具包括成熟的量表和自行设计的问卷。量表是问卷中的一种标准化的研究工具,由一组有逻辑关系的问题组成,以评分的方式测试研究对象的某一特性,得分的高低具有实际意义。成熟的量表经过严格的信效度检验和大样本应用,往往形成了常模或检验标准。自行设计的问卷在结构、条目、答案格式、信效度方面往往需要更大样本和更多研究验证。

一、编制问卷

在选择研究工具时,要遵循以下原则:首先根据研究目的进行文献查询,选择已经在研究人群中使用,具有较好信度、效度的问卷。若该类问卷没有,则查询在不同文化

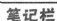

笔记栏

人群中研究相同概念的研究工具,进行翻译及文化调试,以适合于本研究人群。研究人员也可以根据研究目的对现存问卷进行一定的修改。如果没有合适的现存问卷,则需要根据问卷编制的原则,通过文献检索、专家咨询、研究对象访谈等方式编制新的问卷。问卷编制时应注意下面几个问题:封面信、指导语、问题的类型、问卷答案、问题的排列方式、问卷的用词要求、编码、信度和效度的测定等。

（一）封面信

封面信是一封放在问卷首页的短信,主要是告诉研究对象研究的目的、大概的过程、研究人员的身份、研究的益处及风险、研究人员地址、保密措施等内容,同时,要体现出对研究对象知情同意权、自主决定权、隐私权、匿名权和保密权等的保护,以取得研究对象的配合、消除其顾虑,尤其在邮寄问卷法使用过程中,该作用更为突出。封面信字数一般在300字以内,要言简意赅、短小精悍。封面信一般包括以下几个方面:

1.研究人员的身份　一般附有研究机构和研究人员的署名,可使研究对象产生安全感,使其较易进行合作。

2.研究目的和主要内容　可激励研究对象的责任感,使其乐于合作。

3.研究的益处和风险　实事求是说明本研究存在的和潜在的益处和风险,以便让研究对象权衡利弊,自主选择是否参加。

4.匿名和保密　对于一些敏感性问题,为了不使研究对象产生畏惧心理,应在封面信中说明研究对象的选取方法,并说明不需填写姓名和单位,保证做到匿名的实现。同时,保证研究对象的身份、回答和记录被保密的程度,使其消除顾虑。

5.请求研究对象合作　用诚恳的语言表达希望与研究对象合作的愿望。

6.留下研究人员通信方式　研究人员应留下具体通信地址和联系电话,欢迎研究对象对研究人员或研究问题提出意见和建议,以表明研究人员认真负责的态度,增强研究对象的信赖感。

（二）指导语

指导语主要用来解释和说明填写问卷的要求和注意事项,对问卷当中的一些概念和名词进行通俗易懂的解释,对项目的评分标准加以介绍,有时可以举例说明。依据问卷的形式不同,指导语的使用对象也有所不同,自填式问卷的指导语主要是针对调查对象而言,访谈式问卷的指导语则是针对访谈人员,若访谈人员经过专门培训的话,指导语可以不出现在问卷中。指导语通常放在问卷之前,有时也可以放在问卷之后,总之,在指导语中应对问卷中可能引起疑问或异议的地方都要交代清楚,加以说明。

（三）问题的类型

1.开放性问题　开放性问题没有预先设定好的答案,研究对象根据当时的具体情况回答。

2.闭合性问题　闭合性问题可以分为以下几种:

（1）是非型问题　是非题型问题又称两分制问题,用"是""否"的方式来回答问题。

（2）多选型问题　多选型问题一般提供3~7个答案选项,适合于收集研究对象的意见、态度等方面的资料。

（3）检核表型问题　检核表型问题是由几组名词、形容词或陈述句组成的一览表,就某一主题进行研究讨论。要求研究对象将表中所列内容与自身的行为逐一进行对照,将符合要求或者与自身特征相吻合的项目挑选出来。

(4)日历型问题　日历型问题适用于研究对象回顾过去一些事件的发生顺序和时间,从中找出一定的规律或问题而进行研究。

(5)等级型问题　等级型问题要求研究对象在一个有序排列的等级上进行选择,一般分为7、9、11个奇数项的等级,以使有中位点。

(6)编序型问题　编序型问题要求研究对象对所列的选择项目按照某种要求排序,常见的有重要程度、偏向程度、难易程度等。排序具有多样性,可以是将所列选项排出前面几个,如三个,也可以是将所有选项进行排序。一般排序项目不超过10个为宜。

(四)问卷答案的类型、分级

1.答案的类型　设计答案应分3种情况:

(1)无序定性答案　列出所有可能的答案,供调查对象选择其中之一。

(2)有序定性回答　列出不同程度的答案,供调查对象选择其中之一。

(3)有序定量回答　采用模拟线性评分方法,让研究对象在他们认为适当的线性尺度位置上做出标记。

2.答案的分级　有些问卷答案采用二分法(即"是""否"),而大多数问卷答案为多级评分。答案通常设计3~7级,以5级较多见,如果分级太少,问卷的敏感性便降低;分级太多,则分级标准不易掌握,影响评定的一致性。

(五)问题的排列方式

问卷中问题的前后顺序及相互关系会影响到研究对象对问题的回答结果,又会影响到调查的顺利进行。问卷中问题的顺序安排,一般遵循下列原则:

1.把能引起调查对象兴趣的问题放在前面,把容易引起紧张或产生顾虑的问题放在后面。

2.把简单易答的问题放在前面,把复杂难答的问题放在后面。

3.把研究对象熟悉的问题放在前面,感到生疏的问题放在后面。

4.行为方面的问题放在前面,态度、意见、看法等方面的问题放在后面。

5.同一主题的问题集中放在一起回答。

6.个人背景资料等特征性问题也属敏感性内容,一般放在结尾,但当调查的内容不涉及比较敏感的问题,并且封面信中已经做出较好的解释和说明的话,这一部分问题也可放在问卷开头。

7.若有开放性问题,则应放在问卷的最后。

(六)问卷的用词要求

语言是问卷编制的基本材料,要设计出含义清楚、简明易懂的问题,必须注意问题的语言,问题措辞的基本原则是简短明了、通俗易懂,在问卷编制中,对问题的语言表达和提问方式有以下几个原则:

1.简单明了　无论是设计问题还是设计答案,所用语言的第一原则应该是简单,要尽可能使用简单明了、通俗易懂的语言、词汇,避免复杂、抽象的概念以及医学专业术语,尽可能将复杂问题简单化。在陈述问题时,最好不用长句子,问题应清晰、简短,

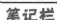

回答者能很快看完,很容易看懂。

2. 避免一语双关、含糊不清　一语双关是指在一个问题中,同时询问了两件或多件事情,或者该句子容易让研究对象在阅读时产生歧义。问题含义不清楚、不明确,或者问题有歧义,容易影响研究对象正确回答问题,或者答非所问。所以,在编制问卷时,研究人员应当根据想要得到的结果推敲问题用词。

3. 避免偏倚　问题的提法不能对回答者产生暗示性、诱导性,应保持中立的提问方式,使用中性的语言。

4. 避免使用否定形式提问　大多数人都有思维定式,往往习惯于肯定形式的提问,而不习惯于否定形式的提问。

5. 避免直接询问敏感性或隐私性问题　人们对敏感性和隐私性问题具有一种本能的自我防卫心理,如果直接询问,容易使研究对象拒绝回答。对这类问题最好采取某种间接询问的形式,同时,应注意使用礼貌、委婉和鼓励式话语。

二、问卷的发放方式

根据问卷发放方式的不同,问卷法包括邮寄问卷法、现场问卷法、电话问卷法、网络问卷法四种。

(一)邮寄问卷法

邮寄问卷法是通过邮寄的方式发放和收集问卷,发放的范围较广,但回收率低,常需要重复邮寄,一般回收率在60%以上。邮寄法的回收率往往与问卷的内容、研究对象是否有时间和兴趣回答问卷、问卷的排版、印刷质量等因素有关。标准的邮寄问卷应包括首页、问卷正文、写明回寄地址并贴足邮票的信封三部分组成。首页部分应对研究的目的和意义、研究对象参与的方式、如何尊重研究对象的隐私和权利、研究对象应该在多长时间内寄回等进行说明。若在一定时间内(2~3周左右)尚未收回问卷,研究者可通过再次寄信或电话提醒研究对象,在信中有时应再寄一份问卷以防研究对象遗失前一次的问卷。

(二)现场问卷法

现场问卷法把研究对象组织起来,现场填写问卷。研究人员可事先把研究目的和填写问卷的要求向研究对象说明,然后请研究对象独立填写,问卷当场收回。这种方法效率高、花费时间少、回收率相对高,但因时间限制资料的深度受到一定的影响。

(三)电话问卷法

电话问卷法是通过电话的方式一对一收集资料,相对于邮寄问卷,电话问卷法有一定的互动,可以增加问卷的应答率和准确率;相对于现场问卷法,电话问卷更经济,不受限于空间位置。电话访问对调查者的语言能力要求高,但更有利于被调查者对某些敏感问题做出诚实回答。因为面对面情况下,研究对象对于某些敏感问题可能不会直接作答。电话访谈的缺点是缺乏面对面的交流,研究对象对研究者的信任度和依从性往往不如访谈法,访谈时间不能过长,且调查过程中也容易出现中断。

(四)网络问卷法

网络问卷法又称在线调查,是指通过互联网及其调查系统把传统的调查、分析方法在线化、智能化,研究对象利用网络平台填写问卷。在网络平台上,用户可以根据网站提供的问卷设计指南,在线设计适合自身研究的问卷。相对于其他调查方法,网络调查不需要研究者逐个调查研究对象,具有省时省力的优点。但是该类资料收集方法对研究对象的网络信息应用能力往往要求较高。

三、问卷法的优缺点

1. 优点
(1)节省经费。
(2)节省时间。
(3)能够确保匿名和保密性。
(4)很少因访问者不同而造成资料偏差。
(5)问卷是最容易检测信度、效度的研究工具之一。
(6)可以同时从多个地区获得大量资料。
2. 缺点
(1)问卷调查法存在回收率低、有效应答率低的问题。
(2)答卷者可能经过思考、斟酌将理想的情形写下,而使研究者不能收集到真实的资料。
(3)可能有遗漏的条目没有回答。
(4)由于没有及时指导,研究对象可能误解研究者本意。
(5)研究对象必须具有一定的阅读能力。
(6)研究对象必须有精力和智力完成问卷。

第三节　其他方法

随着护理学科的进步及其他学科的交叉,护理研究中使用的收集资料的方法越来越多。能够根据研究目的合理且综合地使用多种收集资料的方法,获得准确的研究数据,是拓展护理研究领域、提升护理研究质量的重要途径。本节将阐述生物医学测量法、档案记录法和德尔菲法。

一、生物医学测量法

许多护理实践以生理方面的健康为标准,因此,护理研究中经常采用生物医学测量法来获取研究数据。生物医学测量法是通过使用特别的仪器设备和技术,从研究对象中获取的生理、生化资料,如血糖、血压、血氧饱和度等。生物医学测量法比其他任何一种研究方法所获得的资料都要准确和客观,但是其缺点是必须使用某些设备,因此资料收集成本偏高。另外,生物医学测量可能对研究对象有一定的影响,在开展研究之前需要经过医学伦理委员会讨论审批。

(一)分类
根据测量数据是否直接从机体获取,分为机体指标的测量和实验室指标的测量。

机体指标的测量是从机体直接测量的生理指标,如血压、脉搏、心电图、指尖血氧饱和度等。实验室指标的测量不是从机体内直接测量结果,而是先抽取标本,后通过实验室检验测得结果,包括化学测量法、微生物测量法、组织细胞学测量法。如血气分析指标的测定、细菌菌落计数、生物活检进行病理检查等,一般需通过专门的检验技术人员完成。

(二)应用

生物医学测量法在护理研究中的应用非常多,主要用于以下领域:

1. **评价护理干预效果**　应用患者生物学指标来评定新护理方法的效果,通常用于随机对照试验或类试验。例如,饮食疗法对糖尿病患者血糖控制水平的研究中,患者血糖是一项重要的生物医学测量指标,通过血糖来评价新的饮食干预策略的效果。

2. **测量患者的生理过程和功能**　有些研究中需要测量与护理有关的基本生理过程,例如,研究青少年在愤怒和平静状态下的血压变化,或者在一些描述性研究中,评价生理性指标与患者个体行为的关系。例如,研究肺癌患者主观睡眠质量和客观睡眠评价之间的关系,客观睡眠的评价通过患者戴睡眠测量计测量。再例如研究患者在进行有创性检查前紧张状况下的生理指标与心理社会变量(情绪、应对反应)之间的关系。

3. **选择护理干预方法**　例如探讨心脏外科手术患者术后的最佳体位,则可通过测量研究对象的血气分析结果;新生儿开始沐浴的不同时间(出生后 4 h、8 h)对其体温的影响等。

4. **改进标本采集方法**　护理操作流程的改善需要一些客观指标来衡量。例如,血红蛋白在床旁测量的结果与标本收回实验室测得的结果的差异,以改进标本采集时间;血糖标本采取时间和留置时间的研究等。

5. **基因检测**　基因检测通过收集血液、其他体液或细胞并进行 DNA 检测,可应用于诊断疾病,也可以用于疾病风险的预测,是当今最新和最复杂技术之一。虽然基因检测在护理研究中并不多见,但也是一种趋势。例如,加利福尼亚大学护理学院的一项研究探讨癌症患者早上、晚上疲劳感和睡眠受干扰程度与 IL-6 基因型的相关性。

(三)优点与缺点

1. **优点**　应用生物医学测量法所获得的资料相对更客观、精确、可信度高。

2. **缺点**　仪器和工具的精确度和功能会影响测量的结果,所以在使用之前一定要做好仪器或工具的校对工作,以免产生偏倚。生物医学测量法在护理研究中常常与自陈法或观察法一起使用,以便收集到更全面的资料。必须使用某些设备,因此资料收集成本偏高。可能对研究对象有一定影响,在开展研究之前需要经过医学伦理委员会讨论审批。

(四)注意事项

由于生物医学测量法涉及专科基础,护理研究人员在应用时需要与该领域专业人员合作。一般在选择生物医疗仪器协助资料获取时,应考虑一系列相关因素,包括研究经费是否充裕、是否要进行人员的培训、测量是有创性还是无创性、是否掌握仪器的安全性能、是否了解仪器的敏感度并熟练掌握其使用方法等。

笔记栏

二、档案记录法

档案记录法是查询现有的相关档案资料作为研究资料的方法。护士在日常工作中有大量的护理记录,这是研究资料的一个很好来源。资料可来源于医院、学校、政府、疾病控制中心等机构的有关记录和档案资料,例如,病史、医嘱、流行病登记等。在某些情况下,个人日记、信件、报纸等公开或未公开的资料中也能成为资料来源。

档案记录收集法的优点:①由于不需要收集一手资料,该方法经济方便;②无须研究对象合作,无应答偏倚;③由于系统记录数据往往覆盖面广,可追溯时间长,因此可以确保资料的丰富性。

档案记录收集法的缺点:①由于档案记录资料可能是主要研究资料的补充,因此有可能出现关键资料缺失,其他资料过多的局面,不利于研究问题的提出和统计分析;②资料由他人收集,其准确性和可靠性可能次于研究者的第一手资料;③涉及伦理问题:无论档案资料的来源如何,例如,无论是门诊病史记录还是住院病史记录,无论是公开的还是未公开的,资料的收集者都必须遵守职业道德,注意保密,以保护当事人的利益。

三、德尔菲法

德尔菲法(Delphi technique)又名专家意见法或专家函询调查法,是依据系统的程序,采用匿名发表意见的方式,即团队成员之间不得互相讨论,不发生横向联系,只能与调查人员发生关系,以反复的填写问卷,以集结问卷填写人的共识及搜集各方意见,最终对某一主题或事项达成统一意见的方法。德尔菲法是目前在护理研究中应用非常广泛的研究方法之一,主要有两方面的应用。一是确定优先研究方向,通常在各领域相关协会或者基金资助开展,以确定短、中、长期优先资助研究方向。例如McIlfatrick 和 Keeney 在 2003 年对参加国际癌症会议的 112 名护士应用德尔菲法调查,以确定癌症研究的重点方向。二是就某些议题达成一致意见。德尔菲法所得到的一致意见并没有对错,或者是绝对正确的答案,只是有效的专家意见。

(一)德尔菲法的特点

1. 匿名性　因为采用这种方法时所有专家组成员不直接见面,只是通过函件交流,这样就可以消除权威的影响,这是该方法的主要特征。匿名是德尔菲法的极其重要的特点,从事函询的专家彼此互不知道其他有哪些人参加,他们是在完全匿名的情况下交流思想的。

2. 反馈性　该方法需要经过 3 ~ 4 轮的信息反馈,在每次反馈中使调查组和专家组都可以进行深入研究,使得最终结果基本能够反映专家的基本想法和对信息的认识,所以结果较为客观、可信。

(二)德尔菲法专家的选择

德尔菲法咨询的专家通常不是随机选择的,而是要求是对所研究问题有渊博知识、有自身见解、有一定代表性和权威性的专家。有学者提出选择的专家一般是指在该领域从事 10 年以上技术工作的专业人员,例如,胡嘉乐等在《基于德尔菲法和层次分析法确立麻醉专科护师核心能力》的研究中,从全国高等麻醉学教育研究会麻醉专

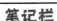

科护士资格培训咨询委员会中通过抽样方法选取专家20人,其中从事临床麻醉工作10年以上,担任科室管理工作的专家10人,从事临床麻醉护理10年以上资深护士或麻醉士6人,从事麻醉护理教育工作或研究10年以上的专家4人。在进行咨询之前,首先应取得专家的支持,确保他们能认真地进行每一次咨询,以提高有效性。专家的选择是德尔菲法非常关键的一步,除了要求是该领域的专家,还要求研究对象经过数轮即较长时间的参与,因此研究对象对研究问题的积极性和热情也是选择专家的重要考虑因素。除此之外,专家还需要就某一研究问题发表看法时要保持尽量的客观。专家数目的多少和多样性取决于研究目的、设计及时间,通常通过设定入选标准界定范围。

(三)德尔菲法的过程

传统的德尔菲法是将问卷邮寄给专家,经过两轮或者多轮反馈,是一个多阶段过程。第一轮问卷一般是以开放性问题的形式咨询专家就某一议题的观点,是一个质性的过程。除了问卷,研究者还需要附寄封面信、问卷完成指导、期望完成时间以及寄还信封。这阶段可能出现的问题是专家反馈太少或者太多。可以通过界定条目或者优先领域数目,如最少5个最多10个的方式,既可保证信息量,又不至于给专家过多压力而影响问卷回收率。在德尔菲法过程中,可使用电子邮件或者电话提醒,提早提醒专家在一定的时间内返回问卷。

德尔菲法第一轮得到的资料需要通过内容分析,将专家提供的答案进行分类、整理、归纳,以更有结构性的陈述或者问题返还给专家。第二轮的问题较多地使用里克特(Likert)量表形式,由专家对整理出来的陈述进行评定,从"非常同意"到"非常不同意"。与第一轮方法一致,第二轮问卷同样要附有封面信、问卷完成指导、期望完成时间以及寄还信封。不同的是在这一轮的封面信中,要强调与第一轮的不同之处和研究参与方式,见例6-1和例6-2。

【例6-1】第二轮德尔菲法封面信

尊敬的××专家:

非常感谢您返回第一轮德尔菲法问卷。现在寄给您的是第二轮问卷,包括第一轮反馈的所有有关儿科护理重点研究领域项目。

这封邮件包括问卷填写指南和第二轮问卷。这份问卷与第一轮的填写方式完全不一样,请您仔细阅读指导语,根据要求填写。您寄回完成的第一轮问卷表明您愿意继续参与德尔菲的第二轮调查。

请您使用本邮件附寄的空信封(或者回复电子邮件地址)在××××年×月×日邮到×××(研究者地址或电子邮箱),非常感谢您的协作。如果您有任何问题,请联系××××(研究者联系方式)。

非常感谢及期待您继续参与本研究!

【例6-2】第二轮德尔菲法指导语

第二轮德尔菲法列出了第一轮专家提供的所有反馈。这些反馈意见经过内容分析,同类归纳和整理,现以问卷形式呈现。在这一轮问卷中,请您对每一个陈述进行评判,从1~5之间选出您认为合适的答案。其中:1.非常重要;2.重要;3.既重要也不重要;4.不重要;5.非常不重要。

研究者签名

笔记栏

专家在第二份问卷基础上,提供第二轮反馈。对于第二轮的反馈,通常使用问卷分析方法。使用数据库进行统计,包括每个条目同意的比例。根据预先设定的比例,如70%,确定该条目是否达到一致意见。需要注意的是,首先达到一致意见的条目,并不代表这个条目的领域最重要。在第三轮问卷中,可以将达成一致意见的条目省略,以减轻专家的负担。但是如果本身条目不多的问卷,可以将达成一致的条目保留,直至德尔菲法结束。这样的过程反复进行,直到达成一致意见。

对于何时结束德尔菲法,目前尚无统一定论,一个重要的考虑是专家问卷收回率。如果专家对研究有很大的兴趣,可进行多轮问卷,以达到所有条目的一致意见。通常情况下,研究者在第三轮问卷之后,通过权衡条目达到一致的数量和专家的积极性,决定是否要继续下一轮。

(四)德尔菲法演变

随着德尔菲法在各个领域的广泛应用,传统的德尔菲法也有了一些形式上和内容上的改变。改良的德尔菲法可在第一轮调查时采用面对面访谈或者小组讨论形式,传统的邮寄问卷形式也逐渐变成电子邮件形式。还可以通过因特网、微信等形式传送问卷的形式来完成德尔菲法。

(保颖怡)

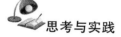

思考与实践

1. 下列一组问题组成的研究工具是量表吗?

(1)您中午吃饭了吗?

(2)您假期过得好吗?

(3)您身高达到160 cm了吗?

(4)您最近食欲好吗?

(5)您认为护士的社会地位高吗?

以上回答"是"得1分,"否"得0分。

2. 指出下面问题答案设置的问题并进行修改。

(1)请问您的最高学历

□A. 小学

□B. 中学

□C. 大学

(2)请问您每个月需要去医院多少次?

□A. 0 次

□B. 1～2 次

□C. 2～3 次

□D. ＞3 次

3. 某护士希望调查患者对手术前的健康宣教是否满意,请尝试设计一份调查问卷,包括封面信、指导语、问题及答案等。

第七章

研究工具性能的测定

科学研究是认识世界、改造世界的过程,对关注变量的准确测量是正确认识世界的基础,也是研究工作真实性与科学性的保障。护理研究所关注的对象十分复杂,要保证所收集的资料与信息准确可靠就需要高质量的研究工具。信度和效度是反映研究工具质量的两个重要指标,具有良好信效度的研究工具是良好科研的必需条件。本章将简要介绍研究工具的信度与效度的概念及常用的信度和效度的计算方法,在本章的最后也将简要介绍国外量表的翻译和应用的基本过程。

第一节 信 度

一、信度的概念

信度是指研究者使用某研究工具所获研究结果的一致程度或准确程度。使用同一研究工具重复测量某一研究对象时所得结果的一致程度或准确程度越高,则该工具的信度就越好。以测量身高为例,如果在半小时内志愿者小王多次使用同一个标尺测量身高,因为小王的身高在半小时内不会出现明显的波动,各次测量的结果应彼此相近。因此,如果多次测量的结果确实比较接近,我们就认为该标尺是"可信的",具有较好的信度;反之,如果各次测量的结果彼此偏差很大,那我们会认为该标尺可能存在故障,是"不可信"的,具有较差的信度,需慎重使用。问卷以及量表是护理研究中常用的研究工具,与测量客观指标的血压计、体重计类似,也需要对其进行信度评价。

二、信度的计算

信度的计算主要依据信度所具有的特征进行。主要包含研究工具的稳定性、内部一致性和等同性三个主要特征。具体选择哪些特征来表示研究工具的信度,取决于研究工具的特性和研究者所关注的研究工具的信度特征。

(一)研究工具的稳定性

1.稳定性 即同一测量工具在不同的时间对相同研究对象进行测量,所得到的研究结果的一致程度。重测信度是反映研究工具跨越时间稳定性的一个常用指标,即研究者使用同一研究工具两次或多次测定同一组研究对象,所得结果的一致程度。一致程度越高,则研究工具的重测信度越好,稳定性也越好。

2.计算方法　对同一组研究对象使用研究工具进行两次测量,所得结果彼此之间的相关系数(r)即该工具的重测信度。相关系数绝对值取值范围是 0 ~ 1,r 绝对值越趋近于 1,相关性越好,重测信度越好。

具体操作方法:使用研究工具对研究对象进行首次测量,获得结果 $X1$,间隔一定时间以后,使用同一研究工具对同一组研究对象进行第二次测量,获得结果 $X2$,计算 $X1$ 与 $X2$ 之间的相关系数作为重测信度。表 7-1 是 10 名老年人的"锻炼后自我认同量表"重测结果。1 ~ 10 号研究对象在 2016 年 8 月 10 日进行第一次测量,间隔 2 周以后于 2016 年 8 月 24 日再次使用这一量表对 1 ~ 10 号研究对象进行第二次测量。数据整理成表 7-1 形式,以 Pearson 相关系数公式计算相关系数。

表 7-1　锻炼后自我认同量表的重测结果

研究对象编号	第一次测量结果($X1$)	第二次测量结果($X2$)
1	54	55
2	47	48
3	78	74
4	39	35
5	44	46
6	52	55
7	58	54
8	60	67
9	46	50
10	65	64

对重测信度的计算也可以使用计算机软件进行,除了 SPSS、SAS 等常用统计学软件,办公软件 Excel 也可进行 Pearson 相关系数的计算,具体操作方式见例 7-1。

例 7-1　利用 Excel 软件计算重测信度

	A	B	C
1	研究对象编号	第一次测量结果（X1）	第二次测量结果（X2）
2	1	54	55
3	2	47	48
4	3	78	74
5	4	39	35
6	5	44	46
7	6	52	55
8	7	58	54
9	8	60	67
10	9	46	50
11			=PEARSON(b2:b10,c2:c10)

在 Excel 软件中,使用公式 Pearson 即可计算出两组数据间的 Pearson 相关系数,公式语法为:=Pearson(第一次测量结果的数据,第二次测量结果的数据)。具体在本例中,在 c11 单元格输入 =Pearson(b2:b10,c2:c10) 即可得出两次测量间的相关系数是 0.941。

3.注意事项　重测信度的计算结果易受到两侧测量间隔的时间、所测变量的性质、测量环境等因素影响,故在使用重测信度时,要注意以下几个问题:

(1)测量间隔时间　两次测量间隔的时间过短,研究对象会因对上次的测量记忆犹新而对结果影响较大,夸大了测量工具的稳定性;反之,间隔时间过长,则会出现两次测量结果相关性降低,影响工具的稳定性。如何保证时间的间隔足够长到使第一次的测量对第二次的测量结果不会产生影响,或不能太长以免客观情况发生改变。这就需要研究者根据研究工具所要测量的研究变量的具体情况确定间隔时间。如对于血压、血糖等受检测行为影响较小的客观指标,可以选择更短的测量间隔,避免测量指标发生变化;而各种主观指标则容易受到检测行为的影响,例如,被访者在第一次回答调查问卷以后往往会记住自己的答案,并在重测时依照之前的答案填写问卷,这种效应也称为遗留效应。遗留效应作为混杂因素会影响两次测量结果相关性意义的解读。因此对于智商、人格等相对稳定的指标,可以选择较长的间隔时间降低遗留效应,一般以 2~4 周为宜。除了上述的一般原则,重测时间间隔的选择还应该从国内外相关研究中进行借鉴,并应通过研究对其合理性进行验证。有研究者选取了多个健康评估量表,分别以 2 d 及 2 周作为重测间隔,结果提示两种重测间隔所得的重测信度并无统计学差异。因此,2~4 周作为时间间隔的参考并非普遍适用,在开展研究时应结合实际情况进行适当调整。

(2)研究工具所测变量的性质　由于重测信度的计算需要间隔一段时间进行再次测量,因此当研究工具用于评估性质相对稳定的问题,如个性、价值观、自尊、生活质量、生活习惯等变量时,可用重测信度来表示研究工具的信度。而诸如测量态度、情绪等性质不稳定的变量时,则不宜使用重测信度来反映研究工具的稳定性。例如,某护士用一问卷对一组患者进行测量以了解患者对护理工作的满意程度,1 周后再次使用该问卷对该组患者进行重测以了解该工具的稳定性。这时,患者所给的答案与第一次可能有很大的不同,并不能说明研究工具不可信,因为满意度并不是一个稳定的变量,容易受外界因素影响。因此,在使用重测信度来表示研究工具的稳定性时,应考虑此研究工具用来测量的变量性质。

(3)测量环境的一致　在进行重测时,应尽量保证第二次测量的环境与第一次测量的环境相同,以减少外变量的干扰。如保持相同的测试者、相同的测量程序、相同的测量时间以及相似的周围环境等。

(二)研究工具的内部一致性

1.内部一致性　是指组成研究工具的各项目之间的同质性或内在相关性。同质性越好或内在相关性越大,说明组成研究工具的各项目都在一致地测量同一个问题或指标,所得结果彼此之间并无明显矛盾。如某问卷用于测量护理人员的工作满意度,如果组成这个问卷的所有项目都是与工作满意度相关的,则说明此问卷的内部一致性好,信度高;如果问卷中混入了较多无关问题,将会难以保证这些无关问题所得结果能够和主题问题具有较好的一致性,此时该问卷的内部一致性会相对较差,其信度也较低。内部一致性是从测量项目彼此之间的一致性着手对研究工具进行评估,因此只需一次评测,更为经济。但也应注意,内部一致性信度与重测信度是从不同的方面对研究工具进行评估,彼此之间不可互相取代。

2. 计算方法　计算内部一致性常用的方法有 Cronbach's α 系数与 Kuder - Richardson formula 20 (KR-20)值。它们都是通过计算研究工具中所有项目间的平均相关程度以反映该工具的内部一致性的。其中 KR-20 值是 Cronbach's α 系数的一种特殊形式,适用于二分类或是非题作为选项的研究工具,如回答"是"或"否"、"正确"或"错误"的研究工具。Cronbach's α 系数与 KR-20 值的计算较为复杂,可通过计算机来进行,如目前 SPSS 统计分析软件即有 Cronbach's α 系数与 KR-20 值的计算程序(例7-2)。在计算过程中,如果问卷条目的应答方式为二分类时,Cronbach's α 系数即相当于 KR-20 值。利用 SPSS 软件计算 Cronbach's α 值具体操作方式见例7-2。

例7-2　这里我们通过一组模拟数据讲解具体的计算步骤。假如某问卷调查被访者对于自行车的喜爱程度,以 Likert 量表形式设三个问题:你目前是否喜欢骑自行车、你在中学时是否喜欢骑自行车以及你是否讨厌自行车。被访者根据自己对于各项表述的同意程度作答,得分在 1~5 分之间,其中 1 分为非常不同意,5 分为非常同意。数据如下表所示:

样本编号(id)	问题1(q1)	问题2(q2)	问题3(q3)
1	4	4	2(4)
2	5	5	1(5)
3	4	4	2(4)
4	4	4	3(3)
5	2	2	4(2)
6	4	4	2(4)
7	5	4	1(5)
8	2	1	4(2)
9	5	5	2(4)
10	4	4	2(4)

1. 从问卷情况可知第三题为反向设问,应对评分进行反向计分。反向计分后结果填入问题 3 各数据旁的括号中。

2. 将数据填入 SPSS 统计软件中,如下图所示:

	id	q1	q2	q3
1	1.00	4.00	4.00	4.00
2	2.00	5.00	5.00	5.00
3	3.00	4.00	4.00	4.00
4	4.00	4.00	4.00	3.00
5	5.00	2.00	2.00	2.00
6	6.00	4.00	4.00	4.00
7	7.00	5.00	4.00	5.00
8	8.00	2.00	1.00	2.00
9	9.00	5.00	5.00	4.00
10	10.00	4.00	4.00	4.00

3. 依次点击分析菜单(Analyze)> 度量(Scale)> 可靠性分析(Reliability)可得下图对话框:

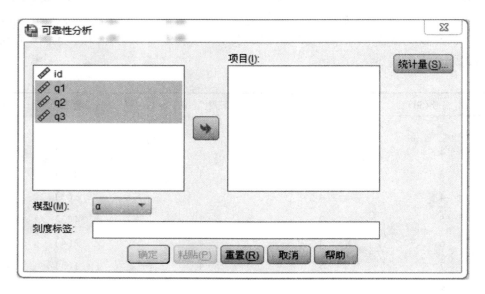

4. 将 q1 ~ q3 加入右侧的统计项目后,选择 α 模型,按确定开始运算可得下表所示结果,其中 0. 963 即为当前量表的 Cronbach's α 值

可靠性统计量	
Cronbach's α 值	项数
0. 963	3

(三)研究工具的等同性

1. 等同性　是指不同观察者使用相同研究工具测量相同对象时所得结果的一致程度,常使用评定者间信度来表示。

2. 计算方法　在计算评定者间信度时,可以用评定者间的评定结果的一致程度来表示。如两个观察者使用同一评定工具同时观察某护士在进行护理操作中的洗手情况,可用两个观察者最后所得的两份评定表中取得的一致结果的项目数,除以一致结果和不一致结果的项目的总数来简单估算信度。如果观察结果是用数字表示的,则可参照重测信度使用 Pearson 相关系数表示评定者间信度的大小。

以护士洗手情况的观察研究为例,假设两个观察者同时使用含有 20 个条目的洗手行为观察表格观察某一护士在进行护理操作中的洗手情况。观察结束后对比两人之间的评定结果。两份评定表中评定结果相同的条目有 15 条,其余 5 条评定结果不一致,因此评定者间信度就可计算为 $15/(15+5)=0.75$。

三、信度的报告与评价

(一)信度的报告

稳定性、内部一致性和等同性作为信度的三个主要特征,从不同的角度体现着研究工具的信度,因此各自的报告方式也有一定区别。

1. 稳定性的报告　注意交代清楚研究工具重测的过程以及测量间隔。如某研究者对其所发展的"护士工作压力来源调查表"进行重测信度的测试。该研究者在有关信度测试的描述内容中明确指出"50 名临床护士进行了第一次调查表的填写,间隔 2 周后,再次将该调查表发给这 50 名护士进行调查表的第二次填写。两次调查结果的相关系数 r 为 0.85,该调查表的重测信度为 0.85"。

2. 内部一致性的报告　内部一致性可由多种方式进行评估,因此在报告一个研究工具的内部一致性时,必须要明确指出进行内部一致性测试的方法。如某研究者将国外普遍使用的痴呆患者照顾者的主观负担量表翻译成中文后用于中国的痴呆患者照顾者的研究。在研究报告中,其明确指出"中文版痴呆患者照顾者的主观负担量表的 Cronbach's $\alpha = 0.85$"。从此报告中,研究者可以明确该研究者进行了该量表在内部一致性方面的信度的检测,使用的是 Cronbach's α 的计算方法。

3. 等同性的报告　等同性着重评价不同的研究者在使用该工具时能否在同一研究对象中获取相符合的结果,在报告某研究工具的等同性时,应注意说明不同研究者对同一组研究对象进行重复评测的过程。如某研究者欲考察某跌倒评估表格的质量,让两名护士使用该表格分别对病房内的患者们进行评定,即每个患者都由两个护士分别进行评定,然后测量两名护士间的评定结果的一致性,所得的数值即可代表评定者间信度。在此例子中,由于两名护士是对病房内的多名患者进行评定的,因此可以统计两名护士间评定结果的一致性的分布范围,如评定结果的一致性的范围为 0.80 ~ 0.87,也即代表了该评估表格的评定者间信度的范畴,进行书面报告时可以报告为评定者间信度大于 0.80。一般认为评定者间信度至少要达到 0.6 ,当评定者间信度大于等于 0.75 时则被认为该工具的信度非常好。

(二)信度的评价

目前尚未有一个适用于各种不同情况下的统一的信度标准。一般认为对于一个新研制的研究工具,其信度达到 0.70 即可接受;而对于一个已被广泛使用的研究工具而言,在新的研究中其信度值至少应达到 0.80。当信度不够理想时,则需要对研究工具进行完善和修改。介绍研究工具的信度时,最重要的是要报告出工具的信度数值,并说明它是怎么计算出来的。这样,别的研究者就能自己判断该工具的适当性并根据自身研究的具体情况进行使用。

　　另外需要注意的是,并不是所有的研究工具都要同时报告出它的稳定性、内部一致性和等同性。研究者要根据工具的特点以及所研究的变量性质进行抉择。如有关测量个体人格类型的问卷,因测量的变量相对稳定,所以研究者可以同时报告它的重测信度(表示工具稳定性的特征)和Cronbach's α(表示工具内部一致性的特征)。如某研究工具是用来测量患者对护理工作的满意度,由于"满意度"是一个不稳定的概念,会随外界情况的改变而改变,其重测信度难以评估,此时可以报告该工具的Cronbach's α值。

第二节　效　度

一、效度的概念

　　效度是指某一研究工具能真正反映它所期望研究的概念的程度。反映期望研究的概念的程度越高,测量得越准确,则效度就越好。假如研究者制定了一个术前焦虑的评估量表,那么这一量表能否反映被测者的术前焦虑情况就是效度所关注的问题。图7-1 展示信度与效度的关系:

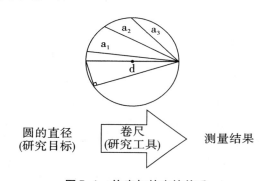

图7-1　信度与效度的关系

　　假如研究者想测量图中圆周的直径,那么只有卷尺经过圆心时(图中 d 线)才能更准确地反映"直径"这一概念,而 a_1、a_2 以及 a_3 都不能代表圆的直径,且与直径偏离得越来越远,在本例中,选择进行测量的线段与真实直径的接近程度就是效度。与之相对的,在选中一种测量方式后(比如按照 a_1 的方向进行测量),可以选取一组圆周,多次测量这些圆周的直径并评估各次结果之间的相关性了解卷尺的稳定性;假如研究者同时需要了解圆周的周长,那么可以评估周长(C)与所测直径(d)之间是否符合 $C=\pi d$ 的关系来了解其内部一致性;最后还可以请不同的研究者使用该卷尺测量同一组圆周的直径,评估其等同性。但只要选择的测量方式是错误的(比如选择了图中的 a_1线段),那么即便使用的卷尺具有很高的信度,仍旧无法准确反映"直径的概念"。实际上要准确测量一个圆周的直径,应运用勾股定理取圆内直角三角形的斜边进行测量。如预测量某标尺对测量某学生身高的准确程度,多次使用该标尺测量的身高值与该学生真实身高的接近程度就是效度。对应的,如果不用标尺,反而使用某一磅秤来测量学生的身高,即使测得值跟真实身高数值很接近,即尽管该磅秤具有很高的信度,仍然难以准确反映真实身高。以上例子说明信度好的研究工具,效度不一定好;效度好的研究工具,其信度有可能好。

从这个例子中可以看到效度并不像信度一样易于评价,而对于测量主观变量的研究工具往往无法进行量化测量。研究工具的效度可以使用内容效度、效标关联效度以及结构效度来反映。

二、效度的测定方法

(一)内容效度的测定

内容效度是指研究工具中的项目能反映所测量内容的程度。内容效度是根据理论基础及实践经验来对工具是否包括足够的项目而且有恰当的内容分配比例而做出判断。内容效度需建立在大量文献查阅、工作经验以及综合分析、判断的基础上,多由专家委员会进行评议。

内容效度指数(content validity index, CVI)是最基本的评估内容效度的方法。研究者根据研究工具涉及的专业领域,邀请该领域内专家组成专家组对研究工具效度进行多轮评价。进行内容效度指数评价应注意以下几点:

1. 专家数量　需要至少3位以上的专家,专家数量最好为奇数,避免认为问卷效度良好与效度不佳的专家各占一半的情况出现。一般而言选5位较为适合,最多不超过10位。

2. 研究工具　说明在请专家进行内容效度的评定之前,应先向专家介绍研究的目的与意义,该研究工具的用途,研究工具中各个条目是如何制定的,分别反映了哪些概念以及各条目中评定选项的设置方式。只有充分说明了当前研究工具制定方式以及使用目的后专家才能更有针对性地进行评估。

3. 评分方式　将研究工具的所有条目依次列举,形成如表7-2所示表格。每个项目都采用4分制,1分表示此条目与研究内容"完全不相关",2分表示该条目目前与研究内容"不相关",经过修改后可能有所改善,3分表示该条目和研究内容"比较相关",但仍需修改,而4分则表示该条目与研究内容"非常相关"。

4. 内容效度指数(CVI)计算　CVI计算包括了各条目自身的条目内容效度指数(item-level CVI, I-CVI)和总量表平均内容效度指数(the average of all I-CVIs on the scale, S-CVI/Ave)。I-CVI的计算就是以单个条目为单位,评分为3或4的专家数除以专家总数。而将一个量表所有的I-CVI取平均值则是S-CVI/Ave。当I-CVI值达到0.78或以上,S-CVI/Ave值达到0.90或以上时,即可认为研究工具有比较好的内容效度,当CVI值较低时需要研究者根据专家意见认真修改条目,之后再邀请专家进行再次评议(表7-3)。

5. 再次评议　在接受专家第一次测评后,研究者应根据专家意见以及内容效度指数数据对量表进行修正,等待10~14 d后邀请同一组专家对新的量表进行第二次评议。等待时间取2周左右主要为了避免时间过近,专家们对第一次评价结果尚有印象,而影响第二次的评价结果。

表7-2 内容效度评定

问卷条目	评价意见				修改意见
	非常相关 4	比较相关 3	不相关 2	完全不相关 1	
1. xxxxxx					
2. xxxxxx					
3. xxxxxx					
4. xxxxxx					
5. xxxxxxx					

表7-3 I-CVI 与 S-CVI/Ave 的计算

条目	专家1	专家2	专家3	专家4	专家5	同意人数	I-CVI
1	是	是	否	是	是	4	0.8
2	是	是	否	是	是	4	0.8
3	是	是	是	是	是	5	1.0
4	是	是	是	是	是	5	1.0
5	是	是	是	否	否	3	0.6

S-CVI/Ave = (0.8+0.8+1.0+1.0+0.6)/5 = 0.84

如某研究工具是用来评定高血压患者的自我护理能力的,则所请专家应对高血压病的护理、奥瑞姆的自理理论较为熟悉,同时也应有一个专家在工具构建方面有很丰富的经验。交予专家进行内容效度评定的表格如表7-2所示,专家第一次评分的结果如表7-3所示。可见研究工具中第5个条目的I-CVI仅为0.60,导致S-CVI/Ave为0.84,内容效度不理想,研究者需要进一步修改该条目,并在修改后再次请同一组专家进行第二次测评。另外,在报告研究工具的内容效度时,最好将I-CVI和S-CVI/Ave两者的数值均报告出来。

CVI的局限是它会使评价者间的偶然性一致成为可能。特别是当研究工具的条目较少时,这种随机偶然一致性将会提高,此时应慎重使用CVI来代表研究工具的内容效度。另外,由于CVI也是建立在评定专家的主观判断的基础上的,因此它还是不能作为表达研究工具效度的最有力的证据。

(二)效标关联效度的测定

效标关联效度侧重反映的是研究工具与其他测量标准之间的相关关系,借助现有标准更好地确定当前研究工具与关注概念的相关性。相关系数越高,表示研究工具的效标关联效度越好。效标关联效度可分为同时效度和预测效度两种。

1. 同时效度 指研究工具与现有标准之间的相关性。如要验证测量"腋温"是否是测量体温的有效方法,已知测量口温是有效的测量体温的方法,可以用口温数据作为参考标准,计算腋温与口温数值之间的相关程度,若相关系数高,则表示同时效度高。在选取比较对象时要注意选取当前的通用标准,这样在获得较高的同时效度时才能说明研究工具有媲美当前通用标准的效度。在问卷的效度评估中,可以将自设问卷与当前通用的标准问卷同时分发给被测者进行调查。在回收问卷后,将自设问卷得分与标准问卷得分进行相关性分析,如相关系数大于或等于 0.70,可认为自设问卷具有可接受的同时效度。

2. 预测效度　预测效度是指以未来情况作为比照指标的效度。对于像应激、批判性思维等主观概念往往难以进行评估,如果在没有现行评估标准的情况下,可以尝试选择预测效度进行评估。如研究者试图建立护生评判性思维能力相关评估问卷,并准备对其效度进行评估。目前护理教育学中普遍认为,如果护生在学校期间通过培养具有较好的评判性思维能力,在毕业后的临床实践中也将有很强的临床实践能力,基于这一理论,研究者可以在毕业后临床实践能力与当前的评判性思维能力间建立联系。接下来,如果当前评判性思维问卷的得分与后续随访中护生毕业 1 年后的临床实践能力具有较好的相关性,那么就能间接说明该问卷可以反映护生当前的评判性思维能力。在这一研究设计中,研究者将难以评估的评判性思维这一概念依据当前的护理教育理论转换成了容易评估的临床实践能力,这也是预测效度在研究设计中非常重要的应用之一。

(三)结构效度的测定

结构效度是当前研究工具能把检测其所声称的检测目的的程度。结构是由研究者所提出的,用于反映研究目标的抽象化概念,是整个研究工具设计的核心。而结构效度主要检验的问题是:研究工具的检测结果是否与其所依据的理论或概念框架相符合。结构效度抽象性强,可以在理论层面上评估研究工具的效度,对于心理学、社会科学等学科有重要的价值。

结构效度中很重要的两个概念分别是聚合效度与区分效度。聚合效度指属于同一个结构下应该彼此相关的两个项目在实际检验结果中相关的程度。举例来说,研究者制定了问卷调查人群对自我幸福程度的感知情况,那么聚合效度指的是与幸福相关的条目,如评估需求的满足、自我认可、成就感等因素的相关项目彼此之间应该有所关联。

评估聚合效度,可以采用因子分析的方法。常用验证量表结构效度的方法有探索性因子分析、验证性因子分析。如通过探索性因子分析,可将研究工具中的若干条目根据调查结果进行聚类,如聚类结果与研究者预先设定的概念结构相符合那么就说明该研究工具具有较好的结构效度。如研究者在发展有关家庭照顾者在照顾痴呆患者过程中的正向感受量表时,其量表测量的主概念即为照顾中的"正向感受",在此概念之下,又包括了由于照顾痴呆患者所带来的"自我肯定"和"自我满意感"两个次概念,即该量表可能存在的"两个结构"。基于上述理论,研究者制定了量表,其中包含 10 道问题,其中 1 ~ 6 题评估自我肯定,7 ~ 10 题评估自我满意感。完成调查后对调查结果并进行探索性因子分析,结果如表 7-4 所示:

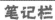

表 7-4　正向感受量表探索性因子分析结果($n=116$)

条目	成分 1	成分 2
1	0.949	–
2	0.896	–
3	0.875	–
4	0.890	–
5	0.864	–
6	0.794	–
7	–	0.941
8	–	0.818
9	–	0.798
10	–	0.861

上表说明,实际调查结果经探索性因子分析可分为两个主成分,主成分 1 对应的条目是 1~6,主成分 2 对应的条目是 7~10。成分 1 中,1~6 各题相关系数均大于 0.7,聚合良好。成分 2 也具有同样的特点。而根据研究者的问卷设计,1~6 题对应的概念是自我肯定,7~10 题对应的概念是自我满意感,可见因子分析印证了量表中假设的两个结构,提示该问卷具有良好的结构效度。

区分效度则指量表能测出不同对象、不同时间目标特征变化的能力,也指使用同一研究工具测量不同特质。如果通过两两比较或多组差异比较后发现 $P<0.05$,说明其量表区分效度好。如通过文献已经证实成人健康自我管理能力总分及各分量表得分在不同性别、年龄、家庭居住地、医疗费用报销方式等方面存在统计学差异 ($P<0.05$),表明该量表具有较好的区分效度。

信度与效度都是评价研究工具性能的重要指标,两者之间有紧密的联系,并不是孤立存在的。如果一个研究工具稳定性差,无法保证重复性,甚至在问卷内会出现自相矛盾的结果,那么讨论其效度也是毫无意义的。只有在保证研究工具具有可信性以后才能进一步评估其有效性。但也应注意,研究工具的信度并不是效度的充分必要条件,良好的信度不能保证其效度。对于具体的研究课题而言,一个研究工具的好坏不仅要看其是否准确,更需要关注是否适用。与准确性相比,适用性更难于评估,尤其在研究对象是难于量化的主观概念时更是如此。对于效度的评估,应充分利用内容效度、效标关联效度以及结构效度这三个工具,从而对研究工具的性能做到更好的把握。

第三节　国外量表的应用过程

国际交流学习是护理研究中非常重要的一环。护理研究、心理学以及社会科学领域中有很多以外文编制的成熟量表,合理运用这些已有成果对于护理研究者而言非常重要。近年来,国外量表的本地化研究逐渐开展。在这一过程中,翻译是核心环节,而文化调适以及翻译后量表性能的评估也是不可忽视的。翻译后的量表要在不偏离原文的同时适合中国的文化特点,还需要保证翻译后的量表的信度和效度。仅仅简单将英文量表翻译成中文量表是不能确保量表的文化适应性以及等同性的。因此,将国外量表翻译成中文的过程中需要遵循一定的翻译规则。一般情况下,国外量表的翻译可以按照以下几步骤进行:

一、翻译

选择两名或以上的有经验的翻译者,彼此独立地进行外文向中文翻译。翻译者需要同时熟悉来源量表以及量表应用的语言文化背景,并具有良好的汉语功底,确保表达准确。在完成独立翻译后,将各自的翻译结果进行汇总与讨论,最后达成共识。在翻译过程中,由于语言表达方式上的文化差异会直接影响译文的可读性和可理解性,因此主张直译与意译相结合,以使翻译后的量表适合中国文化习俗。以美国学者Zarit 的"痴呆患者照顾者负担问卷"中文翻译的过程为例。首先请中国的两位精通英语的精神科医护人员进行独立翻译,形成各自的翻译文稿。之后两名译者与研究人员共同讨论并对两份翻译文稿进行比较与分析,着重讨论存在分歧的部分,直至达成共识,至此形成痴呆患者照顾者负担问卷中文翻译版。

二、量表的回译、文化调适与预试验

在完成翻译之后还需要进行回译。回译是请语言功底良好但不熟悉源量表的翻译人员将中文译稿翻译成外文,之后请双语专家对源量表与回译量表进行仔细比较,寻找出现分歧的部分。接下来,分析出现分歧的原因,了解是否受到了文化背景差异的影响,并对中文版本进行相应修改,此部分也是文化调适的过程。经过反复的修改,直到源量表与回译量表在内容语义格式上具有良好的一致性。

文化调适是回译调整过程中非常重要的环节。国内外在职业环境、文化背景上存在着差异,例如,美国卫生系统的职务名称中,与"护士长"相对应的职务是"护理管理者",与"护理部主任"对应的职务是"护理首席执行官"。在文化调适过程中需要注意这些细节。完成文化调适后,在评估源量表与中文版量表等同性之前,应进行小范围的预试验,目的是检验量表的可使用性,提前发现问题,在评估前及时调整。

三、测量源量表与中文版量表的等同性

等同性测量即测量源量表与中文版量表之间在概念、语义、内容和结构等方面的等同性,以最终形成本土化量表的初始版本。与量表重测信度检测方法有着一定的相似之处。即使用源量表与翻译量表对相同的研究对象进行测量,其所得结果间的一致程度。

由于两个量表之间存在语言文化差异,所以最理想的测量样本是同时懂得中文与源量表语言的双语样本。评估步骤与重测信度的评估相似,首先请被测者对源量表进行作答,在间隔 2～3 周后再请被测者对翻译量表进行作答,之后求两次量表结果的相关系数,具体评测标准与重测信度相同。与重测信度一样,等同性的测量中也应注意选取合适的测量间隔,评估被测概念是否稳定,尽量保证测量环境的稳定性。

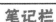

但事实上,双语样本的获得往往难度较大,因此可首先选取一定数量的以中文为母语的样本仅对翻译量表作答进行预试验,检测其信度与效度,具体信效度检测方法同上文介绍。之后通过文献查阅,将翻译量表的信度与效度和源量表现存评估数据相比较,如果两者相近则说明翻译后量表与源量表也具有一定的等同性,此时可进一步开展正式研究。

香港、澳门、台湾以及其他华语地区的护理研究者也已经在外文量表的中文翻译中做了大量的工作,并经过了严谨的信度和效度评价。在采用这些翻译量表时仍需注意不同地区间语言表达以及社会文化的差异,尤其是一些名词说法上的差别,并根据需要进行适当的修正。

这种适当的修正建议以成立专家组的形式进行,专家组中的成员应有语言翻译方面的专家、对该工具测量领域熟悉的护理专家,甚至还可以包括将要被调研的被研究对象的代表。专家组达成共识后,可以形成修改后的中文版本量表以待使用。当修改的用词或语句很少时,研究者可以对修改后的中文版本量表仅进行小样本的预试验,即了解量表使用过程中有无理解困难、表述不清晰之处。如果修改的用词或者语句很多时,研究者则要进行量表翻译和检测流程中的第三个步骤,即修改后的中文版本量表与源量表之间的等同性的检测。

国外量表的翻译和该量表质量的验证过程是一个复杂的、较为耗费时间的过程。但研究者必须认真遵循研究工具翻译和质量验证的基本步骤,以保证翻译后的国外量表的质量,使其适合在中国人群中使用和推广。

(郑骏明)

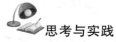**思考与实践**

1. 请说明什么是研究工具的信度和效度? 两者之间的关系是什么?

2. 研究工具的信度常包括的三个特征是什么? 可以使用什么方法进行测定?

3. 研究工具的效度主要包括哪几种类型? 它们各自的特点是什么?

4. 将国外量表翻译为中文版本量表的基本步骤是什么? 请简单复述。

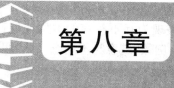

第八章

科研数据的分析

第一节　科研数据分析概述

一、统计学中的几个基本概念

（一）统计分析

统计分析是科研数据分析的重要方法,指运用统计方法对经科学设计获得的研究资料数量关系进行统计描述和统计推断。主要工作包括科研统计指标的选择与计算、统计图和统计表的绘制、科研资料类型统计方法的选择、SPSS 等统计软件的应用等。其目的在于解释、揭示与预测事物间的相互关系、变化趋势等,指导护理实践和护理理论的发展。统计分析大体可以分为统计描述和统计推断。

1. 统计描述　科研资料经收集和初步整理后,需要对资料的分布、数量特征有直观的了解,以便为统计推断做好准备工作,此过程即统计描述。具体而言,统计描述是指用统计指标、统计图表等方法对资料进行初步测定和描述,并不涉及从样本推断总体的过程,这也是其与统计推断的主要区别。统计描述中常常因资料类型、数据分布类型不同所采用的描述方法有所不同。

2. 统计推断　统计推断即依据数据类型、分布基础上运用一定统计学方法由样本推断总体特征的过程。具体可包括由样本统计指标推断总体统计指标的过程,其中样本统计指标又称统计量,总体统计指标又称参数。因此,统计推断过程又可称为由样本统计量推断总体参数的过程,也包括样本差异推断总体差异的过程。前者称为参数估计,后者称为假设检验,后续统计推断过程也主要介绍这两个过程。

（二）变量及类型

1. 变量　变量是对研究对象的特征实施观测,所观测的研究对象特征即为变量。如"年龄""学历""发病率""职业"等。其相对于常量而言,变量在实施观测过程中是可改变的量。变量的特征不同,变量的类型将有所不同。

2. 变量类型　在给变量赋值时,所赋的值就有一定数据类型,此即变量类型。常见的变量类型可分为计量变量、计数变量和介于计量和计数资料之间的等级变量。

笔记栏

计量变量即由测量或计算得到的变量,常具有数值特征,如有数值大小和度量衡单位的数值,又称为数值变量,或定量变量。如年龄(岁)、心率(次/分)、血压(mmHg)等。

计数变量所涉及的变量并非真有数量上的变化,而只有性质上的差异,又称为定性变量。这些变量既没有数量关系也没有次序关系,表现为互不相容的类别或属性。一般无度量衡单位,呈现无顺序关系。如患病与非患病例数、满意与不满意人数、职业类型(农民、工人、教师、企业职工等)、血型(A、B、O、AB)、天气(阴、晴)等。

等级变量又称半定量变量,其测量值也表现为互不相容的类别或属性,无度量衡单位,且各类之间有程度上的差别或等级顺序或次序关系。如文化程度变量分为小学及以下、初中、高中、大学及以上,有一定的递进或确切的分级关系;如化验结果按-、+、++、+++等级分组。

变量类型不同,其分布的规律、所采取的处理方法有所不同。因此在进行统计分析前,需要明确所研究变量的类型。

(三)概率及假设检验

1. 概率(probability) 概率是对事件发生可能性大小的度量,是衡量事件发生的可能性大小的统计指标,因此又称几率或可能性。统计学中常将其量化为常数 P(probability 的首字母)表示。概率 P 常以小数或百分数表示。如描述某学生有百分之多少的把握能通过护士执业资格考试,该件事发生的可能性的多少即这里所描述的概率。

事件出现的概率越接近于 0,表示事件出现的可能性越小;越接近 1,表示出现的可能性越大。必然发生的事件概率为 1,不可能发生的事件为 0,故 P 值的范围可用 0~1 之间的实数表示。在医学研究中,一次观察或实验中某事件发生的可能性很小,甚至看作很可能不发生,此事件称为小概率事件,常用 $P \leq 0.05$ 和 $P \leq 0.01$ 表示。前者表示事件发生的可能性小于或等于 5%,后者表示事件发生的可能性小于或等于 1%。此外,在具体的研究中,常将 $P \leq 0.05$ 和 $P \leq 0.01$ 看作事物之间差异有统计学意义的界限。当然,在具体的统计计算中,不能仅仅只通过指标 P 值判断事件的推断意义,还需结合临床实际予以进一步判断。

与概率较易混淆的概念为频率。需要注意的是此为两个不同的概念。概率为某现象的固有属性,如抛掷一枚硬币,随意抛掷到反面的概率为 1/2。频率是指在 n 次随机试验中,A 事件发生了 m 次,m/n 即为 A 事件周期性发生的频率,常用 f 表示,频率常与试验次数有关,一般来说,随着试验次数的增多,频率越接近概率。而对于频率医学研究中常见的如发病率、患病率、药物的合格率等均指的是频率。

2. 假设检验

(1)假设检验的原理与思想 实际研究中,当两个抽样样本所计算的指标均数之间存在差异时,需要进一步明确这种差异的造成是由于抽样误差所致还是两者存在本质上的差异,此即假设检验需要回答的问题。根据问题的需要对所研究的总体做某种假设,通过选取合适的样本统计量、实测值进行观察,并根据预先给定的显著性水平进行检验,做出拒绝或接受该假设的判断,此即假设检验的大体过程,其在反证法原理的基础上,比较样本推断的总体参数之间有无差别,又称显著性检验,是统计推断的重要内容。

（2）假设检验的基本步骤　①建立假设和确定检验水准：假设检验中，包括两种假设，即无效假设 H_0 和备择假设 H_1。无效假设即需要检验的假设，该假设通常与我们要验证的结论相反，也是计算检验统计量和 P 值的依据。备择假设即在 H_0 成立证据不足时需要被选择接受的假设，如要比较治疗前两组血压是否有差异。H_0 假设即治疗前两组血压无差异，即事先认为该假设无效；H_1 假设即治疗前两组血压有差异，即需要被选择接受的假设。备择假设常选用双侧检验。②确定检验水准：常用显著性水平 α 作为判断小概率事件是否发生的标准，是判定样本指标与总体指标或两样本指标间的差异有无统计学意义的概率水准，α 通常取 0.05 和 0.01。③选择检验方法，计算统计量：根据资料类型、数据分布和研究目的，选择适当的公式和检验方法，进行统计量的计算，如 t 检验 χ^2 检验等。具体统计方法的选择和统计量的计算在后面章节进行介绍。④确定概率值 P：当计算出统计量后查找相应的统计工具表确定 P 值，或 SPSS 统计软件得出概率 P 值，并初步比较 P 值和 α 大小的关系。⑤做出推断结论：推断结论包括统计学结论和临床实际结论。当 $P \leq \alpha$ 时，结论为按所取检验水准 α 拒绝 H_0 假设，接受 H_1 假设，差异有统计学意义，两者存在本质上的差异；$P > \alpha$ 时，结论为按所取检验水准 α 不拒绝 H_0 假设，差异无统计学意义，其差异是由抽样误差引起的。如比较治疗前两组血压是否有差异，α 取 0.05，经检验后得出 P 值为 0.02，小于预设的检验水准，即 $P < 0.05$，结论为拒绝 H_0 假设，接受 H_1 假设，治疗前两组血压差异有统计学意义。具体的推断结论才完成一半，需要继续根据计算出的统计量进一步做出临床实际的结论即算完成。如果统计结论和临床实际结论一致，说明医学上具有重要价值，反之，如果不一致，则需要结合实际情况加以考虑予以解释，当然，"差异无统计学意义"不应误解为差别不大或一定相等。

需要注意的是，一般 $P \leq \alpha$ 时，可以说成"差异有统计学意义"，而不是"差异显著"或"有显著的统计学差异"等。以上假设检验的过程，既可以通过分步骤手工计算完成，也可以由相关的统计软件进行完成，但总体的计算思路一致。

二、科研资料的类型

不同类型变量的测量值构成的资料统称为科研资料。因此，科研资料的划分参考变量类型划分而来，与变量类型一样，科研资料也可分为计量资料、计数资料和等级资料。

在护理研究中，研究者有时会根据分析的需要，对科研资料的类型进行必要的转化。可将计量资料转化为计数资料，计数资料转化为等级资料以便于统计分析和处理。如年龄因其有度量衡单位，一般作为一个计量资料处理，但有时候根据分析的需要会对年龄进行分层，如将其分为 <65 岁人群和 ≥ 65 岁人群，就转化成了计数资料。但计数资料和等级资料不能转换为计量资料。尽管在计算机进行数据录入时，我们会将性别的男、女用数字 1 和 2 来代替，但这并不意味着转化为了计量资料中所说的连续性资料，而是仅仅作为区分两者的类别或分组标识。因此，在进行资料转化时需要注意防止因转化造成的信息损失或不正确的转化。

此外，在护理研究中由于较多使用的为量表等测量工具进行相应变量的测量，如采用 Likert 5 级评分法，如分值变化为 1~5 分，即 5 个不同程度或层级进行变量的测量。各个层级之间往往呈现递增或递减的程度关系。对于这类变量该当做什么类型的资料进行统计描述和统计分析呢？对于该问题目前尚存在争议,少部分学者认为 1～5级表示是有序或呈现等级变化的,且没有度量衡单位,可看作等级资料进行处理;而更多的学者认为这类量表的测量结果可以看到计量资料直接分析,因为等级资料不能转换为计量资料,如看作等级资料会在一定程度上导致量表数据资料的浪费和缺失,且量表本身即对客观测量的变量进行定量化的测量,故看作计量资料更为合理。

三、常用的统计学分析方法及选择思路

在进行统计分析时,一般需先明确资料的类型,根据资料的类型和研究的目的针对性地选择统计学分析方法。

具体统计学分析方法选择思路如图8-1所示,对于计量资料需进一步明确资料大体分布,往往在资料分析前研究者会通过资料的正态性检验,了解资料是否服从正态分布,再根据资料的分布类型选择合适的统计学分析方法。需要注意的是,正态分布与非正态分布所使用的统计描述和统计推断方法截然不同。如资料不符合正态分布而采用正态分布的方法,有可能会出现统计学计算结果的错误或截然相反的结果,反之亦然。

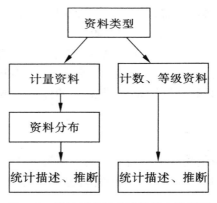

图8-1 统计学分析方法选择大体思路

表8-1对不同类型的科研资料分析的目的、所使用的统计学分析方法做了简单归纳。

表 8-1　不同类型资料常用的统计学分析方法

资料类型	统计描述		统计推断	
	分析目的	描述指标	分析目的	分析方法
计量资料	了解变量的集中和离散趋势	均数、中位数、众数等;全距、四分位数间距、标准差等	估计总体均数大小	参数估计(点估计、区间估计)
			比较样本均数与总体均数差异	t 检验、u 检验
			比较样本均数间差异	t 检验、方差分析、秩和检验*
			了解变量间相互关系及自变量与因变量的线性数量关系	相关分析、回归分析
计数资料	了解某事件发生的频率	率	由样本率估计总体率	参数估计(点估计、区间估计)
	了解某指标内部构成比重	构成比	样本率与总体率的比较	u 检验、χ^2 检验(卡方检验)、秩和检验
	了解某指标是另一指标的多少倍或所占比例	百分比	样本率间的比较	u 检验、χ^2 检验、秩和检验
等级资料	了解某指标内部构成比重	构成比	等级资料内部构成比较	χ^2 检验、秩和检验
	了解某指标是另一指标的多少倍或所占比例	百分比	等级资料样本间比较;了解变量间相互关系	χ^2 检验、秩和检验Spearman 相关分析

* 当样本总体分布类型不确定或呈现非正态分布时,可选用秩和检验方法

第二节　计量资料常用的统计学分析方法

一、统计描述

计量资料的统计描述往往需要根据资料的具体分布来进行不同的描述。

(一)分布类型

根据计量资料数据的分布形态,可分为正态分布和非正态分布两种类型。正态分布即数据呈对称分布,是统计学中最重要的分布之一,是以均数为中心,左右两侧对称的钟形分布,如图 8-2 所示;而非正态分布则数据呈不对称分布,会向横轴的左侧或

者右侧偏移,向左侧偏称为负偏态分布,向右侧偏称为正偏态分布,如图 8-3 所示。

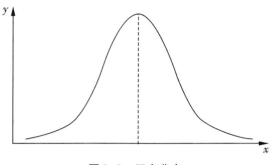

图 8-2　正态分布

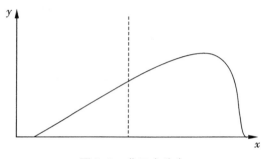

图 8-3　非正态分布

(二)分布趋势

对计量资料进行描述时,常常会采用相应的统计描述指标描述资料观察值所处的位置。如果计量资料中,所有观察值处在中心位置则称为集中趋势;相对应的,如果所有观察值偏离中心位置则称为离散趋势。计量资料数据分布的趋势不同,其采用的统计描述指标有所不同。

1. 集中趋势　主要的统计指标有均数、几何均数、中位数和百分位数。

2. 离散趋势　主要的统计指标有极差(或全距)、四分位数间距、标准差、方差和变异系数。

对于一个计量资料,常常需要全面反映资料的分布特征,既要报告其集中趋势,也要报告其离散趋势。标准差和均数的结合能够完整地描述一个正态分布,因此,对于呈正态分布的计量资料,常采用均数±标准差(SD)(常用简写:$\overline{X} \pm S$ 表示)的形式进行统计描述;对于呈非正态分布的计量资料,常采用中位数、四分位数间距(IQR)等进行统计描述。

二、统计推断

统计推断可分为参数估计和假设检验。前者强调样本统计指标(样本统计量)推断总体统计指标(总体参数)的过程,后者强调由样本差异推断总体差异的过程。

（一）参数估计

在具体的研究中，常因各种原因难以观察总体，而需要通过样本来推断总体。我们常常通过从总体中抽取部分观察单位，此部分抽取的单位我们称为样本。在统计中，样本统计指标又称为统计量，常用 $\overline{X}$ 表示，总体统计指标又称为参数，常用 μ 表示。由样本统计量推断总体参数的过程即参数估计，如图 8-4 所示。

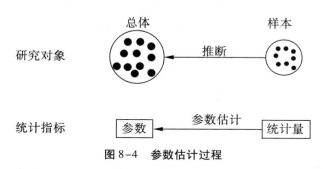

图 8-4　参数估计过程

参数估计又可分为点估计和区间估计。点估计即用单一数值直接作为总体参数的估计值，如用 $\overline{X}$ 估计 μ。在护理研究中，尽管该法易得，但未考虑抽样误差等影响，难以评价参数估计的准确程度。

区间估计在一定程度上弥补了点估计的不足，提高了估计的可信度，其不再强调一个单一数值，而是一个区间范围，使其能够包含位置的总体均数，即通过推断总体参数所在的范围。我们常将得到的数值范围称为可信区间（confidence interval，CI）。准确度和精密度是评价可信区间的两大要素。准确度即区间包含总体均数的概率大小，越接近 1 越好；精密度即区间的长度，长度越小估计越精密。在具体的统计推断过程中，通常取 95% CI 或 99% CI，即表示 100 次抽样中算得 100 个可信区间，平均有 95 或 99 个可信区间是估计正确的，只有 5 个或 1 个是估计错误的，这在一定程度上减少了抽样误差的影响，反映了样本推断总体的准确程度。通常，95% CI 更为常用，因为在准确度确定的情况下，95% CI 好于 99% CI，概率由 95% 提高到 99% 时，可信区间长度由宽边窄，区间估计精密度下降。

（二）假设检验

假设检验大体的原理及步骤已在第一节进行了介绍。这里主要介绍计量资料所常用的假设检验方法。

计量资料数据的分布类型不同所选用的统计学分析方法也有所不同，因此在选用具体的检验方法之前，需要明确资料的分布类型。即对数据进行正态性检验。正态性检验指标常用偏度和峰度表示。偏度可反映数据分布的偏斜方向和程度，峰度可反映数据分布的陡峭和平坦的程度。该步骤的完成可以借用 SPSS 统计软件完成。经正态性检验后，如数据符合正态分布，可根据所比较样本的组数来进行具体统计分析方法的选择。如两组样本均数的差异比较常常选择 t 检验；对于三组或以上样本均数的比较常常选择方差分析；判断两计量变量间的关联性常用 Pearson 相关分析等。这里主要介绍 t 检验（单样本 t 检验、配对样本均数 t 检验和两独立样本 t 检验）及 Pearson 相关分析，对于方差分析原理与 t 检验相类似故不介绍，秩和检验会在本章后面介绍。

t 检验又称 Student t 检验,是计量资料中最常用的假设检验方法。可分为单样本 t 检验、配对样本均数 t 检验和两独立样本 t 检验。相对应的检验统计量常用 t 值表示。

(1)单样本 t 检验   检验样本均数 $\overline{X}$ 所代表的总体均数 μ 是否与已知总体均数 μ_0 的差异。

例8-1   根据世界卫生组织规定,60 岁为步入老年的年龄段划分,今抽查某地 7 名老年人年龄(岁)如下:44,55,58,47,56,67,56,比较所选样本与世界卫生组织规定的年龄是否有差异。

本例即样本均数与总体均数的比较,假设老年人年龄服从正态分布。根据假设检验步骤,具体过程如下:

1. 建立假设检验,确定检验水准

$H_0:\mu=\mu_0$,即某地老年人年龄的总体均数与世界卫生组织规定的老年人年龄的总体均数相等。

$H_1:\mu\neq\mu_0$,即某地老年人年龄的总体均数与世界卫生组织规定的老年人年龄的总体均数不等。

$\alpha=0.05°$

2. 计算统计量   对该地随机抽取的 7 位老年人年龄进行统计描述,得 $\overline{X}=54.71$,$S=7.52$,根据单样本 t 检验统计量计算公式,其中 S 为样本标准差,n 为样本含量:

$$t=\frac{\overline{X}-\mu}{S\overline{X}}=\frac{\overline{X}-\mu}{S/\sqrt{n}}=-1.859$$

相对自由度 $\nu=n-1=6$

3. 确定 P 值,做出推断结论   查 t 界值表,$t_{0.05/2,6}=2.447$,由于 $t_{0.05/2,6}>|t|$,故 $P>0.05$,在 α 取 0.05 水准上不拒绝 H_0 假设,差异无统计学意义,尚不能认为该地老年人年龄的总体均数与世界卫生组织规定的年龄总体均数不等。

(2)配对样本均数 t 检验   检验特征相近的两相关计量资料样本均数所代表的未知总体均数是否有差异。护理研究中,常见的配对设计可分为以下三种情况:①两性质相同(同质)的受试对象分别接受两种处理,如把同性别、年龄相近及病情相同的患者配成一对;②同一受试对象或同一样本的两个部分分别接受两种不同处理方法,如个体左右两侧手臂接受不同药物试验;③同一受试对象接受某种处理前后,如比较同一受试对象接受某一干预措施前后差异。前两种情况属于随机对照的配对设计;后一种可设平行对照来显示处理作用。

进行配对 t 检验时,首先应计算各对数据间的均数差值 d,并比较两样本均数差值 d 与总体均数 μ_d 为 0 有无差异。其假设检验的大体步骤同单样本 t 检验不同,在于建立的假设检验不同。

例8-2   经过某训练方法,训练学生临床决策能力,比较该批学生考试前与考试后临床决策能力得分之间差异。

本例即比较培训前后考试得分有无差异,假设考试前后得分差值服从正态分布。根据假设检验步骤,具体过程如下:

1. 建立假设检验,确定检验水准

$H_0 : \mu_d = 0$，即两样本总体均数差值为零。

$H_1 : \mu_d \neq 0$，即两样本总体均数差值不为零。

$\alpha = 0.05$

2. 计算统计量　$n = 8, \bar{d} = -18.50, S_d = 13.35$，根据单样本 t 检验统计量计算公式，其中 S 为样本标准差，n 为样本含量：

$$t = \frac{\bar{d} - 0}{S_{\bar{d}}} = \frac{d - 0}{S_d \sqrt{n}} = -3.919$$

相对自由度 $\nu = n - 1 = 7$

3. 确定 P 值，做出推断结论　查 t 界值表，$t_{0.05/2,7} = 2.365$，由于 $t_{0.05/2,7} < |t|$，故 $P < 0.05$，在 α 取 0.05 水准上拒绝 H_0 假设，接受 H_1 假设，差异有统计学意义，可以认为培训前后考试得分有差异。

（3）两独立样本 t 检验　检验两个完全随机设计的样本所来自总体的均数是否相等。进行两独立样本 t 检验时，要求完全随机设计的样本、两样本服从正态分布、两总体方差齐性（即两样本总体方差相等）三个基本特征。因此在进行两独立样本 t 检验前，要进行方差齐性检查，否则需要采用 t' 检验或秩和检验等方法处理。方差齐性检验可借助 SPSS 等软件完成检查。

例 8-3　同 8-2 数据，比较不同性别学生考试前得分是否有差异。

本例即比较男女两个独立样本考试前得分有无差异，假设考试前得分服从正态分布，且两总体方差齐性。根据假设检验步骤，具体过程如下：

1. 建立假设检验，确定检验水准

$H_0 : \mu_1 = \mu_2$，即不同性别学生考试前得分总体均数相等。

$H_1 : \mu_1 \neq \mu_2$，即不同性别学生考试前得分总体均数不等。

$\alpha = 0.05$

2. 计算统计量　$n = 8$，其中男性 $n_1 = 6, n_2 = 2$，$\bar{X}_1 = 57.00, \bar{X}_2 = 55.00, S_1 = 15.36$，$S_2 = 14.14$，根据计算公式，其中 S 为样本标准差，n 为样本含量。

$$S_c^2 = \frac{(n_1 - 1)S_1^2 + (n_2 - 1)S_2^2}{n_1 + n_2 - 2}$$

$$t = \frac{\bar{X}_1 - \bar{X}_2}{\sqrt{S_c^2 \left(\frac{1}{n_1} + \frac{1}{n_2} \right)}} = 0.162$$

相对自由度 $\nu = n_1 + n_2 - 2 = 6$

3. 确定 P 值，做出推断结论　查 t 界值表，$t_{0.05/2,6} = 2.365$，由于 $t_{0.05/2,6} > |t|$，故 $P > 0.05$，在 α 取 0.05 水准上不拒绝 H_0 假设，差异无统计学意义，尚不能认为考试前不同性别学生得分有差异。

（二）Pearson 相关分析

了解变量 X 与变量 Y 之间的线性相互关系。Pearson 相关分析适用于双变量正态资料的分析。常用相关系数 r 表示，用于说明具有直线关系的两变量间相关密切程度和相关方向的统计量。范围为 $-1 \sim 1$，r 为正值，表示两变量呈正相关，即 Y 随 X 的增加而增加，X 随 Y 的增加而增加；r 为负值，表示两变量呈负相关，即 Y 随 X 的增加而减少,X 随 Y 的增加而减少;r 为 0,则称两变量呈零相关,即无论 X 增加还是减少,Y 不受其影响,反之,X 也不受 Y 的影响。

在实际情况中,完全正相关或完全负相关或零相关的情况几乎不存在。因此,在正式分析前,往往可通过绘制散点图预分析两变量间有无相关关系,通过散点图的直线趋势再计算相关系数和进行假设检验。

在护理研究中,一般将 r 绝对值大于等于 0.7 作为两变量高度相关的判断标准,r 小于 0.4 作为两变量低度相关的判断标准。当然,在判断两者是否有相关关系时,还需结合 P 值进行判断。值得注意的是,两变量的相关关系不一定是因果关系,在经假设检验得出推断结论时需注意结论描述的准确性,可以说某变量随另一变量的增大而减小或两变量呈正或负相关,但不能说某变量是另一变量的影响因素。要证明两变量间确实存在因果关系,必须凭借专业知识进一步阐明。如研究护士焦虑总分是否与其工作年限长短相关,经绘制散点图后发现两计量资料均呈现正态分布,符合 Pearson 相关分析条件,经假设检验后,得出相关系数 r 为 -0.084,$P = 0.403$。依据上述依据,可以判断护士焦虑水平总分与其工作年限长短呈负相关,但相关无统计学意义。

第三节　计数资料常用的统计学分析方法

一、统计描述

计数资料通常用相对数指标进行描述,具体包括率、构成比、相对比等。

(一)率

率用于说明某现象发生的频率或强度,常用百分率(%)、千分率(‰)、万分率(1/万)或十万分率[1/(10 万)]表示。计算公式为:

$$率 = \frac{发生某现象的观察单位数}{可能发生某现象的观察单位总数} \times 适当的比例计数 k$$

如某年级 200 名学生参加国家英语四级考试,其中 100 名学生通过了该考试,则该年级四级的通过率为 $\frac{100}{200} \times 100\% = 50\%$。

(二)构成比

构成比用于说明某一事物内部各组成部分所占的比重或分布,常以百分数(%)表示。计算公式为:

$$构成比 = \frac{某一组成部分的观察单位数}{同一事物各组成部分的观察单位总数} \times 100\%$$

如调查某班级学生不同血型人群分布情况,按照 A、B、O、AB 血型进行分组,结果见表 8-2。

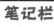

表8-2　某班级学生血型的分布情况($n=150$)

血型	学生人数(n)	构成比(%)
A	30	20.0
B	38	25.3
O	31	20.7
AB	51	34.0
合计	150	100.0

在具体描述中,需要注意构成比与率的区别,构成比强调事物的分布,不能说明某现象发生的频率或强大,且一组事物构成比之和应为100%,如上表所示不同血型学生构成比之和为100%,其中A型血学生数占班级总人数的20.0%,以此类推。而率一般不能简单相加。实际研究中,存在误用构成比代替率来分析的情况。如研究A、B地区乳腺癌患者死亡情况,如通过计算构成比,A地区为45%,B地区为55%,得出B地区的乳腺癌患者死亡率明显高于A地区,在这里的死亡率是频率指标而非构成指标,作为研究者不可能得到两地区的全部乳腺癌死亡人数,显然结论不正确。

(三)相对比

相对比,用于描述两相关联指标A与B之比。当A大于B时,可用倍数表示;反之则可用百分数表示,计算公式为:

$$比 = \frac{A}{B}$$

其中,A、B可以性质相同,也可以性质不同。

例如,描述某结果的指标性别比,就是该数据中男性人口数与女性人口数之比。再如上例中,描述A型血与B型血学生人数比,即$\frac{30}{38}$,换成百分数为78.95%。

应用相对数统计描述指标时应注意,只有当观察单位数足够多时,计算出的相对数才相对较正确地反映实际情况。对于率、构成比的比较也需做假设检验,不能凭表面数值的大小下结论,而必须进行相应的参数估计和假设检验。

二、统计推断

计数资料的统计推断与计量资料的统计推断有相似之处,也可分为参数估计和假设检验。计数资料参数估计原理与计量资料参数估计原理一致,也需要给出总体参数的可信区间,前面已经做了详细介绍,故这里不赘述了。计数资料的假设检验中主要使用的统计学分析方法有χ^2检验和秩和检验。χ^2检验主要用于计数资料中推断两个或多个总体率或构成比(总体的分布)之间有无差异,具体可包括四格表χ^2检验、配对设计的χ^2检验、行×列联表χ^2检验、Fisher确切概率法等。秩和检验见后面具体章节,本节主要介绍前三种。

(一)四格表χ^2检验

四格表χ^2检验也称为2×2表χ^2检验,前一个2代表行,后一个2代表列,这也是其与行×列联表 χ^2 检验主要的区别所在,行×列联表与 2×2 表是包含与被包含的关系。四格表 χ^2 检验主要用于检验两样本的率或构成比(总体分布)是否相同,且要求两样本资料满足完全随机设计、计数资料等要求。与 t 检验有所不同的是,四格表 χ^2 检验主要适用于计数资料而非计量资料,且计算的统计量主要用 χ^2 值表示。

χ^2 值(卡方值),即实际频数与理论频数的吻合程度指标,主要由理论频数与实际频数的差值反映。其计算公式为:

$$\chi^2 = \sum \frac{(A - T)^2}{T}$$

此公式也为 χ^2 检验的基本公式,其中 A 为实际频数(actual frequency),T 为理论频数(theoretical frequency),下面通过具体例子介绍实际频数、理论频数和四格表 χ^2 检验假设检验。

例8-4 比较两种不同治疗方法分别治疗 100 例乳腺癌患者术后淋巴水肿的疗效。

表 8-3 两种不同治疗方法治疗乳腺癌患者术后淋巴水肿的疗效

方法	有效	无效	治疗例数
A	60(a)	40(b)	100($a+b$)
B	70(c)	30(d)	100($c+d$)
合计	130($a+c$)	70($b+d$)	200(n)

由上表可以看出,表内 a、b、c、d 四个数构成了该表的基本数据,有 2 行和 2 列,成为四格表资料,其中 a、b、c、d 四个基本数据称为实际频数。

理论频数则需要通过假设检验而确定,并根据理论频数公式:

$$T_{RC} = \frac{n_R \cdot n_c}{n}$$

其中 T_{RC} 为第 R 行第 C 列的理论频数,如 T_{12} 为第 1 行第 2 列的理论频数;n_R 为相应行的合计;n_c 为相应列的合计;n 为总例数。如确定第 1 行第 1 列的理论频数,$T_{11} = \frac{(a+b) \cdot (a+c)}{n} = \frac{130 \times 100}{200} = 65$,以此类推,可计算出 T_{12}、T_{21}、T_{22} 的值。

下面根据具体的假设检验步骤说明四格表 χ^2 检验的过程。

1. 建立假设检验,确定检验水准

$H_0: \pi_1 = \pi_2$,即两种治疗方法的总体有效率相等。

$H_1: \pi_1 \neq \pi_2$,即两种治疗方法的总体有效率不等。

$\alpha = 0.05$

2. 计算统计量 将已算好的 T_{11}、T_{12}、T_{21}、T_{22} 代入 χ^2 值计算公式:

$$\chi^2 = \sum \frac{(A - T)^2}{T} = \frac{(a - T_{11})^2}{T_{11}} + \frac{(b - T_{12})^2}{T_{12}} + \frac{(c - T_{21})^2}{T_{21}} + \frac{(d - T_{22})^2}{T_{22}}$$

得到 χ^2 为 2.198,相对自由度 $\nu = ($行数$-1) \times ($列数$-1) = 1$

3. 确定 P 值,做出推断结论 查卡方界值表,找到相对自由度 $\nu = 1, \alpha = 0.05$ 所

笔记栏

对应的界值,即 $\chi^2_{0.05,1} = 3.84$,由于 $\chi^2_{0.05,1} > \chi^2$,故 $P > 0.05$,在 α 取 0.05 水准上不拒绝 H_0 假设,差异无统计学意义,尚不能认为两种治疗方法治疗乳腺癌术后淋巴水肿有效率不同。

需要注意的是四格表 χ^2 检验需要根据样本量大小和理论频数 T 的大小,进行公式的合理选择,其中 n 表示样本量。

(1)如样本量 $n \geq 40$,且所有格子的理论频数 $T \geq 5$ 时,选用 χ^2 检验的基本公式 $\chi^2 = \sum \dfrac{(A - T)^2}{T}$。

(2)如样本量 $n \geq 40$,有格子的理论频数 $1 \leq T < 5$ 时,应选用 χ^2 检验的校正公式 $\chi^2 = \sum \dfrac{(|A - T| - 0.5)^2}{T}$,或改用 Fisher 确切概率法(可用统计分析软件进行计算)。

(3)当样本量 $n < 40$,或 $T < 1$ 时,采用 Fisher 确切概率法。

(二)配对设计的 χ^2 检验

配对设计的 χ^2 检验主要用于比较配对设计的两种计数资料率或构成比(总体分布)是否相同,其要求资料满足配对设计、计数资料等条件。常用于两种检验方法、培养方法与诊断方法的比较,其特点是对样本中各观察单位分别用两种方法进行处理,然后再观察两种处理方法的某二分类变量的计数结果。与配对 t 检验有所不同的是,配对设计的 χ^2 检验主要适用于计数资料而非计量资料;与四格表 χ^2 检验相比,配对设计的 χ^2 检验中样本观察单位使用的处理方法的种类有所不同。具体假设检验步骤见例 8-5。

例 8-5 采用两种不同问卷对 200 名乳腺癌术后对淋巴水肿风险进行筛查评估,判断两种评估方法对乳腺癌患者术后淋巴水肿检出率有无差异,列表如下:

表 8-4 两种不同问卷评估乳腺癌术后发生淋巴水肿风险

问卷 A	问卷 B		合计
	+	−	
+	60(a)	40(b)	100(n_1)
−	70(c)	30(d)	100(n_2)
合计	130(m_1)	70(m_2)	200(n)

1. 建立假设检验,确定检验水准

$H_0: \pi_1 = \pi_2$,即两种评估方法对乳腺癌术后淋巴水肿检出率相等。

$H_1: \pi_1 \neq \pi_2$,即两种评估方法对乳腺癌术后淋巴水肿检出率不等。

$\alpha = 0.05$

2. 计算统计量 由上表可见,问卷 A 的检出阳性率为 $\dfrac{n_1}{n} = \dfrac{a+b}{n}$,问卷 B 的检出阳性率为 $\dfrac{m_1}{n} = \dfrac{a+c}{n}$,其中 a 和 d 为两种观察结果一致的两种情况,而 b 和 c 为两种观察结果不一致的两种情况。当要比较两种评估方法对乳腺癌术后淋巴水肿的检出率是否有差异,则只需考虑检查结果不一致的两种情况,即 b 和 c。而 b 和 c 两个格子的理论频数为 $\frac{b+c}{2}$。

根据配对设计 χ^2 检验统计量计算公式,

$$\chi^2 = \sum \frac{(A-T)^2}{T} = \frac{\left(b - \frac{b+c}{2}\right)^2}{\frac{b+c}{2}} + \frac{\left(c - \frac{b+c}{2}\right)^2}{\frac{b+c}{2}} = \frac{(b-c)^2}{(b+c)} = 8.18$$

相对自由度 $\nu =$(行数-1)$\times$(列数-1)$=1$

3. 确定 P 值,做出推断结论　查卡方界值表,找到相对自由度 $\nu = 1$,$\alpha = 0.05$ 所对应的界值,即 $\chi^2_{0.05,1} = 3.84$,由于 $\chi^2_{0.05,1} < \chi^2$,故 $P < 0.05$,在 α 取 0.05 水准上拒绝 H_0 假设,接受 H_1 假设,差异有统计学意义,可以认为两种评估方法对筛查乳腺癌术后淋巴水肿相同。

同样需要注意的是配对设计的 χ^2 检验也需要进行公式的合理选择。

(1)如 $b+c \geqslant 40$ 时,选用 χ^2 检验的基本公式:$\chi^2 = \frac{(b-c)^2}{(b+c)}$。

(2)当 $b+c < 40$ 时,选用 χ^2 检验的连续性校正公式:$\chi^2 = \frac{(|b-c|-1)^2}{(b+c)}$。

(三)行×列联表 χ^2 检验

行×列联表 χ^2 检验,又称 $R \times C$ 列联表 χ^2 检验,用于多个样本率的比较,两个或以上构成比的比较。其基本数据有以下三种情况:①多个样本率的比较中,有 R 行 2 列,称作 $R \times 2$ 列联表 χ^2 检验;②两样本构成比的比较,有 2 行 C 列,称作 $2 \times C$ 列联表 χ^2 检验;③多个样本的构成比比较,有 R 行 C 列,称作 $R \times C$ 列联表 χ^2 检验。而正当 R 和 C 均等于 2 时,则是上面所介绍的四格表 χ^2 检验。下面举例说明行×列联表 χ^2 检验的假设检验过程。

例 8-6　比较三种不同治疗方法分别治疗 300 例乳腺癌患者术后淋巴水肿的疗效,观察结果如表 8-5 所示,判断三种不同疗法的有效率是否相同。

表 8-5　三种不同治疗方法治疗乳腺癌患者术后淋巴水肿的疗效

方法	有效	无效	治疗例数
A	60	40	100
B	70	30	100
C	80	20	100
合计	210	90	300

1. 建立假设检验,确定检验水准

H_0:三种评估方法对治疗乳腺癌术后淋巴水肿有效率相等。

H_1:三种治疗方法对治疗乳腺癌术后淋巴水肿有效率不全相等。

$\alpha = 0.05$

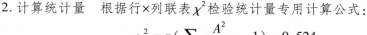

2. 计算统计量　根据行×列联表 χ^2 检验统计量专用计算公式：

$$\chi^2 = n\left(\sum \frac{A^2}{nRnc} - 1\right) = 9.524$$

相对自由度 $\nu = ($行数$-1) \times ($列数$-1) = 2$

3. 确定 P 值，做出推断结论　查卡方界值表，找到相对自由度 $\nu = 2$，$\alpha = 0.05$ 所对应的界值，即 $\chi^2_{0.05,2} = 5.99$，由于 $\chi^2_{0.05,1} < \chi^2$，故 $P < 0.05$，在 α 取 0.05 水准上拒绝 H_0 假设，接受 H_1 假设，差异有统计学意义，可以认为三种治疗方法对治疗乳腺癌术后淋巴水肿有效率有差别。

对于行×列联表 χ^2 检验的推断结论需要慎重，如果 $P < 0.05$，说明差异有统计学意义，可以说明三种治疗方法总体效率有差别，但不能认为三种治疗方法两两之间有差别，如需要继续判断两两之间有无差别，需要进一步通过样本率间的多重比较进行判断。但同时也需要注意，若要进行两两之间的比较不能通过直接运用四格表资料的 χ^2 检验进行，这会在一定程度上增加犯 I 类错误的概率。当然如何进行两两之间的比较，需要借助一定的专业统计知识实现。对于行×列联表 χ^2 检验要求各格子的理论频数不小于 1，且理论频数 $1 \leq T < 5$ 的格子数不超过总格子数的 1/5。若出现上述情况，需要考虑增加样本量，或根据专业知识改用 Fisher 确切概率法进行处理。

第四节　等级资料常用的统计学分析方法

一、统计描述

等级资料的统计描述可以用构成比指标进行表达，其具体的计算方法同计数资料。其要求资料符合按照某种性质的不同程度进行分组，呈现递增或递减的等级变化规律。

二、统计推断

等级资料的统计推断除了与计数资料类似使用 χ^2 检验外，还可以使用秩和检验，对于探讨两变量的相互关系还会用到 Spearman 相关分析。

(一) 秩和检验

非参数检验也是计数资料统计方法中常用到的统计分析类型。前面我们讨论的大部分统计方法都是基于总体分布为正态分布的前提下对参数进行的检验，即参数检验。而与之相对的为非参数检验，其可以不考虑总体的参数和总体的分布类型，主要针对总体的分布或分布位置进行检验，其既可以适用于等级资料，也可以适用于总体分布呈偏态或分布未知的计量资料。非参数检验方法相对于参数检验方法，其适应性强，但由于其主要针对总体的分布而非具体的参数值大小，在一定程度上会导致部分资料信息损失，会增加因抽样误差导致的统计错误的可能性，从而降低检验效率。故在进行资料具体分析时，还是需要根据资料的类型、资料的总体分布选择合适的统计推断方法，适合进行参数检验的资料，最好采用参数检验。

非参数检验中非常重要的一个概念为秩次，"秩"为顺序的意思，秩次即不考虑各观察值的具体大小,而将具体的观察值换算成相对的大小位次,通过统计各秩次所构成的秩次统计量的统计方法为秩和检验。简单地说,秩和检验就是建立在秩次和秩次统计量基础上常见的非参数检验方法。除了秩和检验外,χ^2检验也属于非参数检验的范畴。本节主要介绍两独立样本的 Wilcoxon W 秩和检验。

两独立样本的 Wilcoxon W 秩和检验适用于检验两样本所来自的总体的分布位置是否存在差异。两独立样本 Wilcoxon W 秩和检验的基本思想是:假设无效假设 H_0 假设成立,即两样本来自于同一样本总体,将两样本由小到大进行秩次排序,分别计算两样本的秩和,取较小样本量秩和作为检验统计量,从而比较该检验统计量与理论秩次之间有无差异。

例 8-7　24 例肺结核患者和 44 例健康人痰液结核杆菌数的测量值如表 8-6 所示,试比较两组人群痰液结核杆菌数有无差异。

表 8-6　两组人痰液结核杆菌数测量值

结核杆菌(1)	健康人(2)	患者(3)	秩范围(4)	平均秩次(5)	健康组秩次和(6)
-	11	5	1 ~ 16	8.5	93.5
+	3	16	17 ~ 35	26.0	78.0
++	10	18	36 ~ 63	44.5	445.0
+++	0	5	64 ~ 68	66.0	0.0
合计	24	44			$T_1 = 616.5$

1.建立假设检验,确定检验水准

H_0:健康人与患者痰液结核杆菌数总体分布相同。

H_1:健康人与患者痰液结核杆菌数总体分布不同。

$\alpha = 0.05$

2.计算统计量

(1)编秩次范围和平均秩次　两样本由小到大混合编秩,从 1 开始编排,属于不同组观察值取原秩次的平均秩次。如上表中,对结核杆菌阴性者共 16 例,即阴性组秩次的变化范围为 1 ~ 16;同样的,对于结核杆菌"+"组的秩次从 17 开始编排,加上"+"行对应的两列例数共 19 例,即该组的秩次范围为 17 ~ 35,依次类推。平均秩次为该组秩次首尾之和的平均数,即结核杆菌阴性组平均秩次为(1 + 16)/2 = 8.5。

(2)求秩和　对于等级资料秩和为较小样本的秩和,上表中健康组样本较小,其秩和为健康组行×平均秩次,如第一个秩次和为 11 × 8.5 = 93.5。

(3)确定检验统计量　当样本数为 5 ≤ n ≤ 50 时,可采用查 T 界值表,确定 P 值,如果 T 值在对应的界值表范围内,则可以判断 $P>0.05$,反之,则 $P < 0.05$。

当样本数大于 50 时,则采用正态似然法,计算 Z 值。

等级资料有其秩和检验的专用计算公式:

$$Z = \frac{[T - n_1(n_1 + n_2 + 1)]/2 - 0.5}{\sqrt{n_1 n_2 (n_1 + n_2 + 1)/12}}$$

公式中,T 取较小样本的秩和,n_1 和 n_2 为各组样本总数,N 为总样本数。本例中,样本数大于50,故选用专用计算公式,将对应的数值代入上述公式,可算得 $Z=-4.17$。

3.确定 P 值,做出推断结论　由于 $|Z|>2.58$,$P<0.01$,在 α 取 0.05 水准上拒绝 H_0 假设,接受 H_1 假设,差异有统计学意义,可以认为两人群结核杆菌数总体分布不同,患者组高于健康人群组。

(二)Spearman 相关分析

Spearman 相关分析适用于两变量均为等级资料时;两变量中一个为计量资料,一个为等级资料时;两计量资料不服从正态分布时。其与 Pearson 相关分析类似,也用相关系数 r 表示两变量间相关密切程度和相关方向,在此就不多赘述了。如探讨癌症患者心理困扰得分与文化程度的相关性,其中心理困扰得分可视为计量资料,而文化程度划分为小学及以下、初中、高中、大学及以上,为等级资料,故不符合 Pearson 相关分析的条件,因此采用 Spearman 相关分析,具体的步骤可用 SPSS 统计软件完成。

第五节　统计表和统计图

统计表和统计图在护理研究里应用较为普遍,是统计描述的重要方法之一。在整个研究的过程中,为突出数据的说服力,需要借助统计图表来直观地统计结果进行展示。因此,编制正确的统计图表有助于代替冗长的文字叙述,使表达更直观清晰,有利于读者阅读、计算与数据比较。

一、统计表

统计表是把统计资料和结果用表格的形式展示出来。广义的统计表包括护理研究中常用的调查表、统计分析表等,狭义的统计表仅指论文中使用的统计分析表。当然,统计表有其基本的绘制要求,并非直接把数据放入到表格里所形成。其要求表格重点突出,层次清晰,表达规范,文字线条从简。同时,也并非所有的数据都需要绘制统计表。因此,如何绘制及如何选用统计表是值得研究者注意的地方。

(一)统计表绘制要求

统计表由表题、标目(包含横标目和纵标目)、横线、数字及必要的文字说明和表注五部分组成。统计表常用三线表或四线表表示,其中表题、标目、横线及数字为统计表常见的必要组成部分,如表8-7 所示。

表8-7　新药组和对照组治疗疗效比较

组别	有效	无效	合计
新药组	55	15	70
对照组	20	10	30
合计	75	25	100

两组比较:$\chi^2=1.587$,$P=0.208$

1.表题　表题为统计表的名称,常常同表格编号同时出现,置于表的上方正中,一般要求不超过 20 个字,要求能概括说明表的内容、地点与时间。对于一张表,可以不标注编号,用"附表"代替,对于多张表格,在标题前需加上序号以方便引用。如表格中所有数据的度量衡单位一致,可将单位放在表格右上面,而不需在每个数据后面标注相应的度量衡单位。

2.标目　标目用于说明表格中每行和每列数字所代表的意义,标目由横标目和纵标目组成。一般情况下,描述指被研究的事物(即表格标题的主语),如上标中的组别,一般置于表的左侧上角作为横标目;说明主语的各项统计指标(即表格标题的谓语),如表中的"有效"和"无效",一般置于表的右侧作为纵标目。需要时表格的横标目下面和纵标目右侧可设有合计项。

3.数字　表内数字用阿拉伯数字表示,注意小数点位数的统一。表内不留空项,数字零用"0"表示,无数字用"–"表示,数据缺失用"…"表示。对于无数字或数据缺失,最好在表格下方用备注的形式说明。

4.线条　统计表有自己的规范要求,要求表内除横线外不能有其他的竖线和斜线等。一般为三线表,即顶线、分隔线和底线。对于有合计项的横标目可以添加横线将合计分隔开,即构成四线表。

5.表注　表注为统计表中非必要组成部分,一般不列入表内,必要时可在表内用"＊"等符号标出,并在表的下方进行注释说明。对于用统计表展示统计分析结果时,如我们常用"＊"符号表示数据有无统计学意义,须注意区分。

6.统计表常见错误与改正　下面举以绘制不当例子(表 8-8),分析问题并加以修改。

表 8-8　1 330 例头面部良性肿瘤、恶性肿瘤的病变例数和百分比

病变性质			例数		百分比/%	
肿瘤	良性		772		58.05	
	恶性	癌	328	1 330	41.95	100.00
		肉瘤	211			
		其他	19	558		
总计			1 330		100.00	

经观察,此表错误之处在于:①标题字数较多;②线条过多,使用了竖线;③层次不清;④进行了两次重复合计。

对于一个表格要求做到清晰性、自明性,其主要目的在于更直观地展示我们所需要展示的内容,而不是更为复杂化,经修改如表 8-9 所示。

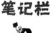

表 8-9　头面部肿瘤构成情况

病变性质	例数	构成比（%）
良性肿瘤	772	58.05
恶性肿瘤 *	558	41.95
合计	1 330	100.00

* 恶性肿瘤中癌症为 328 例，肉瘤为 211 例，其他为 19 例

当然，该表格的正确绘制方法并非唯一，也可根据需要分解为多个简单表。

（二）统计表分类

统计表根据研究事物的复杂程度，可以分为简单表和复合表。

1. 简单表　往往只有一个分组标志，是按一种特征分类的统计表，即主语按照一个标志进行排列。表 8-7 为简单表，横标目为主语（两种新药），纵标目常用具体的统计指标名称（此处为药物的效果），如发病率、死亡率等。每一行可用一个完整的句子进行表达，如第一行可读为新药组使用新药后有效人数为 55 例，无效人数为 15 例。

2. 复合表　往往有两个或两个以上分组标志，是将两种及以上的特征结合起来作为分组的标志的统计表，即主语按照多个标志进行排列。一般情况下，可将主要的指标作为横标目，其余作为纵标目。如表 8-10 所示，将医院分为两所结合起来，对甲乙两种药物使用疗效进行统计描述。对于复合表需要注意的是，若标目层次在 4 个及以上时，统计表会变得烦琐，难以直观地展示结果，因此可用简单表、文字等形式进行进一步描述。

表 8-10　甲乙两种药物在 A、B 两家医院使用的疗效

药物	A 医院			B 医院		
	有效	无效	合计	有效	无效	合计
甲	55	15	70	45	35	80
乙	20	10	30	30	10	40
合计	75	25	100	75	45	120

二、统计图

统计图是利用点的位置、线段的升降、直条的长短、面积的大小等几何图形将统计数据直观化、形象化地表达指标的大小、对比关系及变化趋势等。其目的是将研究对象的特征、变化趋势、分布等直观地表现出来，易于比较和理解。护理研究中常用的统计图有直条图、百分条图、圆图（饼图）、直方图、散点图、普通线图等。尽管统计图应用较广，但难以从图上直接获得确切的数据，不能完全取代统计表，所以常常伴有统计表出现。与统计表类似，统计图也有其自身的绘制要求和选用原则。

（一）统计图绘制要求

统计图与统计表类似,也具有几个重要的组成部分,如图题、标目;此外统计图还应有图域、图例和一定的刻度,如图8-5所示。值得注意的是,统计图的绘制必须要根据资料的性质、分析的目的进行恰当地选择和使用。

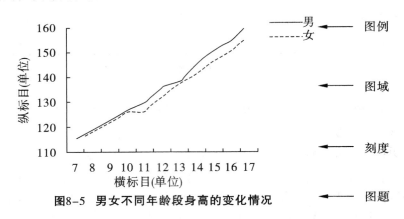

图8-5 男女不同年龄段身高的变化情况

1. 图题 统计图图题要求与统计表类似,有对应的图号和对图的内容说明的图题,不同之处在于统计图的图题放置在图的下方正中。对于一幅图,可以不标注编号,用"附图"代替,对于多幅统计图,在图题前需加上序号以方便引用。

2. 标目 标目也同样分为横标目和纵标目,分别代表统计图的横轴和纵轴,要求横轴与纵轴均应有对应的刻度和单位,并标明数值。横轴和纵轴的外侧还需用文字标明各自代表的含义,坐标轴平分。横轴从左到右、纵轴从下至上数值均由小到大。一般要求纵轴刻度从0开始(对数图、点图等除外)。

3. 图例 图例用于对统计图中的线条、颜色等不同事物进行注释,往往位于右上角或下方的横轴与图题之间。

4. 图域 图域即制图空间,除了圆图外,一般用直角坐标系第一象限的位置表示图域,或者用矩形框架表示。不同事物可用不同线条或颜色表示,图域上的高宽比习惯上为5∶7或7∶5。

5. 刻度 刻度即横轴与纵轴上的坐标,排列方法与直角坐标系的排法一致,刻度数值按照从小到大的顺序,一般用等距标明。

（二）统计图分类

绘制统计图时要根据资料的性质和分析的目的选择适当的统计图形。一般情况下,对于间断性的资料采用直条图、构成图等表示;对于连续性资料采用线图、直方图等表示。

1. 直条图 用等宽直条的长短来表示相互独立统计指标的数值大小,适用于相互独立的资料。根据分组因素可分为单式条图和复式条图。单式条图有一个统计指标,一个分组因素。如图8-6所示,三种不同类型的疾病相互独立,这也是其分组因素,而疾病患病率作为其统计指标构成了图8-6的单式条图;而复式条图有一个统计指标,两个或以上的分组因素,如图8-7所示存在两个分组因素,即性别和三种不同类型的疾病,其统计指标也为疾病的患病率,但该图为复式条图。

直条图要求纵轴尺度必须从"0"开始进行等距划分,各直条宽度相等,彼此间间隔与直条等宽或为直条宽度的一半。

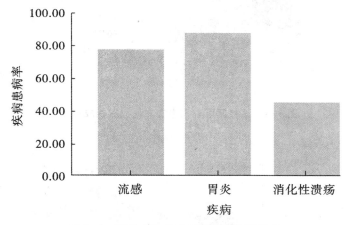

图8-6　某地3种常见疾病患病情况比较

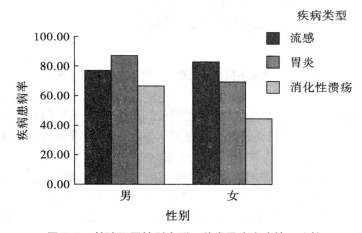

图8-7　某地不同性别人群3种常见病患病情况比较

2. 构成图　适用于构成比资料的描述,用面积描述分类资料中各变量所占比例。构成图中不同颜色所代表区域的面积总和为100%。常见的构成图有圆图(又称饼图)(图8-8)和百分条图(图8-9)。如图8-8,某社区冠心病患者文化程度构成情况,该图尽管未在图上标出不同文化程度所占比例,但大体可以发现,高中文化程度人群所占该研究对象人群的比例最大。图8-9中可以看出,某地区女性人群3种常见死因构成中,心脏病死因构成多于男性、恶性肿瘤和传染病死因低于男性等信息。

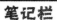

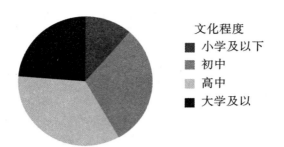

图 8-8 某社区冠心病患者文化程度构成情况

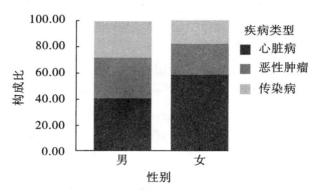

图 8-9 某地不同性别人群 3 种常见死因构成情况

3. 线图 线图适用于连续性资料,往往用线段的升降表示数值的变化,描述某一事物随另一事物发展的趋势、变迁情况或速度。常用线图有普通线图和半对数线图,这里主要介绍护理研究中较为常用的普通线图。

普通线图要求横轴和纵轴均为算术尺度的线图,反映事物变化的绝对差别。其中,横轴常常为时间等连续性变量,纵轴为统计的具体指标。纵轴刻度可以不从"0"开始,各测量值之间用直线而非曲线连接,如图 8-10 所示。普通线图也可分为单式线图和复式线图,同样也是根据分组因素进行划分的。

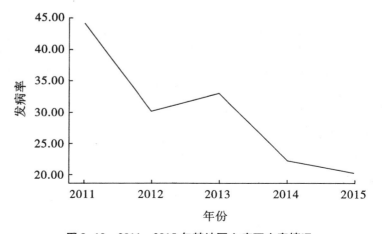

图 8-10 2011—2015 年某地冠心病死亡率情况

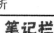

4. **直方图** 适用于连续变量的频数分布资料。横轴表示被观察的对象,纵轴表示频数或频率。直方图常用矩形面积代表各组频数或频率,各矩形面积总和即各组频数或频率的总和(图8-11)。其刻度必须要求从"0"开始,各矩形中,宽度为组距,高度为实际的频率或频数。

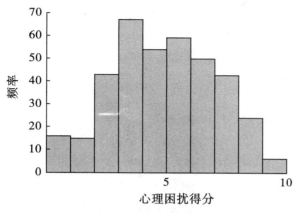

图8-11　380例癌症患者心理困扰得分分布

5. **散点图** 用点的密集程度和趋势来表示两种现象的直线相关关系,如用于表示年龄和身高的关系、肥胖与收缩压的关系等。散点图中横轴代表自变量,纵轴代表因变量,图中的每个点对应一个自变量和一个因变量;与线图不同的是,散点图的点与点之间不用直线相连接(图8-12)。散点图中横轴代表自变量,纵轴代表因变量,横轴与纵轴的起点不要求从刻度"0"开始。

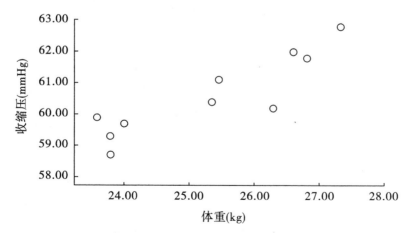

图8-12　8岁男孩体重与收缩压关系

(宋永霞)

笔记栏

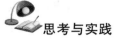**思考与实践**

1. 当你拿到一份调查数据时,你该如何完成该份统计数据的分析?

2. 统计图表由哪些要素组成,如何进行统计图的选择?

3. 反映某地2006—2016年因传染病死亡率资料的变化情况,请问应选什么统计图进行描述较为合适?

4. 定量资料的集中趋势和离散趋势的描述指标分别有哪些? 对于不同类型的资料该如何进行统计描述指标的选择?

SPSS统计分析软件的应用

第九章
影响科研质量的相关因素

在科学研究的过程中,研究对象、研究条件的差异性,研究者的主观性都可能会影响科研的质量。如何认识、分析影响科研质量的因素,避免或排除它们对研究工作的干扰,确保研究结果的真实与可靠是非常重要的。本章将重点阐述影响科研质量的相关因素及其相应的质量控制方法。

第一节　偏　倚

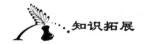
知识拓展

　　《纽约客》资深影评人宝琳·凯尔(Pauline Kael)据称其曾经在理查德·尼克松(Richard Nixon)当选美国总统后评论:"尼克松不可能赢了竞选,我认识的人里面没一个投了他。"这句话很有可能是杜撰的,但却很好地说明了糟糕的样本(一群自由派朋友)会如何给更大的群体带来错误的偏见(全美国的投票结果)。而这也引出了我们应该问自己的问题:如何选择评估样本?如果要接受评估的群体的每一个成员没有均等的机会入选样本,那么最终得出的结论就将会有偏颇。以爱荷华州的民意测验为例,这是美国总统竞选中的一项惯例,在总统大选年的8月,也就是正式投票的前1个月,共和党的候选人会来到爱荷华州的埃姆斯市(Ames)笼络选民,选民每个人支付30美元投上一票以参与表决。爱荷华州的民意测验结果并不能告诉我们共和党候选人的未来(该调查的预测在过去5次大选中只说对了3次共和党提名候选人的结果)。为什么?因为支付30美元投票参与这项民意测验的爱荷华州共和党选民跟爱荷华州的其他共和党选民不同,而爱荷华州的共和党选民又跟美国其他地区的共和党选民不同。

在护理科学研究中常因为观察研究方法自身的问题,导致研究者的观察结果偏离真实的情况,造成误差。误差泛指收集的原始数据及其统计指标与真实情况之间的差别。误差最常见的两种基本类型为系统误差和随机误差。系统误差产生的原因有以下几个方面:①受试者,即抽样不均匀、分配不随机或观察单位本身变化所致;②研究者,比如在研究中研究者带有暗示性的引导或是研究过程中因为个人技术偏差所致;③仪器设备,因仪器设备校正有误、出现故障或操作不当所致;④外环境的非实验性因素,如气候、地理等。上述因素使得观察值通常不是分散在真实值两侧,而是有系统性、方向性或周期性地偏离真实值,因此称为偏倚或系统误差。偏倚可以发生在研究设计、实施、分析以至推理的各个阶段,加大样本量并不能使之减少。只有深入研究,才能了解、认识各类偏倚,以便在研究的过程中通过正确的实验设计、严谨的技术措施尽可能控制、减小甚至消除偏倚,从而保证研究结果的真实性。

一、偏倚的基本概念

偏倚亦称系统误差,是指流行病学研究的设计、实施、数据分析等各个环节中发生的系统误差及解释结果的片面性。它不是由随机抽样引起的,而是由某些不能准确定量但较为恒定的非处理因素所致。在医学研究中,由于未对某些不能准确定量但较为恒定的非处理因素加以控制,从而使这些非处理因素对实验结果产生影响,导致研究结果与真实值之间产生误差,即系统误差。它可使调查结果偏离总体的真值,降低研究结果的真实性。与随机误差不同的是,系统误差的大小取决于研究的方法和具体条件;系统误差的方向取决于测量值与真实值比较的大小,测量值大于真实值为正偏倚,反之则为负偏倚。偏倚是一种错误,是可以减少或避免的。偏倚造成的是有方向性的偏离,如果是点估计,偏倚造成系统性的偏高或偏低;如果是组间比较,偏倚造成的是系统性的偏阳或偏阴。

二、偏倚的类型

偏倚作为一种系统误差,可以采取措施进行相应的控制,但是不能完全避免。由于临床研究的对象是人,影响因素多且复杂,难以完全控制,故临床研究特别容易产生偏倚。1946 年 Berkson 证实了采用医院患者作为研究对象的病例对照研究容易遭受潜在的选择偏倚,这种偏倚来自于患者入院机会同患者的多种状况有关联,又称为Berkson 偏倚,是最著名的早期偏倚研究。1976 年 Miettinen 对偏倚的定义进行了详细的讨论,并制定了分类框架,这就是后来被大量研究者接受的选择偏倚、信息偏倚和混杂偏倚三类,它们分别产生于实验的设计阶段、测量阶段和分析阶段。例如,某进口西药与某中药治疗冠心病,结果显示西药组疗效优于中药组。分析如下:①选择偏倚,如果西药组比中药组病情轻,分组导致两组疗效的差异;②依从偏倚,如西药服用剂量小,且无特殊味道,研究对象比"中药组"能按时服用,导致两组疗效差异;③信息偏倚,西药是新药,中药是老药,医生和患者都倾向认为新的西药疗效好,导致在观察和测量疗效时,因主观因素造成偏倚;④混杂偏倚,西药组的研究对象多为青壮年,而中药组的研究对象多为老年人,而年龄与冠心病及疗效有密切联系。

（一）选择偏倚

选择偏倚出现于研究设计阶段，是指在临床实验中，由于对实验对象或观察指标的选取方式不当，研究者对受试对象的纳入和排除标准不明确，使研究开始时两组研究对象就存在除研究因素以外的其他因素分布的不均衡性，进而导致被选受试对象的个体由于不具有代表性而产生的偏倚。研究设计上的缺陷是选择偏倚的主要来源，在确定研究对象时表现得最为突出。常见的情况是在研究开始时实验组和对照组就存在着除诊疗措施以外的差异，而缺乏可比性。例如，研究对象采用志愿者、方便样本，或者研究对象无应答、失访等情况，这种偏倚使得从样本得到的结果在推广到总体时出现系统的偏差。由于医学研究一般不可能包括所有的患病或暴露个体，必须选取样本来进行研究。所以在研究的过程中一定要采取严谨的预防措施来控制偏倚的发生。常见的选择偏倚有下列几种：

1. 入选偏倚　在临床实验中，根据实验的目的，可考虑病型、病期、病情程度等因素以制定具体的、统一的纳入标准，纳入合格的研究对象。研究者如果对临床实验方案的入选标准规定得不够具体明确，研究者不能按规定的入选标准纳入合格的受试者，因而使得两组入选的实验对象不尽相同，或是即使在同一组的患者，也不具有同质性，这时便会产生入选偏倚。所以，研究者要在临床实验前根据制定的研究对象纳入标准，对研究对象的条件进行认真核实，以减少入选偏倚的发生。

2. 排除偏倚　在临床实验中，有时需要根据实验目的，考虑研究对象的年龄、病情程度、病程、并发症、妇女特殊生理期、过敏史、治疗史、鉴别诊断等方面的因素具体制定统一的排除标准，排除不合格的研究对象。如果排除标准规定得不够具体明确，研究者不能按统一标准排除不合格研究对象，使得两组的研究对象排除不相同而引起误差，这样就可能出现排除偏倚。因此，研究者要在临床实验前根据制定的排除标准，对研究对象的条件进行认真核实，以减少排除偏倚的发生。

例如，在一项抗高血压药利舍平与乳腺癌关联的研究显示两者存在因果关系。在考察病例选择方法时发现，对照组排除了心血管疾病的患者，而病例组并未排除，结果产生了排除偏倚，导致利舍平与乳腺癌的虚假联系。在之后的另一项研究中，避免了排除对象的不一致性，结果证明利舍平与乳腺癌并无因果关联。

3. 分组不均衡性偏倚　在临床实验中，如果不采用随机化方法分配研究对象，有些可影响研究对象的因素在组间常常无法得到均衡；或采用简单随机化方法将研究对象进行分组，在研究对象例数较少时，两组的有关基线特征就不一定均衡，从而可能带来分组不均衡性偏倚。为了解决这一问题，减少或避免分组不均衡性偏倚，除了可以增加研究对象例数外，还有一种最常用的解决办法就是采用分层区组随机化方法。

4. 非同期对照偏倚　随着医学的发展，疾病的定义、诊断标准、临床表现、治疗方法，以及疾病的危险因素均会随着时间的推移而发生变化。临床实验一般要求进行同期对照，但有时候观察病例较多，观察时间较长，从而出现非同期对照研究，它们之间的不可比性就会产生偏倚，称为非同期对照偏倚。这时要特别注意比较资料之间是否具有可比性。通常由于不同时期的资料中研究对象的条件、环境等很难保持一致，可比性差，进而产生非同期对照偏倚。但是，如果某种疾病（如肿瘤）治疗过程中的非处理因素（如生活条件、心理、一般药物治疗）不易影响它的疗效，且误诊率低，评价疗效的指标（如生存率、病死率）相当稳定，非同期对照的结论还是可取的。既往在评价链毒素治疗粟粒型肺结核的疗效时,就是以非同期对照为依据的。

例如,当前用口服红霉素治疗猩红热,其治愈率优于40年前青霉素等的综合治疗,并发症也少。然而,并非红霉素的疗效真正优于青霉素,而是因为猩红热的病原体(乙型溶血性链球菌)的毒力减弱,患者病情也随之减轻,并发症亦减少导致的。不考虑不同时期疾病的变化,直接进行比较,会因非同期对照偏倚而影响结果的真实性。

选择偏倚影响着描述性研究和分析性研究的结果,故选择偏倚又可分为描述性研究的选择偏倚和分析性研究的选择偏倚。

描述性研究的选择偏倚主要体现在样本对总体的代表性上,如果不采用随机抽样,而是使用方便抽样获取的样本或某些特定群体(志愿者、网络使用者等),造成外部效度(外推)受限,即为描述性研究的选择偏倚。控制方法主要是尽量采用随机抽样、避免样本选取的偏向、对特定群体的研究结果在外推上要更加谨慎等。

分析性研究的选择偏倚主要体现在研究对象纳入、排除、不参与(对象不同意)或失访等与研究暴露或处理因素存在关联,由此增大或减少暴露与疾病、处理与效应的关联,导致效应估计的偏倚。因此,需要仔细分析研究对象的各种选取(进出)环节是否同研究暴露或处理因素有关,从而估计有无选择偏倚和偏倚的方向或大致程度。根据选取具体环节(入院、检出、排除、无应答或失访等)或已选取人群的具体特征(志愿者、健康工人或现患病例等),选择偏倚可以有许多具体名称,如入院偏倚、失访偏倚或志愿者偏倚等。确定有无选择偏倚的关键,在于把握选取环节或已入选对象,是否存在人为增大或减少研究因素与结局的关联程度。例如,在临床基础的病例对照研究中,有暴露史的病例比有暴露史的对照更容易入院,从而造成高估的暴露比值比(入院偏倚);在选用较多长病程病例的病例对照研究中,由于病例患病后暴露情况可能发生改变(如冠心病患者多吃低胆固醇食物等),从而造成低估的暴露比值比(现患病例偏倚);病例由于暴露而增加了被检出的机会(如服用雌激素的子宫内膜癌病例容易出血而就医检查),而未暴露的病例被检出的机会较小,导致病例暴露比例高估(检出偏倚)。

(二)测量偏倚

测量偏倚又称信息偏倚或观察偏倚,是指在对研究对象的观察或测量阶段,由于研究者和受试对象的主客观原因,例如,因为测量或资料收集方法的问题,使得获取的资料存在系统误差,进而导致实验效应指标观察和测量产生偏倚。测量偏倚可来自于研究对象、研究者本身,也可来自于测量的仪器、设备、方法等。其常见原因有以下几个方面:①沾染,即对照组也采取了处理措施,使干预组与对照组之间的差异缩小;②受试对象由于各种因素而产生的不依从性;③某些非处理因素的干扰;④失访,即受试对象在实验中途退出;⑤检查结果与诊断结果不一致;⑥研究者观察记录有误。⑦研究方法(如实验测定方法)、仪器设备等存在缺陷,不精确、不准确;⑧收集信息资料人员的不一致性或不同组间采用不同的方法。

临床实验中的测量性偏倚可分为以下几种:

1.调查偏倚　是在调查实验组与对照组时,由于两组的调查环境与条件不相同,也可能是调查人员的质量不高或调查人员的询问态度、方式不一,对研究对象有差异性地收集信息,从而造成对资料的收集和记录的误差,这种偏倚称为调查偏倚。例如,调查者不明确的问题;调查者知道研究假设后,有意无意地对病例组更深入详细地询问,甚至给出一些引导性的提示,调查者过于热心或冷淡的态度都会对研究结果产生影响;实验组和对照组由不同的研究者进行调查,其调查方法和质量就有可能产生差异,从而发生调查偏倚。如果研究可能存在此种偏倚,则有必要对观察者采用盲法来获取资料。

2. 回忆偏倚 是指研究对象在回忆以往发生的事情或经历时,由于在准确性和完整性上的差异所致的系统误差。凡涉及需要回忆的调查内容,但又不能提供相关的可靠的文字记录时就有可能发生。其产生与以下原因有关:①调查的事件或因素发生的频率很低,未给研究对象留下深刻印象而被遗忘;②调查事件是很久以前发生的事情,研究对象记忆模糊、遗忘;③研究对象对调查内容或事件关心程度不同,因而回忆的认真程度有异。有严重疾病的观察组成员可能回忆仔细(特别是当怀疑某因素与某病有关时,如吸烟、被动吸烟与某些癌症的关系,口服避孕药与下肢血栓性静脉炎的关系等),家属也会提供线索,夸大了暴露情况。而没有病的对照组成员对调查不够重视,可能不会清楚地记得暴露情况,因为那对他们没多大意义或不重要,进而产生不准确的回忆。但当研究者屡次提醒对照组的研究对象是否有这些因素时,就会诱导其回答,进而产生偏倚。

例如,1956 年 Stewart 发表的幼儿白血病与母孕期接受 X 射线照射的病例对照研究(表9-1)。

表9-1 白血病患儿的母亲孕期 X 线照射史比较

	X 射线照射腹部			X 射线照射其他部位		
	病例	对照	病例占对照的比例	病例	对照	病例占对照的比例
婚后至本次怀孕前	109	121	0.90	213	184	1.16
本次怀孕	178	93	1.91	117	100	1.17

结果显示:多数白血病患儿的母亲孕期接受 X 射线照射的比例大于正常儿母亲,以 X 射线检查腹部和骨盆的差别最明显。因此,认为幼儿白血病与母孕期接受 X 射线照射有关。但是,有学者认为上述两组妇女孕期 X 射线照射史可能不同,不能排除两组妇女回忆上的差异。幼儿患白血病/死亡给母亲心理带来创伤,调查时她们会比较认真地回忆孕期各方面的情况,常带有主观性。对照组母亲则无上述经历,可能漫不经心地回忆,于是回忆偏倚就使幼儿白血病与母孕期 X 射线照射的关联被人为地夸大。临床实践表明,询问患者既往病史时,回答的真实性和完整性随发病时间与调查时间的时间间隔加大而降低。

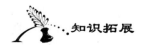

知识拓展

追踪研究之所以比横向研究更可靠,原因之一就在于避免了回忆偏倚。在追踪研究里,数据是同时采集的。在 5 岁的时候,参与者会被问及他对学校的态度。然后,再过 13 年,我们可以重访参与者,看他是否高中辍学。而在横向研究中,所有的数据都在同一时间点采集,研究者必须询问 18 岁的高中辍学生 5 岁时对学校有何看法,而这一信息固然是不怎么可靠的。

3.无应答偏倚 即研究对象对研究内容产生不同的反映而造成的偏倚。如用通信方式调查吸烟情况,不吸烟者与吸烟者的应答率可以悬殊。无应答者的暴露或患病状况与应答者可能不同。如果无应答者比例较高,则使以有应答者为对象的研究结果可能存在严重偏倚。所以在研究报告中必须如实说明应答率,并评价其对结果可能造成的影响。与一部分人无应答相反的情况是有一部分人特别乐意或自愿接受调查或测试,这些人往往是比较关心自身健康或自觉有某种疾病,而想得到检查机会的人,他们的特征或经历不能代表目标人群。由此造成的偏倚称为志愿者偏倚。

例如,Taylor 于 1966 年报道了一项研究。调查了美国西北部铁路系统工作的男职工冠心病的患病分布情况。占规定年龄组的 73.6% 的职员和 58.2% 的扳道工参加该项目,其他都不愿意参加。结果显示,职员冠心病的现患率为 43%,扳道工为 24%。二者的差异有统计学意义。6 年后,重新检查上述员工,包括死亡者的死因,同时得到了 6 年前参加和未参加冠心病患病率调查研究项目的员工健康资料。结果表明,职员和扳道工冠心病现患率无差异。上次调查时部分患冠心病的扳道工因害怕由于疾病被解雇而未参加,因此证明职员与扳道工冠心病现患率的差异是由于无应答偏倚所致的。无应答的原因多种多样,年龄大、文化水平低者应答率低。国外有学者报道在一次医师的信访调查中,年龄大于 65 岁的医师无应答率为 20%。城市居民应答率高于农村居民,关心个人健康者应答高于对自己健康不重视或躯体及精神状况不佳者。不同疾病无应答偏倚不同,尘肺现患率在最愿意接受检查的人中较高,结核病现患率则在不愿意接受检查的人中较高。关于应答率的标准,Alderson 认为应答率要超过 90%,Sackett 提出应答率不应低于 80%,公认的应答率最低限是 80%。

4.实验条件偏倚 由于临床实验时没有制定和(或)执行标准操作规程,临床实验的场所、条件、测定仪器、测定方法、试剂的不同,或研究者的操作和判断水平不统一对实验结果产生影响,造成的误差称为实验条件偏倚。

5.临床资料遗漏偏倚 由于临床资料正常、阴性、未测量或测量未做记录所造成的临床资料遗漏与完整的临床资料之间存在系统的差异,影响研究结论的正确推导,这种偏倚称为临床资料遗漏偏倚。例如,在统计分析病历资料时,未发现某项内容,因而导致了此类误差。

6.不接受测量偏倚 由于临床实验中采用的测量方法会对研究对象造成损伤、羞辱、侵犯个人权利和隐私,则研究对象逃避和拒绝检查,若这种情况在病例组和对照组发生不均衡,则会产生不接受测量偏倚,影响结果的真实性。

7.失访偏倚 在临床实验过程中,经常会有研究对象失去联系从而造成失访。失访原因可能有多方面的:一是治疗效果不理想或副作用或使用不方便造成的受试者不愿意继续治疗;二是研究对象病情变化,到别的医院治疗;三是研究对象已经迁走或痊愈。尤其是在观察时间较长的临床实验中,有的受试者因各种原因而退出观察行列,这样最后观察结果的人数明显少于开始进入观察的人数。由于失访而出现的偏倚称为失访偏倚。由于各组失访人数、原因、特征不尽相同,仅从完成实验的研究对象的结局推导结论,无法保证结论的真实性。

8.期望偏倚　期望偏倚主要来源于研究者。当临床实验不是采用双盲法观察时尤其容易出现。研究者的主观愿望造成评价偏向自己意想的结果。这种主观愿望影响了收集材料、记录实验数据和实验现象以至结果解释的真实性,从而产生期望偏倚。期望偏倚也可来自研究对象。

由于流行病学研究中的暴露或疾病多为分类测量,所以信息偏倚有时又可称为错分偏倚。如果暴露或疾病的错误分类同研究分组无关,即在各比较组间不存在差异,称为无差异性错分。它在大多数情况下模糊了研究组间的差异,一般使研究效应的估计值偏低(趋近于无效值或无关联);如果暴露或疾病的错误分类同研究分组有关,即在各比较组间存在差异,称为差异性错分。由于错误分类在组间存在差异的偏向可能不同,所以它会高估或低估研究效应值。

为了减少错误分类以及改善测量的准确性,应尽可能采用盲法调查(调查者不知道研究对象是病例还是对照),尽量采用客观指标或记录方式,以及利用其他来源的信息辅助核查。另外,研究者们正在越来越多地使用生物学标记物,以测量易感性、生物学效应(剂量)等。

(三)混杂偏倚

混杂的本来含义是"混合掺杂",这里是指暴露因素对疾病的独立效应与混杂因素的效应混在一起,造成对暴露因素效应的估计偏倚。混杂偏倚是指观察结果时,由于一个或多个既与疾病有关,又与暴露因素相关的外部因素的影响,使得暴露因素与疾病发生的相关(关联)程度受到其他因素的歪曲或干扰而被夸大或缩小,从而产生的偏倚称为混杂偏倚或混淆偏倚。在研究某一处理因素与疾病之间是否存在联系时,应充分考虑非处理因素的干扰,若非处理因素为研究中的病因或危险因素,同时又与所研究的处理因素有联系,则这个非处理因素称为混杂因素或混杂变量。即导致混杂发生的因素,包括年龄、性别、种族、职业等指标。它是疾病的危险或保护因素,并且与研究的暴露因素存在相关,它不是研究设计的缺陷,而是发生在研究的分析阶段,与选择偏倚和信息偏倚不同的是,选择偏倚和信息偏倚一旦产生则难以消除其影响,而混杂偏倚产生后,可以在一定条件下,在研究分析阶段进行判定和纠正。混杂偏倚常发生在资料分析阶段,常由于影响实验结果的非处理因素在各对比组中分配不均匀但未采取相应校正措施而引起的偏倚。比如疾病的转归除了药物的治疗作用外,还与疾病的自然过程、辅助治疗及患者的体质因素等有关。如果只注意干预措施与疾病之间的联系,而忽略了其他因素在各对比组中的均衡问题,就会发生混杂偏倚而容易导出错误的结论。例如,在比较两种治疗方法的有效率时,甲组为38%,乙组为62%,似乎乙组优于甲组。按患者病情轻重分层分析时,发现在同一病情下的两组有效率相同,这是由于两组不同病情患者的比例不等,导致了合计有效率的差别。因此,患者入组时的病情程度也是一个混杂因素。再如,吸烟与年龄都是肺癌的危险因素,两者相互独立,同时,吸烟与年龄间存在明显相关性,此时,年龄很可能成为混杂因素。

混杂因素的特征:①必须是所研究疾病的独立危险因子;②必须与研究因素(暴露因素)有统计学联系;③一定不是研究因素与研究疾病因果链上的中间变量。

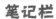

笔记栏

混杂偏倚产生的原因:对混杂(淆)因子认识不清,或未采取有效的控制措施。

混杂偏倚的判定原则:比较混杂因素调控前后的暴露因素效应估计值,如果存在专业上有意义的差异(注意不是统计学的显著性差异),则认为产生了混杂偏倚。

三、偏倚的控制方法

1. 选择偏倚的控制措施 ①进行严密的研究设计,了解实验的各个环节,在临床实验设计阶段能正确预见或估计整个研究过程可能出现的偏倚,以便完善设计并采取适当的措施,减少或防止各种选择偏倚的产生。②根据研究目的,严格掌握研究对象纳入和排除的各个环节,注意纳入对象的代表性,避免有问题的选取方式。③正确设立实验组和对照组,尽可能使实验组和对照组的研究对象所受的非影响因素保持平衡。④在临床实验实施阶段,要严格按照研究方案制定的纳入标准选取相应的研究对象。对临床研究对象要随机分组,必要时采用分层随机分组,尽量使各组间除处理因素不同外,其他的相关条件和非处理因素保持均衡,使其两组的主要基线特征具有可比性。⑤研究中尽量取得研究对象的合作,以获得尽可能高的应答率和随访率,减少无应答和失访。

2. 测量偏倚的控制措施 ①采用盲法收集资料,主要为避免调查者与被调查者主观因素所产生的影响,临床实验常用双盲法防止测量偏倚的产生。②标准化法,研究者对拟进行的研究要事先制定详细、客观、统一、广泛的资料收集方法和严格的质量控制方法,在研究中认真执行,并不断完善。同时,还要培养专职或兼职的研究人员,使调查方法统一、规范,并且保证其研究过程的一致性,反复测量。③尽量采用客观指标(如设计统一而明确的调查表,对调查内容或测量指标规定明确客观的标准)、操作程序要标准化、不断进行仪器校正等,加强检测的质量控制(如调查员签名、复查等)。④与研究对象取得合作,提高其依从性,以减少无应答、失访的发生。⑤其他:严肃认真、实事求是的科学态度,必要情况下可设立虚变量等。

3. 混杂偏倚的控制措施 要较好地控制混杂偏倚,首先可按预期的重要混杂因素进行分层随机设计,实验过程中严格执行随机化方案,使潜在的混杂因素在各组分布均衡。在统计分析时应将重要的混杂因素进行分层分析或作为协变量分析,提高统计检验效能。

混杂偏倚在设计阶段可以通过配比、随机化分配或限制进入(选择混杂因素的某个层的对象)等方法来控制。①限制:针对某一或某些可能的混杂因素,在设计时对研究对象的入选条件予以限制,使某些可能产生混杂作用的变量不进入研究。如比较45～50岁组妇女口服避孕药与乳腺癌发病的关系,就是通过限制年龄范围来控制其混杂作用。②匹配:是指在选择研究对象时,使各组间在一个或多个潜在的混杂因素上相同或接近,从而消除混杂因素对研究结果的影响。即对照组常见的混杂因素分布与实验组相同。③随机化分组:指严格遵循随机化分组的原则,使各组间的非处理因素保持均衡,防止产生混杂偏倚。

在统计分析阶段可采用标准化率分析、分层分析和多变量分析等来控制。①分层分析:将研究资料按照混杂因素分层,若各层间研究因素与疾病之间的联系一致,可用Mantel-Haenszel分层分析方法进行分析,得到将该混杂因素调整后的效应估计值。例如,在研究吸烟与冠心病关系时,采用病例对照研究,年龄、性别可能是混杂因素,可采用年龄大于或小于 60 岁分层比较,也可以采用男女性别分层比较。②多因素分析:如果需控制的混杂因素较多,往往受样本量的影响,分层分析常不适用。在这种情况下,由于多因素分析法可以平衡多个混杂因素且可以是连续变量、可以估计混杂因素的相互作用、减少样本量、决定危险因素或预后因素的相对比重,故可应用其予以控制,如多元协方差分析、Logistic 回归分析等。③标准化法:当两个率进行比较时,如果两组内部构成存在差别足以影响结论,需要标准化或校正。

第二节　机　遇

一、机遇的概述

1. 机遇的概念　机遇又称随机误差,其广义为概率,是指某一事件出现的可能性。狭义是指在抽样研究中,对于一个假定完全避免了偏倚的样本做观察时,所得到的结果仍会与真实情况有一定差异,这是由于来自于测量过程本身或生物学变异所产生的随机变异造成的,这种单纯由于机会引起的差异称为机遇。换言之,机遇是某种结局可能出现的概率,而非观察本身的原因引起的,与系统误差的性质不同,其属于随机误差的内容。一般通过对实验数据进行正确的统计学处理来估计机遇对研究结果的影响。

2. 机遇的特点　机遇引起的误差可偏高也可偏低,可为正性也可为负性,故又叫作随机误差。随机误差是不可避免的,主要影响结果的真实性和可靠性。它存在于研究的抽样、分组、测量等多个环节,可以通过扩大样本含量使其减少,但不可能完全消除,且随机误差无方向性。

3. 影响机遇发生的主要因素　①样本数量的大小是最主要的影响因素;②观察对象个体间的差异性;③研究因素效应值即最终结果的差异大小;④所允许的 α 与 β 值的大小,即对犯Ⅰ型错误和Ⅱ型错误的容许范围。

4. 控制机遇发生的方法　机遇的测量与控制完善的研究设计和科学合理的统计分析是控制机遇发生的主要方法。机遇是抽样研究所固有的,无法彻底避免与消除,但在随机抽样的前提下,机遇所致的随机误差是有一定规律性的,而医学统计学就是专门研究其规律性的一门学科,其中的核心内容就是教人们用统计学方法对研究中的随机误差及其影响大小进行判定与测量。

二、机遇与偏倚的关系

机遇与偏倚反映了一项研究或测量结果的两方面:精确性(随机误差)和真实性(系统误差)(图 9-1)。

机遇与偏倚都影响结果的真实性和重复性,可出现在任何研究的任何阶段,二者可同时存在。机遇是由随机抽样产生的,没有固定方向和大小,一般呈正态分布。不可避免,但是可以通过扩大样本量、改进抽样方法和采取相应的统计方法予以估计和评价;偏倚又称为系统误差,是指随机误差以外的误差,可发生于流行病学研究设计、实施、分析以及推论的各个阶段。是因为研究对象的选择方法和收集信息的方法不当以及一些混杂因素的存在而产生。偏倚有固定大小和方向,可通过严格的设计、测量、分析进行控制。

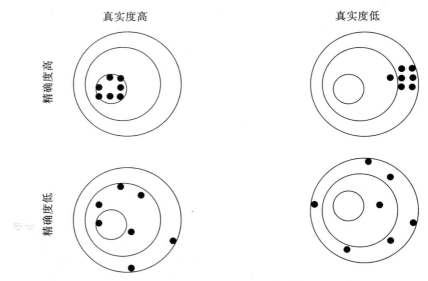

图9-1 机遇与偏倚的关系

例9-1 对两种药物疗效进行比较时,在两种不同情况下面,分别产生两种误差:①由于甲药是一种新药,研究者将病情较轻的多分配为服用甲药,而将病情重的多分配为服用乙药,虽然发现甲药疗效优于乙药,但实际上两药的疗效可能并无差别。此实验结果的差异是由人为原因造成的。②假设甲药的实际治愈率为90%,虽严格执行了随机抽样,但由于抽样的偶然性,使实验的治愈率并不刚好等于90%。此实验结果的差异是由于机遇所造成的。

例9-2 用血压计和动脉内套管测量某人血压所产生的偏倚和机遇的关系(图9-2)。

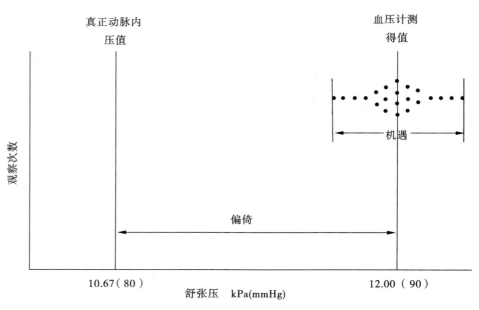

图9-2 偏倚和机遇的关系

该图表明采用动脉内插管所测量的血压的确是血压的真实值,但不可能在常规医疗中采用,因此采用血压计测量血压。当采用血压计多次测量体表血压时,尽管血压计和测量方法没有错误,但难以获得完全一致的结果,这就是随机误差的影响。

第三节　依从性

一、依从性的概述

依从性指临床研究中,患者对实验措施的接受和执行程度,是影响临床研究结果质量的因素之一。依从性既包括研究开始患者是否同意合作,也包括研究过程中患者的合作,即依从性贯穿于研究的始末。由于临床研究的主要对象是人,而人总会由于各种原因而影响其依从性。例如,在口服药物时,患者常由于各种原因不能定时、定量、定方式地服药,某些患者甚至忘记服药或拒绝服药,某些患者自觉病情好转,未经研究者同意而擅自减量或停药。这些情况都会影响实验结果,若不提高患者依从性,可能导致研究产生错误的结论。因此,研究者在实验前后及实验中应加强与患者沟通,鼓励患者多问,并对患者进行教育,使其了解研究目的、过程、注意事项等情况,从而提高其依从性。此外,还须加强监督管理制度,以确保患者的依从性。

患者对规定执行的医疗护理或科研的实验措施,接受和服从的程度影响着依从性的强弱。影响依从性的因素有两种,即服从者的内部原因:医学知识和文化素养;外部原因:医务人员的水平、医德医风、医疗条件和社会经济环境。依从性好坏是影响科研质量的重要因素之一。

二、不依从的原因及表现

(一)不依从的原因

研究表明,临床上导致研究对象对研究不依从的原因大致有以下3个方面:

1. 患者本身的原因　第一,多数人因为所患疾病的症状不明显或病情轻微未引起对生活或工作的影响,无要求诊治的迫切感;第二,患者医学知识缺乏,对所患疾病的危害性及其预后不了解,不知道积极医治的好处和不治疗的害处,因而缺乏积极求医、接受诊治的心态;第三,患者久病厌世,对疾病的医疗护理措施缺乏信心,拒绝接受治疗;第四,患者也可能由于求治心切,进而对设定的治疗方案缺乏信心,除了接受治疗方案上的治疗外,还自行接受其他方面的治疗;第五,认为自己是在被人做实验,认为护理或治疗对自己的健康无益,或是在治疗护理期间出现不适,自行停止了治疗。

2. 经济的原因　由于医疗费用的原因使患者不能坚持就医,进而放弃就医。所以,如果一个医学科研课题的检查项目过多、过贵、过繁,除非有足够的经济补偿能力或国家财政政策的相关支持,否则患者很难依从。

3. 医疗护理的原因　干预措施过于复杂,使得患者或研究对象由于身体或心理原因不能长期坚持;观察研究时间过长,影响了受试者正常的工作、生活和治疗,增加了患者或研究对象各方面的负担,导致其有意或无意的不依从;医护人员服务态度生硬,缺乏应有的热心、责任心和耐心,造成研究者与研究对象之间的关系不协调,影响其依从性;药物的毒副作用,影响患者的身体康复,导致患者中途退出研究;伦理问题未妥善处理,涉及研究对象的隐私;研究对象在实验期间又患上其他疾病,需要改变治疗方案,致使实验研究措施不能有效地执行。

(二)不依从的表现

不依从的表现为研究对象拒绝参加实验、部分接受实验措施、实验中途退出、实验中自行换组和实验中自行增加其他措施等。

三、依从性的衡量方法

依从性的衡量可根据实验研究内容选择相应的方式。下面介绍临床研究中依从性的衡量方法,通过举一反三,运用到其他类型的研究中。

1. 直接法　直接法是衡量依从性的最基本方法,准确性高。例如:①运用生物化学测定方法或药物代谢动力学原理;②用生物化学或放射免疫方法;③通过测定血液或尿液中所服用药物的浓度或代谢产物来衡量患者服药的依从性;④对不能直接测定原药物或代谢产物的情况,可在原药中加入某种便于检测的指示剂供检测依从性用。指示剂的要求主要包括无毒性、测定方法简单、性能稳定、排泄快、不容易为患者注意等内容。但该方法较复杂,花费较高,目前直接法在临床上应用尚不普遍。

2. 间接法　通过面对面直接询问患者或问卷测定、药片计数、防治效果三方面进行监测。

(1)直接询问患者或问卷测定　面对面直接询问患者可了解研究对象的依从情况,以便发现问题及时改进。当实验对象复诊时,可采取问卷调查的方式,测定患者的依从性。研究表明,约95%患者都能说真话,愿意提供他们服药的真实情况。为防止患者不愿意承认他是低依从性者,研究者在询问时必须注意方式、方法和技巧,以很好地获得其服从程度的真实情况。询问依从性的问题要求简明、准确。比如,您目前服用何种药物?已服用多久?未服用的原因?在服药过程中是否有遗漏、减量或停服的现象?要求患者如实回答不能回避。可据此填写服药患者依从性记录表。问卷测定方法的关键在于医护人员应取得患者的信任,用于测定的问卷也应简洁、明了和准确,以方便患者填写。

(2)药片计数　在研究对象每次接受询问时,比较患者瓶中实际剩下的药片数和应该剩余的药片数(可以从处方和用药时程推算出),以衡量患者服用的依从性。

$$依从性 = 患者已服用处方药量/处方总药量 \times 100\%$$

药片计数法在临床实践、科研中是一种较常用的、可行的方法,尤其是计数结果比应有的多时,能较准确地了解患者的依从性。但在下列情况下,药物计数可能过高估计患者依从性:①患者服用的药物可以与他人共享;②一次吞服不成功而消耗部分药物,此种情况多见于儿童服药;③将药物遗忘在他处,或对于那些不忠实的患者甚至可能将药物藏于某处或扔掉。一定要考虑到这些情况的发生,积极采取措施进行控制。

(3)防治效果　研究对象的不依从可以导致防治措施无效,但只用防治效果来衡量依从性也是不够全面的,因为疾病的防治效果还受到其他因素,如社会经济、文化、职业等多种因素的影响。

笔记栏

四、改善依从性的方法

改善依从性,首先要了解依从性的影响因素。依从性的改善不仅涉及患者或受试对象本身,还涉及医生、护士、药师、社会、环境等众多因素,需要各方共同参与。要提高临床依从性,要做到以下几点:①对所研究的疾病,诊断必须正确;②所给予的防治措施应该是有效的,并且没有严重的不良反应;③患者接受防治措施一定要坚持自愿而不能强迫。在这些前提下,还要做好以下工作:

1. 加强沟通 建立良好的医患关系,提高医疗服务质量。加强医患之间的沟通交流,改善关系对于提高患者或研究对象的依从性起到了重要作用。在治疗与护理的过程中,要耐心解释,满足患者或研究对象的期望会引起他们的好感与信任,从而树立起坚持治疗与护理的信心和勇气。可在有条件的情况下,定期安排医护人员与患者或研究对象见面,加强对用药、接受治疗与护理措施的指导,提高依从性。此外,通过电话、邮件或上门随访等形式鼓励受试者的依从性也是一个很好的途径。如果患者与医护人员之间具有良好的关系,其中包括做出的决策、护理以及医护人员对患者主诉的关心与处理,患者会按医生的医嘱去做,依从性就会大大提高。处方中用药方法必须清楚明了,以及为何要进行这种治疗都必须加以解释,还有告知预期的情况(如好转需较长时间,一般药物的不良反应等)也有助于保证患者或研究对象的依从性。医护人员应鼓励患者提出问题,尤其是对病情有关的问题,这有助于理解疾病的严重性,能理智地权衡治疗方案的优点和缺点,进而影响他的依从性。与患者或研究对象讨论否认疾病的潜意识机制和为什么导致"遗忘"及未按规定用药的情况,这样能使患者避免重犯错误。医生应当鼓励患者报告不良的或未预期的药物反应,不要擅自减量或停止用药甚至改变治疗。患者未按治疗方案用药常会有很多的理由,医生在与患者坦率地讨论该问题后,医生能做出适当的调整用药方案。药剂师和护士也能查出和帮助解决依从性问题。例如,药剂师可能注意到患者没有再来配药,还可发现医生开的不合理或不正确的处方。在与患者一起检查处方中用药方法时,药剂师或护士可以发现患者的误解和畏惧,就可及时做出解释并使之减轻误解和畏惧。所以保证医生之间有关患者情况的信息交流也是重要的,例如,某种疾病患者的赞助小组常能增强执行治疗计划并能提出处理这类问题的建议。

2. 社会和家庭的督促与支持 通过社会和家庭的支持与帮助,提供便利的随访和复诊场所,加强社会与家庭的有力支持,使患者或研究对象获得依从的信心和动力,增强对治疗护理措施的依从性。

3. 健康教育 使患者充分认识治疗的目的和意义,对患者加强卫生和医学教育,帮助确立正确的健康观念,使其积极主动地接受有效的治疗和护理,是提高依从性的重要途径之一。健康教育要根据个体的学习需求与能力的情况,制定具体内容。需要用药的,应向患者交代用药量、方法、次数、复诊时间以及可能发生的不良反应,尽量降低服药遗忘率。教患者把用药和生活习惯结合起来,把药放在醒目的地方等。长此以往,形成规律,保证依从性。

4. 简化治疗方案 在防治与护理、研究措施和实验检查项目等方面,注意力求简化、方便、有效,也要注意降低患者的经济负担,从而提高依从性。

五、不依从资料的处理

不依从是指研究对象在随机分组后,不遵从实验的规定,随意改变处理措施或退出实验的现象。不依从现象往往会破坏随机化原则使最终的处理效应出现偏倚,导致很难准确估计处理的因果效应。在理想情况下,所有进入临床实验的对象都应完成规定的治疗程序,这样对临床实验各组结果的比较才能提供治疗疗效的真实信息。但是,实际上却由于许多主客观原因,造成研究对象的不依从或失访,最终对临床实验结果的可靠性造成一定的影响。目前针对随机对照试验中存在不依从数据的分析方法主要有以下几个方面:

1. 意向性分析(intention to treat analysis,ITT) 意向性分析也称打算治疗分析,这种分析方法不考虑患者在被随机分组后随访过程中所接受的治疗内容较原规定的内容的任何变化,所有的不良结果事件都归于原先规定的治疗。这种分析方法所回答的问题是,开始这样一种治疗方案有多大的相对效益。如果研究者必须做出抉择,则适合的分析方法是随机化分组进行。这种分析方法的优点是,所回答的问题更符合临床实际。由于是在随机分配的两组中进行结果的比较,两组的可比性(包括影响结果事件的各种预后因素)得以保持,有利于临床实验结果的可靠性。其缺点是,ITT 估计遵循原来的随机分配,即"一旦被随机分配,就要参与分析"的原则,将个体的不依从信息忽略掉,按照最初随机分配到处理组或对照组即作为处理个体或对照个体进行分析。由于不依从的影响,处理组中有对照组的效应,对照组中也有处理组的效应,该估计实际不是"处理措施"的因果效应而是"随机分配"的因果效应。ITT 估计保证样本量的同时也引入了异质性,增大犯 Ⅱ 类错误的概率,低估处理措施的因果效应。即如果有许多患者实际上并没有接受或完成随机化分组所指定的治疗,则治疗组和对照组之间的差别将趋于缩小,增加治疗效果假阴性的机会。如果分析结果显示各组间不良结果事件的发生率无显著差别,则不能确定是治疗措施真的无效,还是由于不依从者太多。

2. 效力分析 这种分析方法在比较各组的不良事件结果时已经去除那些实际上已经改变了原先经随机化分组指定的治疗内容的患者,只在各组中完成了制定治疗的患者中进行比较,确定治疗的效果。它所回答的问题是,所考核的新的治疗方法本身是否优于被比较的对照组治疗措施。对于这一问题,合适的分析方法是按照每一患者实际所接受的治疗来进行,而不考虑其所接受的治疗是否随机分配而来。

此外,这种分析方法的问题在于,由于各组中不依从者被剔除,使这项研究在开始时随机化所提供的组间可比性被破坏,事实上已不再是一项随机试验,而仅仅是一项队列研究。因此,必须考虑所比较的各组间的不可比性问题,使用一些诸如分层分析或校正的方法来进行合理的比较。

3. 接受干预措施分析(as-treated analysis,AT) AT 估计是实际接受的处理,既不是处理的因果效应估计,也不是随机分配的因果效应估计,它破坏了随机化分组,造成选择偏倚的出现。

4. 遵循研究方案分析(per-protocol analysis,PP) PP 估计是忽略不依从的个体,比较依从个体的效应,是处理的因果效应估计,但会减少样本含量,增大犯 Ⅰ 类错误的概率,高估处理措施的因果效应。

第四节　研究的真实性

　　医学科学研究结果的真实性是一个很重要的问题,研究的真实性直接关系到能否获得正确的结论,能否帮助患者早日康复。影响科研结果的真实性的因素有科研素质、系统误差(偏倚)、随机误差(机遇)和观察误差(临床不同意见),故真实性的反面就是误差,减少误差就意味着提高了真实性。

　　研究误差可以分为系统误差和随机误差两部分。系统误差是指有固定方向和固定大小的误差,来自于对象选取、测量和统计分析等的方法学缺陷;而随机误差没有固定方向和固定大小,一般呈正态分布,来自于随机抽样的变异和测量的随机变异等。研究误差中的系统误差部分称为偏倚。一个科学研究的结果应该是真实的,但在实践中,由于各种干扰因素的影响,研究结果可能会偏离真实情况。研究的真实性或效度是指研究或测量结果的正确性、真实性和有效性程度,即研究收集的数据、分析结果和所得结论与客观实际的符合程度,是评价临床研究结果是否反映客观事物真实情况的重要指标。如果研究结果与客观实际存在不符合的地方,这就是研究误差,它是研究真实性的反面。研究的可靠性或信度亦称精确度,就是反映研究结果中随机误差大小的程度,随机误差小则研究信度高。随机抽样误差可以用统计学方法来估计,并且可以通过增大样本含量来减小。测量数据的真实性可用真实性指数,或某方面的真实性指标如灵敏度或特异度等来表示。变异可以是真实的(如生物学个体变异),而反映研究误差的变异肯定是不真实的。对于研究真实性的评价还必须考虑内部真实性和外部真实性两方面,即研究的效度分为内部效度与外部效度。

一、内部真实性

　　内部真实性又称内部效度,是指通过严格的科研设计、正确地收集和分析数据、排除各种偏倚和交互作用的干扰和影响,真实反映因变量受自变量影响的程度,即研究结果与实际研究对象真实情况的符合程度。它回答一个研究本身是否真实或有效。一项研究的结果可以正确反映研究人群真实状况的外延性,称之为具有内部真实性。如果一个研究针对实际研究对象提供了真实的频率描述或效应估计值,即随机误差和系统误差较小,则该研究是真实或有效的。如果一个研究本身是不真实或无效的,则很难再应用到其他人群。改善内部真实性的措施有限制研究对象的类型和研究的环境条件或限定干预措施的场景等。因为这样可以降低群体水平的变异性,或者使因果机制趋于一致等。需要注意的是,这些措施可能限制研究结果应用到其他人群,也就是使外部真实性受限。

　　例如,某研究要测量室温与问题解决能力之间的关系。研究过程如下:将一组被试60人安排在温度为20 ℃的病房环境中然后升温至25 ℃,再升至35 ℃。每次改变温度后都给出问题让研究对象解决,并测定他们的成绩。研究结果显示环境温度上升时研究对象的成绩下降。实验结果很明确,但结果的解释却出现了不确定性,因为研究对象成绩的下降可能是温度上升引起的,也可能是研究对象在连续测试中产生的疲劳引起的,该研究结果并不能真实反映因变量应受自变量影响的程度,使得研究的内部效度不高。而后,研究者对实验进行了改进:在每种环境温度下使用一个独立的被试组,以期排除疲劳因素的影响。首先将第一组 20 人安排在 20 ℃ 条件下参加测试,接着是第二组 20 人安排在 25 ℃ 条件下参加测试,最后的一组 20 人安排在 30 ℃ 条件下参加测试。结果仍显示温度上升时研究对象的成绩下降。至此,除温度外,研究的组间差异、各组间被试的组内个体差异也可能导致这一结果。尽管研究者可以认为问题解决的能力与环境温度有关,但这种因变量(应变能力)和自变量(环境温度)之间关系解释的内部效度却并不高。

二、外部真实性

外部真实性又称外部效度或普遍性指研究结果能够从样本推广到总体及其他总体中,且能取得相同(相似)的程度,即研究结果与推论对象真实情况的符合程度。外部效度是因变量与自变量之间关系的推广程度,涉及研究结论的概括力、普适性和外推力。它回答一个研究的结论能否推广应用到研究对象以外的其他人群。如果研究对象对于推论对象的代表性不好,尽管它的内部真实性可能好,但它的外部真实性则肯定差。由内部真实性的结果推广到靶人群以外的其他人群仍然有效,称之为外部真实性。其影响因素有研究人群与其他人群的特征差异、研究对象类型等因素,可通过增加研究对象的异质性来确保其外部真实性。

例如,斯特拉克、马丁和斯特普在 1988 年主持的一项研究表明:在牙齿间放一支笔并迫使其微笑的人与在嘴唇间放一支笔而迫使其皱眉的人相比,前者会比后者更有可能认为卡通片有趣。尽管这项研究是在 1988 年用伊利诺斯州大学的学生做的,但研究者认为这一结果可以推广到实验范围之外,因为此研究仅涉及人类共通的生理指标,反映的是人的表情–情绪–认知之间的一致性程度。可以说,如果其他人在不同的时间和地点来接受测试,应该也会得到相同的结果,因此该实验结果的外部效度不存在多大异议。

三、内部真实性与外部真实性的关系

没有内部真实性的结果必定没有外部真实性,具有内部真实性的结果也未必都有外部真实性。增加研究对象的同质性,如限制对象类型(如年龄、职业、体质特征或疾病分型等),可改善内部真实性。而增加研究对象的异质性,使得研究对象的代表性范围扩大,则可改善外部真实性。在实际研究确定对象时,需要综合平衡考虑研究对象的同质性和异质性问题。例如,针对白人男性做的研究能否推广到白人女性或其他种族的人群?针对大医院患者(特定的医疗照顾环境)做的研究能否推广到普通医院的患者或未住院的社区患者?多中心或多组人群的综合研究可较好地解决这个问题。在研究中经常将只有内部真实性而无外部真实性的结果任意推广应用至靶人群以外的其他人群,导致张冠李戴、南辕北辙、延误时机。在实际研究中需综合考虑研究对象的同质性和异质性问题。

1. 内部效度和外部效度是相统一的 内部效度与外部效度都是效度的度量,目的都在于提高研究的准确性和普适性。内部效度衡量自变量与因变量关系的确实程度,外部效度追求特定研究情境之外研究结果的可适用性,两者存在差异,但究其本质,最

笔记栏

终都是为研究结果而服务的。因此内部效度与外部效度从根本上讲也是统一的。从这种意义上讲,内部效度与外部效度之间并不表现为一方的提高以另一方的降低为代价。

2.内部效度与外部效度是相对立的　每个研究者都想确保研究结果的真实性,并且确保在研究所使用的特定的受试对象与情境之外,这种真实性仍然存在。为了获得较高的内部效度,研究者必须严格控制,排除或减少外部变量,以防止它们影响实验结果。然而,对研究的控制会使研究情境带有较强的人为性,致使研究结果在实验环境之外可能不成立。这导致在提高内部效度的时候降低了外部效度。反之,为了获得较高的外部效度,研究者通常会尽量创立与真实环境相一致的研究环境。但在真实的环境中有太多不可控制的外部变量,努力提高外部效度会使外部变量潜入研究,外部变量会影响应变量,但不在研究范围内的变量,与自变量会产生混淆。从而导致内部效度的下降。从这一意义上说,用一些方法减少或排除对一种效度的影响的同时可能会增加了对另一种效度的影响,可以说两者此消彼长。

总之,内部效度的目的在于排除另类解释,使研究变量关系纯化、凸显,能经得起重复、验证,是外部效度的先决条件,没有内部效度就无所谓外部效度。外部效度为内部效度的推广开拓了空间,没有外部效度,内部效度就相对狭隘。两者既相统一又相排斥,都是衡量一个研究质量高低不可缺少的重要维度。

例如,某护理教师拟通过研究验证 PBL 教学法对提高护理专业学生评判性思维能力的作用。假设既往国外研究或是小范围研究中已经确定两个变量之间存在因果关系,该教师的研究目的是在中国护理专业学生中验证这种因果关系的存在,那么评价这种因果关系的外部效度即显得更为重要。又如,某护士要验证新的健康教育方法对糖尿病患者血糖控制的影响,既往没有类似研究,研究目的主要是确定两个变量之间是否存在因果关系,那么内部效度这时就相对更加重要。

从上例可见,为提高研究内部的真实性与外部真实性,研究的设计和进行通常根据研究目的进行选择和折中。因此,"对立"与"统一"之间并不存在冲突,只是角度问题。

（李　荣）

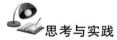**思考与实践**

一、简答题

1.请简述进行研究质量控制的意义。

2.请简述改善依从性的方法。

3.请简述内部真实性与外部真实性的关系。

二、论述题

1.请分析研究的不同阶段,科研质量控制的重点有何不同。

2.请选择合适的护理研究性论文,对其进行科研质量影响因素的分析和总结。

第十章

护理论文的撰写

论文是指对某一问题进行讨论或对某一问题进行研究的文章。护理论文是对护理研究工作的书面总结，是学术交流、信息传播、总结推广经验、储存科学知识的基础和有效方式。护理论文按照体裁分为综述性论文、研究性论文、个案性论文和经验性论文等。论文的质量是反映护理科研水平的重要标志。因此，护理人员应重视护理论文的撰写，并不断提升写作水平，真实再现科研成果。本章主要阐述 4 种护理论文的格式与撰写方法。

第一节　综述性论文的撰写

一、综述的概念和特点

（一）综述的概念

综述是对既往相关文献进行复习、整理、综合评述，从而系统地反映某项研究的历史和现状、成就和展望，再加工而成的文稿。护理综述是对护理文献资料的综合评述，指作者在阅读大量原始文献后，对文献中提出的或探讨的某些护理问题的进展情况，经过将各种资料归纳、总结、对比、分析和评价，即把多篇相关文献综合加工，加上自己的观点而写成的一种专题性的学术论文。一篇好的护理综述性论文，既能为护理科研选题提供理论依据，又能提供选题的线索，因为通过文献阅读，能发现前人研究的空白点、欠缺或不足点，进而完善原有选题，产生新的选题。写好一篇文献综述性论文会在学术思想上有所启发，从而借鉴新的方法，并可了解自己所研究的课题的水平。

（二）综述的特点

1. 间接性　资料来源的间接性，综述性论文的撰写是以他人的研究结果为素材，不需要研究者本人进行实地研究，属于三次文献。

2. 评价性　综述性论文要体现写作者的观点，不能只是简单地堆砌和罗列一次文献中的内容。基于一次文献和作者自身的学识对相关内容进行分析和评价，进而表述自己的观点和看法。

3. 系统性　综述是围绕某一问题进行系统、全面的阐述。通过撰写综述性论文，可使自己和读者对所论述问题的发生、发展、历史背景和现状的来龙去脉有一个比较完整的了解。

二、写作步骤

写综述性论文一般经过以下 4 个阶段:即选题,收集和整理文献资料,草拟提纲(包括归纳、整理、分析)和成文。

(一)选题

选题是撰写综述性论文的第一步,是写好文献综述性论文的首要条件。选题是否恰当直接关系到综述性论文质量的好坏和价值的高低。常用的选题来源有:①临床实际工作中发现某方面问题需要归纳;②某护理问题的研究近年来发展较快,需要综合评价;③护理学科的新理论、新技术或新动向的问题;④与自己科研内容和方向有关的方面。

在选题过程中应注意,选题要具有临床意义和创新性,避免选择早有综述性论文发表或已成定论的题目,多选择近年来护理研究有进展,且护理人员关注的题目;选题不要太大,综述性论文具有内容丰富的特点,选题过大,涉及面就广,易导致文章重点不突出,从而失去综述性论文的价值;选题时要考虑个人的实践领域和研究兴趣,只有把查阅的文献与自己熟悉的领域有机地结合起来,才能将所选主题写得深入透彻。

(二)收集和整理文献资料

选择、确定及撰写综述性论文的过程中,要大量地收集和阅读有关的中文和外文文献,这一过程称为资料收集过程,是撰写综述性论文的基础。文献数量的多少是决定综述性论文内容是否新颖的基础,也是衡量综述性论文质量重要指标之一。在收集文献时,要特别注意文献的发表时间,为了使综述性论文能够反映某一护理理论或护理技术操作的新观点、新方法和新技术,应保证所选文献是近期的,一般选择近 5 年内的文献。关于理论和概念可适当引用权威性的专著或教科书。为保证文献查全和查准,应搜索中文和英文文献,务必阅读原始文献。

文献的阅读包括精读和泛读,要求在大量泛读的基础上,还应对有创新性、权威性、质量高及相关度高的文献进行精读和反复阅读。在阅读过程中,做好摘录,摘录内容包括:作者、题目、刊名、年、卷、期、起止页、研究目的、研究方法、主要结果和结论,见表 10-1。

表 10-1 参考文献摘录表

编号	著录项	研究目的	研究方法				研究结果	主要结论
			研究对象	样本量	科研设计	研究工具		
1								
2								
3								

(三)草拟提纲

依据收集和阅读文献的情况,在对文献进行综合分析、归纳整理的基础上拟定写作提纲。在整理归纳资料时,应进行合理的、适当的取舍。选取理论意义强和实践意义大的文献资料,舍弃意义不大的文献。拟定提纲时,应对综述性论文的每一部分的标题和内容加以确定和明确,如前言部分的概要、中心部分的主要内容及小标题、小结的内容和结尾。要求紧扣主题、层次分明、提纲挈领,并把摘录文献的编号分别置于相应标题之下。

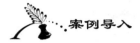

以综述性论文《老年期痴呆患者照顾者心理弹性的研究进展》为例,撰写过程中应草拟提纲如下:

前言部分:概述心理弹性的概念及研究现状;老年期痴呆患者及照顾者面临的困难;探讨照顾者的心理弹性对老年期痴呆患者的生活质量和心理健康的意义,依次确立本综述的立题依据和研究的意义。

中心部分:

1　心理弹性的概念

2　老年期痴呆患者照顾者心理弹性研究内容

2.1　研究方向

2.2　研究方法

2.3　用于测量老年期痴呆患者照顾者心理弹性的测量工具

2.3.1　康纳-戴维森韧性量表

2.3.2　成人心理弹性量表

2.3.3　心理弹性量表

3　老年期痴呆患者照顾者心理弹性的影响因素

3.1　内部因素

3.1.1　个人特质

3.1.2　应对方式

3.2　外部因素

3.2.1　社会支持

3.2.2　种族文化

3.2.3　其他

4　心理弹性及其保护性因素对老年期痴呆患者照顾者身心健康的影响

5　研究展望

来源:袁慧,孙慧敏.老年期痴呆患者照顾者心理弹性的研究进展[J].中华护理杂志,2016,51(4):483-487.

三、写作格式和内容

护理综述性论文写作内容包括题目、作者署名和单位、摘要、关键词、正文5部分，其中正文部分包括前言、主体、小结和参考文献。

（一）题目

论文的题目，又称文题、标题或题名。论文题目是文章的"标签"，直接反映文章的核心内容，是文章最精华的部分，应以最恰当、最简明的词语反映综述中最重要内容的逻辑组合。综述的题目主要由综述涉及的对象及说明构成，如"护士长岗位胜任力模型的研究现状"中的"护士长岗位胜任力模型"是综述涉及的对象，"研究现状"是说明语。目前国内综述题目大多采用"……进展""……的研究进展""……最新进展""……新进展"为题，也可采用"……应用进展""……研究现状""……近况""……因素分析""……应用"等。题目举例如下：①我国慢性病患者延续护理服务的研究现状；②我国社区慢性病管理模式的研究进展；③短肠综合征患者的护理进展；④成人失禁相关性皮炎评估与分类工具新进展等。

（二）作者署名和单位

在题目下面要写上作者姓名和工作单位，以便于编辑、读者与作者联系或咨询，署名也是对文章内容负责任的表现。根据温哥华格式，作者的定义是：①参与选题和设计，或参与资料的分析和解释者；②起草或修改论文中关键性理论或其他主要内容者；③能对编辑部的修改意见进行核修，在学术上进行答辩，并最终同意该论文发表者。以上3条均需具备。署名是一项极严肃的问题，若作者在2位以上时，一般按参加研究工作的多少和实际贡献大小排列先后名次，第一作者应是研究工作的构思、设计、执行和论文的主要撰写者。对研究及论文撰写过程中给予过一定的指导和帮助的人，不宜列在作者署名中，在征得他们的同意后，可列入文末的致谢中，对其贡献表示感谢和肯定。

国际科技期刊实行通信作者制，通信作者是论文的主要责任人。这样既可明确论文的主要责任，又能严肃投稿行为，使论文发表正规化和责任化，此外还为读者提供了沟通学术交流的渠道。对通信作者的要求，可以是第一作者，也可以是其他作者，但必须是论文的主要负责人，对论文的科学性和结果、结论的可信性负主要责任。学位论文的署名，常常将学生姓名作为第一作者，导师作为通信作者。

论文署名的同时，需列出作者工作单位、地址、邮政编码等，或依照所投期刊的稿约，提供要求的全部信息，脚注于题名页下方。标注作者单位和通信方式有助于作者和读者间的进一步交流，同时也能使读者对完成单位的研究条件和资料来源有所了解。

（三）摘要

摘要即文章的内容提要，也是论文的一个组成部分。摘要是论文内容高度概括的简短陈述，它使编辑和读者能够迅速和准确地了解论文的主要内容，同时它的存在便于制作二次文献及收入数据库。摘要是论文中被阅读频率最高部分，因此需要具有独立性和自明性，即不阅读全文就能获得必要的信息。尽管摘要出现于正文之前，但在写作中常最后定稿，需要根据最终完成的全文加以提炼。综述性论文的摘要属于指示性摘要,一般仅概括论文报道的主题,而不涉及具体的数据和结论。指示性摘要,是一种以最简短的语言,概略指示论文的研究对象、内容范围、研究目的及方法的摘要,一般不包含具体方法、数据、结果等内容。指示性摘要比较适合综述、临床资料分析或总结、病例报告等论文摘要的写作。综述性论文的摘要相对于其他论文来讲,要求更简洁、精辟和准确,要能反映综述性论文的精髓,要点要明确。

(四)关键词

关键词是20世纪60年代初出现的一种检索语言,20世纪70年代末80年代初引入我国。关键词是专门为标引和检索医学文献而设计的人工语言,反映文章主要内容的单词、词组或短语,目的为便于读者了解论文的主题,便于论文在检索中被迅速检索到。一篇论文可选3~5个关键词,往往从题目、摘要、文中小标题中选择。关键词要写原形词,而不用缩写词,要求尽量选用美国国立医学图书馆出版发行的《医学索引》和中国医学期刊索引中所列的主题词,以便论文能被国内外文献检索系统收录,提高论文的引用率。在各种检索系统中的多种检索方式中,以关键词检索的准确率最高。

(五)正文

1. 前言　前言部分一般要阐述的内容有以下几个方面:综述问题的有关概念或定义、研究现状、存在问题、争论的焦点和发展趋势等,说明综述性论文的目的、意义及应用价值以引出正文。前言应抓住重点,简明扼要,不应大量描述与本文综述无关的内容,一般在300字左右。

2. 主体　主体是综述性论文的主要部分,主要包括论据和论证,通过提出问题、分析问题和解决问题,比较各种观点的异同点及其理论依据,反映作者的见解。主体部分无固定的写作格式,通常采用以下5种写作方法:①纵向写法,按问题的发展依年代顺序写,勾画出该护理问题的来龙去脉和发展趋势;②分述法,按主题所涉及的方面分别叙述;③论证法,先提出问题后进行论证;④比较法,把文献摘录内容的异同点进行对比分析;⑤推理法,根据事物发展的客观规律,从现有文献的比较、分析中推导出新发现、新见解和新结论。实际写作中,此5种写作方法往往是相互联系、相互配合使用的。总之,主体的格式取决于作者对文献资料的整理和归类的思路。

3. 小结　小结部分应是对全文的概括性总结,并基于前面的表述发表作者个人见解的部分。撰写时应与前言部分相呼应,其主要包括:①可概括性地总结和归纳综述性论文主体部分提出的各种观点、研究结果、结论;②用恰如其分的言语提出自己的观点和见解;③指出未来的发展趋势,对今后的研究提出建议或展望。

4. 参考文献　参考文献是指撰写或编辑论文和著作而引用的有关文献信息资源,是论文中已引用的文献清单。引用参考文献的目的在于:①标注参考文献是对其他作者和同行研究工作的尊重,同时引用其他文献,并做相互比较和印证,有助于相关领域研究的深化;②引用有代表性的文献,一方面可增加论文的可信度,另一方面可使读者对作者在该领域的熟悉程度有所了解;③读者可采用"追溯法"找到相似研究的文献。

综述性论文的写作内容主要依据文献而来,参考文献数量和质量直接反映着综述的质量,因此对综述来说参考文献是重要的组成部分。综述性论文列出的参考文献数量要比一般科研论文多。引用参考文献的要求有:①必须是作者亲自阅读过的最新(近3~5年为主)公开发表的文献;②引用参考文献数量常常为10~20篇,甚至更多的参考文献;③引文的论点必须准确无误,不能断章取义,应忠于作者的真实观点;④参考文献必须采用统一的书写格式和标注方法。

写作时应用 EndNote 或 NoteExpress 等参考文献管理软件,可帮助正确进行文献的组织和标引。

四、写作要求

1. 题目　题目要确切、简练、新颖,且富有吸引力。确切,"确"就是准确,"切"即贴切。用词要准确、具体,应使用规范词或专业名词,以便于信息的传递。简练,用最简短的文字囊括全文内容,体现全文精髓,题目字数一般中文不超过 20 个字,英文不超过 10 个实词。新颖,题目一定要有创新性和科学性,能引起读者的兴趣。要能反映论文的创新内容,要写出自己的特色,避免一般化和雷同化。

在题目书写中应注意:①题目中不使用标点符号;②题目应尽量避免使用缩略语、外文缩写、字符、代号等,防止影响交流和信息传递;③题目不用比喻、修饰、含蓄、夸张的字句;④题目尽量采用规范化的主题词;⑤尽量避免文题不符,题目不能偏离论文内容,避免题目过大或过小。

2. 作者署名和单位　作者署名要求:①署名原则,遵守科学道德,实事求是;②署名范围,依据作者的定义,署名人数应≤6 人;③署名顺序,按贡献大小,不以职务高低、资历长短排列;④署名必须用真名,不得用化名、笔名和假名。

作者单位应写单位全称和科室,后空一格书写单位所在的省、市、邮政编码。

大多数杂志要求在题目页下方位置或摘要下面写明作者的工作单位、通信地址、电话和电子邮箱等联系方式,以便于读者同作者联系、咨询,具体以何种形式署名需依据杂志的"稿约"或"投稿须知"。

3. 摘要　撰写摘要是一种再创造性的智力劳动。撰写摘要的过程并不是摘抄原文中的字句,而要将原文的中心内容浓缩、加工、整理,写成意义连贯、表达准确、中心突出、字句简明的短文。在摘要撰写中应注意:①准确完整地反映出论文的实质内容,并能独立成文。摘要不应加任何注释和评论;②摘要应简明扼要,尽量用最少的文字表达最多的、有价值的信息,一般为 200～300 字;③撰写过程中应使用第三人称,用过去式,避免用"我们研究了""作者观察到了""本文报告了",提倡用"对……进行了研究""报告了……的现状"等;④摘要中不用图、表、公式、缩略语,也不宜引用参考文献。

4. 关键词　在关键词写作中应注意:①选取最重要、最关键、最能代表论文主题或反映文章实质性内容、通用性强的、为专业人员所熟知的名词性单词和术语;②不选用介词、连词、助词、叹词等无完整词义;③选择适当数目的关键词,3～5 个;⑤关键词用词要规范,用原形词,不用缩写;⑥书写时,各关键词间不用标点符号,空一格,或者以分号隔开,最后一词末不加标点。

5. 前言　前言在论文中回答"研究什么"与"为何研究"的问题。前言写作要求为:①起笔切题,开门见山,抓住中心,简明扼要;②不宜做自我评价,点明主题即可,除非确有必要和确有把握,不要轻易使用"国内外首创""前人未研究过""达到国内、外先进水平";③前言不宜过长,文字少而精,一般为 200～300 字,约占全文的 1/10。

6. 主体　主体部分是综述性论文的主要部分,它无固定的格式。在写作中应注意:①注意综述性论文的逻辑性和综合性,将分散在各篇文献中的论点、论据提炼出来,并按一定的逻辑思路陈述,切忌将原始文献中的观点没有分析、归纳和提炼地罗列堆砌;②综述的评述性,应在已有材料的基础上客观地发表议论,不主观臆断;③正确引用文献,综述中的概念定义、理论、疾病发生率等数据、以往的研究等均需要准确地标注参考文献。引用的文献必须是亲自阅读过的原文,应避免将其他论文中的语句直接复制,在理解的基础上,须用自己的语言加以总结和表述;④客观、全面地阐述不同观点,避免只片面书写符合自己观点的资料,对不同的意见,肯定的在前,否定的在后,并尽量解释不一致的原因;⑤表述详略得当,对于密切相关的研究应做细节描述,类似结果的研究可合并介绍,已经成为常规或共识的内容可不提或简单阐述。

7. 小结 在"小结"的写作中应注意:①避免小结部分的缺失;②避免小结的内容与中心部分无关,未归纳总结文献的观点、结果和结论。

8. 参考文献 学术期刊均对参考文献的著录格式有明确的规定,目前国内医学期刊通常参照《文后参考文献著录规则》规定采用"顺序编码制"。顺序编码制,即对引用的文献,按它们在论文中出现的先后用阿拉伯数字连续编码,将序号置于方括号内,并视具体情况把序号作为右上角标,并在文末将参考文献逐一列出。论文一次引用多篇参考文献时,如为连续序号,可在起止序号中间加"-"连接;如非连续序号,只需将各篇文献的序号在方括号内全部列出,各序号间用","分开。

各类文献的著录格式如下:

1. 期刊的著录格式

[序号] 主要作者.文献题名[文献类型标识].刊名,出版年份,卷次(期号):起止页码.

如作者超过3人,列出前三位作者姓名,后用"等"或"et al"表示。无论中、外文姓名均为姓在前,名在后,外文姓用全称、首字母大写,名中用大写字母简称,每名之间用逗号隔开。

例:[1] 杨彬彬,郑菲菲,王泽泉,等.非药物干预促进养老机构老年人睡眠的研究进展[J].中华护理杂志,2016,51(1):90-93.

[2] Koffel E A,Koffel J B,Gehrmun P R. A meta-analysis ofgroupcognitive behavioral therapy for insomnia[J]. Sleep Med Rev,2015,19:6-16.

2. 专著的著录格式

[序号] 主要责任者.题名[文献类型标识].版次.出版地:出版者,出版年份:起止页码.

如专著为第1版,版次可省略。

例:[1] 赵秋利.护理测评工具的开发与应用[M].北京:人民卫生出版社,2014:18-23.

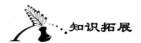

文献类型标识

根据则 GB/T 7714-2015 规定,以单字母方式标识各种参考文献类型：

普通图书 M，会议录 C，汇编 G，报纸 N，期刊 J，学位论文 D，报告 R，标准 S，专利 P，数据库 DB，计算机程序 CP，电子公告 EB。会议录包括座谈会、研讨会、学术年会等会议的文集；汇编包括多著者或个人著者的论文集，也可标注为 M。

电子文献载体类型标识如下：磁带 MT，磁盘 DK，光盘 CD，联机网络 OL。

五、综述性论文实例分析

以"邓翠玉，赵岳，卢琦.脑卒中患者病耻感的研究进展［J］.中华护理杂志,2016，51（6）：733-737."为例，分析综述性论文的写作要求。

（一）题目

该文题目指明研究对象是"脑卒中患者病耻感"，脑卒中患者病耻感目前国内研究较少，病耻感是一个比较新的术语，选题较为新颖，"研究进展"是说明语，题目完整、简洁、重点突出。

（二）前言部分

中国现存脑卒中患者 700 多万，3/4 的脑卒中患者都会遗留功能障碍[1]。卒中后功能障碍无论在生理、心理、认知及社会水平上都给患者带来了永久性损伤，具有不可逆的特征及不良的预后。随着医学技术的发展，越来越多的脑卒中患者回到社区和家庭进行康复，脑卒中幸存者面对着生活无法自理，长期依赖于照顾者，需要工具协助生活等诸多的问题。功能障碍以及长期依赖他人等都给卒中患者带来了一定程度的羞耻体验，这些因为疾病给患者带来的羞耻的体验被称为病耻感[2]。病耻感的产生造成了脑卒中患者社会身份丧失，社交活动减少，限制了患者寻求社会资源的帮助，极大地影响了脑卒中患者康复结局和生活质量。目前国内外对于脑卒中患者病耻感的研究相对较少。本文的目的是了解脑卒中患者病耻感的研究现状，为开展有效降低脑卒中患者病耻感的干预措施提供策略，从而促使脑卒中患者更好地康复及回归社会。

【分析】前言部分交代了提出此研究问题的背景，简单介绍了"病耻感"的定义及其对脑卒中患者的影响，国内外对"脑卒中患者病耻感"的研究现状，说明综述的目的和意义，以引出正文。前言部分开门见山，简洁明了。

（三）主体部分

1　脑卒中病耻感的相关概念及来源

1963 年社会学家 Goffmnan[3]首先提出病耻感的概念，并将病耻感定义为"极大地玷污某人名誉的特征"。从 20 世纪 90 年代以来，学者们将病耻感的概念划为 3 个部分和 6 个维度。3 个部分包括：感知病耻感或预期病耻感，实际病耻感和内在病耻感[4]。感知病耻感或预期病耻感是指患者预期或认为大多数人贬低或歧视患此病的人；实际病耻感是指患者因罹患某种疾病而遭受过被他人歧视的经历；内在病耻感是患者将那些负面认知、信念和经历整合内化后的结果,病耻感包含以下 6 个维度[5]。①隐藏性:与病耻感有关疾病标志对其他人的可见程度;②标志的发展过程:随着时间的推移,疾病标志改变的明显程度;③破坏性:疾病标志对社会交流的影响程度;④审美:病耻感疾病标志给别人主观上带来了多大程度的不愉悦;⑤起源:对于所患疾病,人们认为的可能原因以及个体对患病负有的责任;⑥冒险:疾病对别人造成的恐惧和危险。目前我国病耻感的研究集中于艾滋病、精神病等领域,对脑卒中患者病耻感研究较少。

社会学家 Goffmant[3] 提到病耻感是由于一个标志或者属性导致社会贬值或社会怀疑的现象。对于脑卒中患者,这个标志或属性就是脑卒中疾病本身。Kurzban 和 Leary[6] 的理论强调人们避免与具有不良社会交换功能的同伴交朋友,即拥有社会花销大于利益的人们建立关系,因为这会阻碍自身的成功。他们进一步丰富理论,认为具有不可预测因素和不良前景的人会被看作是不良的交换伙伴。慢性病患者可能被认为是不可预测和有不良前景的,因此代表是不良的社会交换伙伴,会威胁到人与人之间的合作[7]。脑卒中作为一种典型慢性病,其高复发率决定了不可预测性,进而阻碍了预测同伴行为和价值的能力。不良前景是指对于一类疾病很难改善患者的健康状况,对于脑卒中患者,他们可能存在肢体或认知上的障碍,而且是长期无法改善的;可能会在人与人之间的合作中提供很少的生理、社会、情感和经济资源。总而言之,脑卒中患者被认为是不良的社会交换同伴,因为他们不能被持续依赖或为别人提供资源[6]。

Earnshaw 等[7] 强调慢性疾病病耻感主要来源于同事老板、朋友、家人和医务人员,针对脑卒中人群体现在以下 4 个方面。①同事及老板:当你患有脑卒中时,同事及老板会质疑你的工作能力,从而影响同事之间的关系及未来职业的发展。②朋友:脑卒中患者认为,由于生理和认知上的损伤,人们避免和他(她)交朋友,来自外界交友的排斥和缺乏朋友支持从而造成了病耻感的产生。③家人:在长期建立的陪伴关系中,家庭角色的转换,一些行为如家属过度关注康复、家庭责任丧失、患者希望独立等行为,提高了病耻感水平。当脑卒中患者生活不能自理时,家属也可能会不听取他的意见。此外,家属也可能对患者过于保护,从而使患者丧失支配和自主权。④医务人员:当患者生病时,医生不与脑卒中患者商量病情或在疾病治疗过程中忽略脑卒中患者的想法和感受可使患者产生病耻感。在医疗服务机构中身份的丧失是最可怕的。因为外界在社交中的尊重是他们接触世界和重新参与活动的重要因素。

2 脑卒中患者病耻感的测量工具

2.1 慢性病耻感量表

2009 年 Rao 等[8] 在根据《病人报告结局测量信息系统》(*Patient Reported Outcomes Measurement Information System*,PROMIS)制定了慢性疾病病耻感量表(Stigma Scale for Chronic Illness,SSCI)。PROMIS 是优先以患者信息来指导量表发展及建立[9]。该研究通过焦点小组讨论,文献回顾,收集已有量表中的条目形成条目池,确定量表条目,进行文化调试,修改量表,信效度检验,最终确立慢性疾病病耻感量表(24 个条目)。Van Brakel[10] 指出不同疾病情况健康相关的病耻感是相类似的,但是病耻感量表大多都是针对某些特定疾病的专用量表,缺乏一个能够在不同疾病之间同时测量病耻感并比较不同疾病信效度大小的量表,所以他建议发展一通用量表,可以避免不同疾病间重复工作,SSCI 正是在此背景下发展的,研究将该量表在神经系统疾病中进行应用并进行信效度检验。通过网络公司在神经系统疾病人群(脑卒中、癫痫、帕金森、多发性硬化、肌萎缩侧索硬化患者)采用随机分层抽样进行信效度检验。该量表包含内在病耻感和外在病耻感两部分:内在病耻感 13 个条目,外在病耻感 11 个条目。所有条目均为正向条目。量表的 5 个选项为:没有、很少、有时、经常、总是,分别计 1~5 分,满分为 24~120 分,得分越高代表病耻感水平越高。量表的 Cronbach's α 系数为 0.97,信效度良好,项目检验理论检验有良好的拟合模型。项目功能差异检验,该量表能在癫痫和脑卒中人群中进行平等的测量。为了更好、更便捷的应用于临床,Molina 等[11]于 2013 年在 24 个条目量表基础上,利用项目反应理论进行筛选,发展包含 8 个条目的短量表,在神经系统临床门诊患者(脑卒中、癫痫、帕金森、多发性硬化、肌萎缩侧索硬化)中进行检验,并比较不同疾病之间的病耻感的大小。经检验该量表为单维度单因子多层面的量表,包含内在和外在病耻感,具有良好的信效度,可适用于临床患者,研究结果显示肌萎缩侧索硬化患者的病耻感大于多发性硬化和帕金森患者。目前 24 条目量表已经被应用于偏头痛、癫痫、神经肌肉性疾病人群中[12-13]。该量表在脑卒中人群中的适应性仍需进一步检验。

2.2 其他相关脑卒中患者病耻感研究中所使用量表(略)

3 脑卒中患者病耻感的研究状况

3.1 脑卒中患者病耻感产生的社会因素

Anderson 等[18-19]通过访谈的方式调查了家庭,社会和社区资源对提高卒中后患者参与对个体有意义的活动的影响,访谈中深入挖掘了脑卒中患者病耻感的来源以及影响卒中后患者病耻感的社会因素。通过文献回顾总结脑卒中患者病耻感产生的社会因素有以下几点:①脑卒中致残带来的病耻感[20]:残疾是一种社会现象,社会对残疾人有一定的偏见。脑卒中患者发病后大都伴有一定程度的残疾,给患者带来的自我身份丧失及性格的改变导致病耻感的产生。②老年相关的病耻感:社会上一些人认为脑卒中患者大都是老年人,对老年脑卒中患者除治疗外,其他所做的事情也是有限的,正如每个人都认为退休是正常的,所以对老年脑卒中患者采取一些消极的举措。这也是一些老年人脑卒中患者不积极康复或者接受残疾作为衰老的一部分的原因。③不良生活方式导致的病耻感:部分人会认为不良生活方式导致了脑卒中的发病,若脑卒中患者有吸烟、饮酒、爱吃油腻食物、不爱运动等不良嗜好以及不健康的生活方式,人们就会责备这些不良嗜好而导致患者疾病发作,其也会产生自责心理,产生内在病耻感。

3.2 脑卒中患者病耻感所产生的不良影响

3.2.1 社会身份丧失和社会孤立

病耻感的产生使患者不愿意承认脑卒中致残的现实,导致了社会身份的丧失,脑卒中后期都致力于恢复社会身份。卒中后患者失去了参与以前活动的信心,总是咨询他人脑卒中后能否参加这些活动。脑卒中往往给患者带来家庭角色及社会角色的改变,他们会给自己的身份定位,别人也会通过判断能力(鄙视他们的行为)或者忽略他们来否定他们的行为[19]。

社会孤立或者缺少与社会接触的途径和资源,是常见的卒中后遗症[21]。病耻感往往使人们不愿意同他人进行社会交流,因此减少了社会接触,并减少了对社区卫生

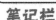

服务的利用。脑卒中因身体功能的损伤产生的病耻感,使得卒中患者失去自我控制的能力以及对未来抱有不确定感。脑卒中的"主导身份"使他们很难与别人建立正常关系。社会角色的改变,不确定感和不可靠感能够打消脑卒中患者适应社会新关系的积极性,从而进行较少的社会活动和社会交流,最后导致社会孤立。脑卒中患者倾向于隐藏自己的损伤,也导致了社会孤立。此外,脑卒中家属由于缺乏公众教育,会认为卒中后认知损伤导致患者产生了精神心理问题,外貌也发生很大变化,于是不想让其与外界接触,从而导致寻求社会资源的欲望减少,进一步加重了社会孤立[20]。

3.2.2 病耻感对脑卒中患者康复的影响(略)

3.3 降低脑卒中患者病耻感的干预措施

目前,针对脑卒中患者病耻感的研究还未引起相关重视,且并没有行之有效的干预方法。文章将从个体、家庭、社会、医疗4个角度来探病耻感的干预措施。

3.3.1 个体重建

卒中后患者可通过个体自我重建来降低内在病耻感,包括:①通过身体活动和参与类似活动努力恢复到之前的状态[22];②接受损伤适应角色转换[23];③把残疾认为是生活进化中的过程,是身体老化或者苦难生活的一部分[24]。与病耻感共存的,许多学者研究的话题是慢性病"正常化"的一个过程。正常化是指个体努力地去适应慢性病,创造对慢性病一个积极的态度,包含发展应对能力,隐藏以及维持积极的个体形象[25]。脑卒中后患者"正常化"的过程可降低病耻感水平。虽然脑卒中后患者面临着重新适应的挑战,强调社会环境和社会交流虽有一定影响作用,但更应关注脑卒中患者用自己的认知资源去适应改变,而不是单纯强调社会交流和社会环境对脑卒中患者自我认知及病耻感的影响。

3.3.2 家庭关爱

来自他人的尊重和支持对脑卒中患者是非常重要的,他人支持能够使具有病耻感的人们抵制消极的刻板印象和建立更多积极的观点和潜力[26]。家庭在脑卒中患者降低病耻感的过程中扮演着重要的角色。脑卒中患者家属应在疾病过程中给予患者更多的关注、理解、支持与尊重。对于遗留后遗症的脑卒中患者,家属应积极协助其进行恢复并在康复过程中给予适当的鼓励,从而帮助其重建脑卒中后角色和树立新的自我形象。

3.3.3 社会支持(略)

3.3.4 医疗领域(略)

【分析】该综述性论文主体部分层次清晰,结构合理,具有较强的逻辑性。首先介绍了病耻感的概念、构成及其来源;其次,采用分述法介绍了脑卒中患者病耻感的3种测量工具;最后,从脑卒中患者病耻感的产生因素、不良影响和干预措施3个方面介绍了其研究现状。但文字表达欠简洁,如果能对引用文献内容再综合提炼一下,可使文章更精炼。

(四)小结部分

综上所述,脑卒中患者病耻感的相关研究较少,尚处于探索和描述阶段,对其相关影响因素和作用机制的了解并不是很深入。脑卒中患者病耻感的测量尚未有专用量表,仍需进一步探索和发展以及对已有量表进行检验。病耻感的产生导致了社会身份丧失及社会孤立的现象,对卒中后患者生活质量以及康复带来了不利影响,医务工作者和社会群体应高度重视脑卒中患者病耻感问题。以更宽广的视野来开展脑卒中患者病耻感的研究,使脑卒中患者能够顺利地回归社会。

【分析】小结部分指出了国内对于脑卒中患者病耻感的研究现状,概括地总结了综述性论文主体部分的内容,指出了此方面研究未来发展的趋势。与主体部分呼应较好,但与前言部分呼应欠佳。

(五)参考文献

[1]黄为民,高展,冉春风,等.早期介入运动疗法对脑卒中患者功能恢复的疗效评估[J].中国临床康复,2003,7(25):3484-3485.

[2]耿峰,董毅,King M,等.精神疾病病耻感量表中文版在精神分裂症患者中应用的信效度[J].中国心理卫生杂志,2010,24(5):343-346.

[3]Goffman E. Stigma:notes on the management of spoiled identity [M]. Englewood Cliffs:Prentice Hall,1963.

[4]于媛,刘均娥.肺癌患者病耻感的研究进展[J].中华护理杂志,2014,49(11):1386-1390.

【分析】该综述性论文共有26篇参考文献,由于篇幅所限仅列举4篇。参考文献著录格式规范,数量充足,其中23篇为英文文献,质量较高。

第二节　研究性论文的撰写

护理研究性论文是护理工作者通过对护理领域中的某些护理基础理论和临床护理问题的深入研究,以原始的实验、调查数据及临床资料为依据,经过科学的整理、归纳及分析等一系列思维活动后所形成的文字记录和总结。护理研究性论文是反映护理学学科领域创新性成果、临床新技术和新知识并扩大研究内容的重要手段和方法。1976年国际医学杂志编辑委员会(International Committee of Medical Journal Editors ,ICMJE)在加拿大温哥华举行会议,规范生物医学期刊编排格式,简称为温哥华格式,整个条例经历了5次修订,现执行的是2005年版本。温哥华格式界定护理研究性论文包括:①文题;②作者署名和单位;③摘要和关键词;④正文,包括前言研究、对象与方法、结果、讨论及致谢(酌情);⑤参考文献。

一、文题

文题是以最恰当、最简明的词语反映论文中最重要的、特定内容的逻辑组合。读者常以文题为主要依据来判断论文的阅读价值;期刊编辑常以文题作为快速筛选稿件的依据。因此,要求文题应能概括论文的主要内容,表达出论文的主题,文题与内容要相符,使人一看就能对全文的含义有一个明确的认识,同时要富有吸引力。护理研究性论文的文题一般包括2~3个方面的基本内容,即研究对象、处理因素、效应指标,前两项必须在题名中表达清楚,后一项也可酌情在文题内叙述。例如,"自尊和组织支持感对男护士职业成功的影响研究",其中"男护士"是研究对象,"自尊和组织支持感"是处理因素,"职业成功"则为研究的效应指标。

二、作者署名和单位

作者署名和单位部分与第一节综述部分的要求大体相同。不同期刊,对作者署名和单位的书写格式的要求可能不同,作者需在写作时查询将要投稿杂志的稿约,以免格式不符要求而退回修改。目前国内护理学期刊作者署名和单位主要有两种常用格式:①文题下方只简单标注作者署名和单位,在文稿首页脚注中注明基金资助情况和第一作者简介(包括姓名、性别、出生年月、籍贯、最高学历、职务、职称、研究方向及详细通信地址、电话号码和电子信箱等);②文题下方只标注作者署名,不标注单位,在文稿首页脚注中注明基金资助情况和各位作者的单位。凡属有关基金项目论文,在首页页脚处注明基金项目名称和编号,便于文献索引和读者了解作者的研究方向和动态。

三、摘要和关键词

护理研究性论文的摘要采用的是报道性摘要。报道性摘要能指名论文的实质性内容,较完整地浓缩和概括论文的主要内容,尽可能多地提供定量和定性的信息。报道性摘要包括4要素,即目的、方法、结果、结论四要素。①目的:用1~2句话简要说明研究目的及要解决的问题;②方法:简述课题的设计方法、研究对象、资料收集方法、观察指标、研究内容以及统计学分析方法等;③结果:简要列出主要的研究结果,通常要有数据资料并明确统计学意义和临床价值;④结论:通过对结果的分析、评价、建议等表达作者最想阐明的观点,以及这些观点的意义和价值。摘要应着重说明研究工作的创新内容,使读者能在较短时间内了解论文的概况。摘要部分应独立成章,一般不分段落,不列出图或表,也不引用参考文献,尽量不用缩略语,字数在200~300字为宜。关键词的写作要求与第一节综述部分的要求大体相同,不再赘述。

四、正文

正文是论文的主体部分,写作格式较固定。论文正文的基本格式如下:前言(introduction),提出问题;研究对象与方法(methods),如何进行研究;结果(results),发现什么结论;讨论(discussion),所得结论的意义,国内称之为四段式,国外简称为IMRAD。

(一)前言

前言,也叫引言、导言或研究背景,是正式论文的起始部分。前言在结构上一般包括4部分。①研究领域国内外的现状,对历史背景的回顾,并扼要阐述开展本课题研究的动机、必要性、目的及意义。同时,对文中将引出的新概念或术语,加以定义或阐明,使读者更好理解下文。②提出问题:是前言的核心,该领域存在的或迫切需要解决的问题。③概述全文:指概括地介绍全文的材料、方法和结果,使读者对全文有一个概括的了解,但不涉及具体内容。④引出下文:用一句过渡的语句点出下文的主要内容,同时指明本研究是经验总结,还是实验创新或对既往做法的改进。因此,前言在论文中回答"研究什么"与"为何研究"的问题。

前言写作要求:①开门见山,紧扣主题,言简意赅,突出重点。起笔切题,写明要解决的具体问题,不要绕圈子,不能有太多铺垫。②不宜做自我评价,点明主题即可,除非确有必要和确有把握,不要轻易使用"国内外首创""前人未研究过""达到国内外先进水平"等。③前言不能与摘要雷同,不能成为摘要的注释,不需加小标题,不用图和表,不使用非通用的符号、术语或缩略词,英文缩写首次出现时应给出中文全称和英文全拼。④前言文字不宜过长,一般以200~400字为宜,点名主题即可。

国外护理研究性论文前言部分还包括文献回顾、重要名词的界定、理论框架等内容。文献回顾主要是为了了解本次研究问题以往所做过工作的深度和广度,使读者了解前人对本类问题的研究水平和成果,并有助于理解本研究。国内博士生和硕士生论文多采用此种形式。

(二)研究对象与方法

研究对象与方法是论文的重要部分,是阐述论点、论据、进行论证并得出结论的重要步骤。在以患者资料为基础的临床医学研究中,通常称为"资料和方法""对象与方法"或"病例与方法"。在基础实验中可称为"材料和方法"。通过详细说明研究对象与方法可起到的作用是:①通过客观的描述,使读者清楚了解研究工作的对象与过程,以便理解和评价研究结果的科学性和先进性;②使读者能应用同样的材料和方法,对研究结果进行重复和验证。研究对象与方法撰写的内容包括:

1. 研究对象

(1)应交代清楚研究的起止时间和研究对象的来源,如住院、门诊还是社区等;具体的抽样方法;患者的年龄、性别等一般人口学资料,可在此交代,也可放在结果部分交代。

(2)应介绍研究对象的纳入标准和排除标准。如涉及的为某种疾病的患者,应详细交代疾病的诊断标准和确诊方法,常选用该病诊断的金标准或当前学术界比较公认的标准。纳入和排除标准的制定应符合临床工作规范和习惯,过严的标准可使入选病例减少,论文的临床实用性和适用范围降低;相反,过于宽泛的标准,实验中干扰因素过多,使论文的结论可靠降低。

(3)介绍样本量及计算的过程,注明计算公式中各参数的确定理由,以表明本项研究结果统计学意义的把握度。

(4)若有对照组,则要交代分组的标准和分组的方法,如果是随机分配,则要介绍选择何种随机分组方法。在研究前应列出表格,比较各组间的基线资料,常包括人口学资料和主要的临床特点,并进行统计学分析,以检验所纳入研究的各组之间是否有可比性,即资料的基线均衡性或齐性检验。

2. 研究方法

(1)研究设计 论文中应简要介绍研究设计方案,如为实验性研究应交代是"随机对照设计""整群随机对照设计"等;如为类实验性研究应交代是"不对等对照组设计""自身前后对照设计"还是"时间连续性设计"等,如为非实验性研究应交代是"描述性研究""病例对照研究"还是"队列研究"等。

(2)干预措施 论文如为干预性应详细介绍干预的内容、干预的方法、干预持续时间、干预人员的组织和具体的干预方案的实施等。

(3)测量指标及研究工具 调查类论文应交代调查的指标,干预性研究应详细交代干预后有关结果的测量指标和判断标准。测量指标的评定需要用研究工具,常用的研究工具有两类,一种是已公认并广泛应用的评定量表,应介绍量表的内容、信度、效度、评分标准、常模、结果判断的标准等；一种是自行设计的问卷,则应介绍问卷的内容和结果的判断方法、是否有预调查、问卷的内容效度和信度等。

（4）资料收集的方法　介绍资料收集的具体步骤,包括研究是否通过了伦理委员会的审定、如何招募研究对象、如何获得其知情同意、如何实施测量或如何发放和回收问卷等,多次测量的研究尤其要对每次测量的时间点、测量内容加以说明。

（5）质量控制　严格的质量控制可控制或减少在实施过程中可能出现的偏倚或干扰,在论文中应较详细地阐述采用哪些具体措施。比如,提高和准确记录研究对象的依从性的方法、提高随访率的方法、培训调查员的方法等。

3. 统计分析方法　应说明使用的统计学软件,资料分析内容、每部分数据使用的统计方法。根据研究类型和所设计的数据性质进行数据处理。

（三）结果

结果是论文的核心部分,是本研究经过统计学验证得到的发现,是提供本研究提出问题的答案。撰写时,可列小标题,把结果分门别类列出并加以说明,通常是针对前言中提出的问题或讨论中归纳的观点依次分段叙述。需综合使用文字描述、表格、统计图加以说明。在文字描述冗长时,可采用统计图或表格来辅助归纳研究结果。一篇论文的图和表不宜太多,凡能用文字说明的就不必列表,更不要将文字叙述与列图表重复使用,以减少版面消耗,并力求简练。必须注意研究结果的真实性和科学性,不论结果是阳性还是阴性,肯定还是否定,只要是真实的,都是有价值的,应实事求是具体和准确地报告结果。具体要求如下:

1. 文字表达的要求　文字表达应注意:①围绕主题,重点突出。一项研究,可能得出多个方面的结果,可能从不同的角度写出几篇论文。但就某一篇论文而言,要紧扣主题,切忌面面俱到,应依据研究性论文的主题和题目精简数据和观察指标。②数据经统计学处理后应给出具体的统计值,如百分比、均数、标准差、t 值、F 值或卡方值等统计量、P 值等。③文字表达要层次清楚,逻辑严谨,为结论和讨论埋下伏笔。④统计结果按逻辑顺序描述结果,不加任何评价。

2. 表格的设计与要求　表格有助于将多组数字分类分层次表达,一目了然。应用表格时应做到:①有表序,即表1、表2……②有表题,即表是说明什么主题的,表题列于表格顶线的上方;③表的格线应尽量少,多采用三横线表格,表的顶线与底线用粗线,两端及表内项目间不用纵线分隔（表10-2）;④表的内容应标示清楚（如单位、时间、%、合计……）;⑤表内尽量不用或少用标点符号。

表 10-2　儿科护士疼痛管理知识及态度得分的多元逐步回归分析

变量	回归系数	标准误	标准化回归系数	t 值	P 值
常数项	17.092	1.372	—	11.292	<0.001
职务	1.076	0.315	0.226	2.735	0.006
接受疼痛相关培训的频率	2.116	0.522	0.287	3.258	0.001
科室	2.752	0.257	0.436	4.128	0.004

$F = 14.72$, $P < 0.001$;决定系数 $R^2 = 0.379$,调整后 $R^2 = 0.351$

来源:王婷,花芸,涂红星,等. 华中地区儿科护士疼痛管理知识及态度的现状调查[J]. 中华护理杂志,2016, 51(6):681-685.

3.图的要求　结果用图形可起到更形象、更直观的效果(图10-1)。标题一般在图形下方。线形图常用于表达通过干预后结果随时间推移后所发生的动态变化。直条图常用来比较各独立事件的发生频率。如果采用原始图片或照片则要求尽量清晰。

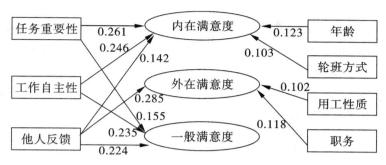

图10-1　论文中图的要求举例

图中的数字为标准化偏回归系数

来源:彭文涛,李继平,张安琴.护理人员工作特征与工作满意度的调查研究[J].中华护理杂志,2007,42(9):852-854.

(四)讨论

讨论是针对研究结果的各种现象、数据及资料进行理性的分析、解释、推理和评价。讨论部分的内容主要包括:①对研究结果的理论阐述,作者可应用已有的理论对实验结果的各个资料、数据、现象等进行综合分析,从不同角度分析,提出新见解,以充实作者的论点;②运用自己的实验结果与他人结果比较其异同,并解释其因果关系;③研究结果、结论的理论及实践意义,即在理论上有什么价值,其价值的大小,对实践有什么指导作用及其应用价值;④本研究还存在哪些尚未解决的问题及其解决的方法,提出今后研究的方向、改进方法以及工作的设想和建议。讨论是结果的逻辑延伸,是把实验结果提高到理论认识的高度进行认识。部分论文在讨论中,还列出了本研究的不足之处,任何研究都不能解决某一领域中所有问题,因此应客观评价当前研究在整个问题解决中所处的地位和研究的不足之处,更容易得到读者的认可,并为今后的进一步研究埋下伏笔。

讨论部分是论文的精华和中心内容,篇幅约占全文的1/3,在写作中应注意:①撰写时必须与本文研究结果紧密联系,同时分析过程多结合理论。讨论要充分利用本研究的结果,在本研究的基础上,需要概括和推理,通过逻辑思维,形成清晰的概念,明确的见解。②讨论最好有小标题,表述顺序与"研究对象与方法"和"结果"部分相呼应,每个小标题下论证处一个分论点,各个分论点得出总论点,即论文的结论。③讨论时往往会引用前人的材料来论证自己的观点,但引用时应留有余地,不能只停留在与前人的报道相一致、相符合上,一定要说明自己研究的特点。文献一般不整段引用,而是摘其观点或结论。罗列许多的文献,而不做分析是无意义的,大量罗列文献,会冲淡自己的观点。不能把讨论部分写成文献综述,因此讨论时要充分利用自己结果中的事实材料和文献中的理论材料作为论据,推出自己的观点。④讨论内容避免面面俱到,要围绕主题选择重点内容讨论,观点鲜明,论据要充分,论证要符合逻辑,层次要分明,一个大的段落应着重说明一个问题。讨论内容要新颖,要发现前人未曾提出的问题,要

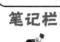

笔记栏

有属于作者自己的看法、主张。⑤讨论中不使用图和表。

五、参考文献

参考文献是论文中的重要组成部分之一,主要作用是支撑论文的立题,旁证论文的观点,同时也向读者提供引用原文的出处,便于检索。通过引用参考文献,作者将自己的研究同他人的研究联系在一起,为作者的论点提供可靠依据,也是尊重他人工作和严谨工作作风的体现。护理研究性论文引用参考文献的数量相对于综述性论文来讲,数量要求较少。文中引证的理论、观点、数据、研究或实验结果应在文中标注参考文献,并将文献来源列于文末。

六、研究性论文实例分析

以"柴倩文,原志芳,金奕,等.首发脑卒中患者残疾接受度及影响因素的研究[J].中华护理杂志,2016,51(1):34-39."为例,分析研究性论文的写作要求。

(一)题目

该文题目准确、简短、新颖,且富有吸引力。题目包括研究对象"首发脑卒中患者",效应指标为"残疾接受度及影响因素",属于调查类研究。"残疾接受度"目前国内的研究较少,具有一定的创新性。

(二)摘要

目的:探讨首发脑卒中患者残疾接受度及其影响因素,以期为首发脑卒中致残患者的康复心理干预提供理论依据。方法:运用残疾接受度量表(修订版)、医学应对问卷、社会活动功能问卷、抑郁自评量表和领悟社会支持量表对150例首发脑卒中住院患者进行问卷调查。结果:残疾接受度得分为(73.56±15.44),各维度得分排序依次为:扩大维度、转变维度、包容维度、从属维度。多元线性回归分析结果显示,"面对"的应对方式、对疾病防治的认识、抑郁状态、社会活动功能和家庭内支持是首发脑卒中患者残疾接受度的影响因素,解释总变异的51.8%。结论:及时发现残疾接受水平较低的首发脑卒中患者,以残疾接受度各维度及影响因素为切入点,实施针对性的康复心理干预,改善残疾接受水平,促进身心康复进程。

【分析】摘要部分采用报道性摘要的格式,高度概括了论文主要内容,文字简洁,独立成文,使读者能迅速、准确地了解文章的主要内容。

(三)关键词

卒中;残疾;影响因素分析。

【分析】关键词格式规范,一般需列举3~5个关键词,建议应增加"残疾接受度",并将"影响因素分析"改为"影响因素",使表达更准确。

(四)前言部分

脑卒中为高患病率、致残率和复发率的国民首位死因疾病[1],患者急性期致残率为38.2%~62.8%[2]。首发脑卒中致残者由于难以接受残疾现状,易产生强烈心理应激反应,甚至诱发抑郁、自杀等心理、社会问题,严重影响康复进程,增加卒中复发风险,加重家庭及社会医疗负担[3]。残疾接受度(acceptance of disability,AOD)是指残疾个体通过价值观和社会生活的适应、对身体变化的接受,感知到残疾引起的价值丧失不会对自身现存能力和存在意义造成负面损害。经广泛研究证实,它是残疾患者社会心理调节的关键因素,对康复结局具有促进作用[4]。目前国内有关 AOD 的研究仍处于起步阶段[5],关注首发脑卒中患者这一心理敏感群体的研究尚未见报道。本文旨在探讨首发脑卒中患者的 AOD 及其影响因素,以期为首发脑卒中致残患者的心理干预与康复护理提供理论依据,促进早期康复,提高患者生命质量。

【分析】前言部分交代了研究问题的背景和提出问题的依据,简介了"残疾接受度"的定义及其对脑卒中患者的影响,国内外"残疾接受度"的研究现状,说明研究的目的、意义及预期目标,以引出正文。前言部分开门见山,简洁明了。

（五）研究对象与方法

1 研究对象与方法

1.1 研究对象

采用方便抽样法,于 2015 年 3～5 月选取在天津市某脑科三级甲等专科医院住院的首发脑卒中 150 例患者为研究对象。纳入标准:年龄≥18 岁;符合 1995 年全国第四届脑血管病会议制定的脑卒中诊断标准[6],经 CT 或核磁共振成像确诊为首发脑卒中;出院前处于卒中后残疾状态,修正 Rankin 评分(modified rankin scale,MRS)在 2～5 分之间[7];病情稳定,生命体征平稳;意识清楚,可正确回答调查员的提问;知晓自身病情,同意参与本研究。排除标准:存在既往脑卒中病史;存在既往精神病史、严重认知功能或意识障碍;存在盲、聋、哑、失语等无法正常交流的疾病或症状;罹患严重的心、肺、肝、肾疾病或恶性肿瘤;发病前处于残疾状态,且 MRS 评分在 2～5 分之间。在 150 例患者中,男 99 例,女 51 例;年龄为(59.80±11.70)岁;初中以下文化水平患者 115 例,高中及以上 35 例;脑梗死患者 120 例,脑出血患者 30 例。

1.2 方法

本研究已通过相关伦理委员会审核。在符合纳入标准的患者出院前 1 d,经统一培训的调查员向其介绍研究目的、意义和保密原则,征得患者及家属知情同意。调查员采用统一指导语,进行一对一逐条提问。根据患者的回答客观记录。问卷完成时间为 10～15 min,查对缺漏项目后当场收回。调查共发放问卷 150 份,收回有效问卷 150 份,有效回收率为 100%。

1.2.1 一般资料调查表

该表由研究者自行编制,包括患者的人口社会学信息(性别、年龄、文化程度、入院前生活满意度等)和病情资料(脑卒中类型和对疾病防治知识的认识等),其中入院前生活满意度的题项为 Likert 5 级评分。

1.2.2 残疾接受度量表(修订版)(Adaptation 0f Disaklity Seale-Revised,ADS-R)

残疾接受度量表用于描述个人对残疾的态度。2007 年经 Groomes 和 Linkowski 校订为修订版量表 ADS-R。包括 4 个维度,共 32 个条目[8],其中 4 个维度分别为扩大维度(价值观范围的扩大)、从属维度(躯体形态的从属性)、包容维度(对残疾影响的包容)、转变维度(由对比价值向固有价值的转变)。采用 Likert 4 级评分,从"很不同意"到"很同意"分别计 1～4 分,分值范围 32～128 分。得分越高代表患者的 AOD 越高。32～64 分属低度接受水平,65～96 分属中度接受,97～128 分属高度接受。中文

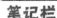

版量表由陈妮等[9]翻译引进,内容效度指数 CVI 为 0.919,Cronbach's α 系数为 0.83,具有良好的信效度。该量表曾被应用于臂丛神经损伤[9]、烧伤[10]及脑卒中残疾[11]等患者的康复心理研究。

1.2.3 MRS

1988 年,Bamford 等[12]对 Rankin 量表进行修改,称为 MRS,用于评价脑卒中后残疾程度及康复结局,分 6 个等级:0 级,完全无症状;1 级,有症状,但无明显功能障碍;2 级,轻度残疾;3 级,中度残疾;4 级,重度残疾;5 级,严重残疾[13]。卒中后残疾定义为 MRS 评分为 2 ~ 5 分[7],是本研究的样本纳入标准之一。

1.2.4 医学应对问卷(Medical Coping Modes Questionnaire,MCMQ)

该量表由 Feifel 等[14]编制,中文版量表为 20 个条目,是适用于各种疾病患者的应对量表。该量表分为 3 个应对因素:面对、回避及屈服。各条目按为 Likert 4 级计分,含 8 个反向计分条目。中文版 MCMQ 拥有良好的信效度,因子分析显示 3 个因素的 Cronbach's α 系数分别为 0.69、0.60 和 0.76,重测相关系数为 0.64、0.85 和 0.67[15]。

1.2.5 社会活动功能问卷(Functional Activities Questionnaire,FAQ)

本量表由 Pfeffer 等提出,评定患者在家庭和社区的独立能力[16]。共包括 10 个项目,每个项目均为 0 ~ 3 分的 4 级评分:0 分为正常;1 分为有困难,但可独立完成或未做过;2 分为需要协助;3 分为完全依赖他人。分值范围 0 ~ 30 分,得分越低,代表受测者的社会活动功能越强。该量表的评定者间信度高达 0.97,与工具性日常生活能力量表具有良好的相关性($r=0.72$),被广泛用于脑卒中康复研究[13,16]。

1.2.6 其他量表

Zung 抑郁自评量表(Self-Rating Depression Scale,SDS)用于衡量首发脑卒中患者抑郁状态的轻重程度[17]。运用领悟社会支持量表(Perceived Social Support Scale,PSSS)评测患者对社会支持(家庭内或外支持)的主观体验[18-19]。

1.2.7 统计学方法

采用 SPSS 17.0 软件进行统计分析。运用 $\bar{x}\pm s$、百分比描述一般资料,量表得分与常模的比较采用单因素 t 检验。运用独立样本 t 检验比较不同情况下首发脑卒中患者 AOD 的差异。采用 Pearson 相关分析法分析不同连续变量与 AOD 总分的相关性。运用多元线性回归分析首发脑卒中患者 AOD 的影响因素。

【分析】对象与方法部分详细地介绍了研究设计的内容。①研究对象:介绍了抽样的方法,研究的起止时间和研究对象的来源,研究对象的纳入标准和排除标准(其中介绍了首发脑卒中的诊断标准);②方法:介绍了资料收集的方法、质量控制的方法和研究工具(包括量表的内容、信度、效度、评分标准、结果判断的标准及量表的适用范围);③统计分析方法:介绍了使用的统计学软件,资料分析内容、每部分数据使用的统计方法。对象与方法部分表述条理清晰,层次分明。

(六)结果

2 结果

2.1 首发脑卒中患者的 AOD 得分情况

AOD 总分为(73.56±15.44)分,属于中度接受范围。所有患者中,低度接受水平患者为 46 例(30.7%),中度接受水平患者为 96 例(64.0%),高度接受水平患者为

8例(5.3%)。为了准确比较各维度的得分情况,采用标准化评分,计算公式:标准化得分=(量表或其维度的实际得分,量表或该维度的满分)×100%。在标准化得分中,扩大维度得分最高,从属维度得分最低。见表1(表略)。

2.2 不同情况首发脑卒中患者的AOD得分比较

对不同性别、文化程度和脑卒中类型的首发脑卒中患者的AOD进行比较,差异无统计学意义($P>0.05$)。同时,对疾病防治知识了解的患者AOD高于对疾病无认知者,得分差异有统计学意义($P<0.001$)。见表2(表略)。

2.3 不同变量与首发脑卒中患者AOD得分相关性分析

Pearson相关分析结果显示,AOD总分与医学应对中"面对"维度、领悟社会支持总分及各维度(家庭内支持、家庭外支持)得分呈正相关($P<0.05$),与入院前生活满意度、社会活动功能得分及抑郁自评得分呈负相关($P<0.05$)。见表3(表略)。

2.4 首发脑卒中患者AOD影响因素的多元线性回归分析

以单因素分析中有统计学意义的变量为自变量,将AOD总分作为因变量,进行多元线性回归分析($\alpha_入=0.05$,$\alpha_出=0.10$)。变量赋值:对疾病防治的认识("了解"$=0$,"不了解"$=1$)。其余自变量为连续型变量,按原始数值进入回归分析。进入线性回归方程的变量包括"面对"维度得分、对疾病防治的认识、抑郁自评量表得分、社会活动功能得分及家庭内支持维度得分,可解释总变异的51.8%。见表4(表略)。

【分析】结果部分不是原始数据的罗列,针对讨论中归纳的观点依次分段叙述,层次分明,条理清楚。结果部分合理地使用文字描述和表格加以说明,文字简洁。

(七)讨论部分

3 讨论

3.1 首发脑卒中患者AOD现状

残疾接受度总分为(73.56±15.44),与Chiu等[11]对台湾地区175例脑卒中患者的AOD测评得分(71.72±11.27)相比,差异无统计学意义($t=1.459$,$P=0.147$)。然而,该结果低于陈妮等[9]对臂丛神经损伤患者的AOD得分(79.07±11.99),差异有统计学意义($t=-4.370$,$P<0.01$)。这是因为脑卒中后遗症患者身体功能障碍与心理创伤导致的个人与社会价值丧失远超过臂丛神经损伤者[11,20]。

扩大维度得分最高,这与Chiu等[11]的研究结果相同。此维度是指个体关注除疾病及残疾以外自身有价值的部分。可能原因包括:①根据残疾接受理论,患者处于对残疾的悲伤与焦虑期时。为了平衡生理功能障碍引起的价值缺失感,会渐渐关注除此以外自身有价值的方面,如个人能力、既往取得的成绩及生活事务,从而扩大自身价值观范围。这种认知通过一系列体验引发,如完成生活自理行为的需求、心理慰藉的渴望、对康复后生活的憧憬等。②该维度是其他3个维度价值观转变的基础,包含的价值观变化范围更广泛[21]。

从属维度得分最低,这与赵庆杰等[22]对结肠造口患者的研究结果一致。该维度表现为个体弱化对躯体功能和外形改变的重视,认识到个人价值在于自身特点、能力等内在特质。可能原因包括:①基于残疾接受理论,脑卒中后残疾的发生会强化个体对完整体格的渴望,导致患者过分关注残损的体格,忽视生命中其他有价值的部分,如创造力、亲情、友情等[21]。②马斯洛需求层次理论认为,躯体功能是最基础的生理需求,其重要性无法被取代[23]。患者的体格和外形发生不可逆的变化,使其作为"正常人"的躯体完整性受到破坏,短时间内无法接受残疾的事实。③在集体主义文化背景下[24],外形和身体能力很大程度决定了社会地位,脑卒中致残者的内在特质很难得到认可与重视,易遭受歧视和排斥,这使他们无法忽视躯体和外形改变造成的不良影响。

因此,医护人员应综合评估首发脑卒中致残患者的心理状况,对 AOD 较低的个体,以 AOD 的各维度为切入点实施康复心理干预。对从属维度得分较低、过分重视自身残疾改变者。护士应与家属密切配合,鼓励患者建立积极自我评价,弱化残疾的不良影响,增强自我接纳和自尊水平。

3.2　首发脑卒中患者 AOD 的影响因素

3.2.1　提高对疾病防治的认识有利于改善 AOD(略)

3.2.2　社会活动功能的提高对 AOD 产生积极影响(略)

3.2.3　积极的"面对"方式对 AOD 具有支持作用(略)

3.2.4　抑郁程度对 AOD 具有负面影响(略)

3.2.5　良好的家庭内支持有利于改善患者 AOD(略)

4　结论

"面对"的应对方式、对疾病防治的认识、抑郁状态、社会活动功能及家庭内支持是患者 AOD 的有力影响因素。全面评估首发脑卒中患者的残疾接受心理,以残疾接受度各维度及影响因素为出发点,探索合适的心理干预模式以改善患者的残疾接受水平,可作为进一步研究方向。

【分析】讨论部分围绕主题选择重点内容讨论,讨论充分利用本研究的结果,紧密结合研究结果做出理论性分析,指出所得结果的意义及其内在规律。在本研究的基础上,进行概括和推理,通过逻辑思维,形成明确的见解,论据充分,论证要符合逻辑,层次分明。最后小结概括了论文主体部分的主要内容,指出论文后续的研究趋势。

(八)参考文献

[1]王陇德.国家卫生计生委脑卒中防治工程工作报[EB/OL].(2015-05-12)[2015-11-18]http://www.cnstroke.com/newsinfo/newsDetailaspx? t_id=2639&cCode=00010006.

[2]刘敏,方向华.脑卒中后残疾的研究进展[J].中华流行病学杂志,2013,34(11):1146-1150.

[3]闰洪丰,胡毅,黄峥,等.成年残疾人心理健康现状评估与分析[J].残疾人研究,2013,(4):5-10.

【分析】该论文共有 37 篇参考文献,由于篇幅所限仅列举 3 篇。参考文献著录格式规范,数量充足,其中 11 篇为英文文献,质量较高。

第三节　个案性论文的撰写

护理个案性论文是通过对临床个案护理中罕见事件的观察或对反常规事件的研究,重新认识原有的理论,并提出新的观点和见解。为揭示事物的内在规律和本质提供新的线索和参考依据。护理个案性论文是护理论文中较常见的一种论文形式,属于质性研究的一种。个案广义来说可指特定的个人、家庭、团体或社区,把它们作为一个整体,有系统地对其背景、现状、发展、行为或相关因素、理论框架进行深入分析,探讨解决问题的方法。

个案性论文适用于研究样本来源有困难无法进行大样本研究,比如国内外罕见、少见的疾病的护理或在护理方面有独特创新的方法、技术或常见病的罕见临床表现的预防和护理等。个案性论文通过对少量样本的分析和解释,可获得一些新观点、新知识,并为进一步研究提供依据。但研究结果是基于少量样本,对研究对象的总体不具有代表性,因此研究结果较难大规模推广。

护理个案性论文的研究价值在于通过对反常规事件的观察,了解事物的内在规律和本质,对原有的理论重新认识。为今后临床护理类似问题的解决提供新的思路和方案,并为深入的研究提供了有价值的参考依据。护理个案性论文的特点:①案例数量不受限制,可以是一例具有典型性的患者,也可以是具有共同特征的多位患者,甚至是家庭、团体或社区;②所选案例应具有特别的意义,能给读者新的启发和认识;③须按护理程序思路写文章,并侧重写护士自己的资料。

一、写作步骤和要求

个案性论文的写作步骤如下:

1. 选定研究对象　个案研究的研究对象应选择研究者易于获取,易于观察的住院患者;并且研究对象具有特别的意义,比如研究对象所患疾病很特殊、很罕见,或者研究对象所患疾病很常见但患者出现罕见并发症,或者对护理常见病患者采用了创新性的护理措施。

2. 找出患者的健康问题或有关护理诊断　以文献资料和有关护理理论或概念框架为依据,从健康问题中确定研究问题和目的。

3. 针对研究问题制订相应的护理计划和护理措施　在护理计划的实施过程中,应密切观察和详细记录患者的变化。

4. 整理结果或护理效果。

5. 做出评价　依据护理理论或概念框架,结合患者的病情观察结果,评价护理效果,引出新的观点和认识。

二、写作格式和内容

目前国内大部分护理期刊上刊出的护理个案性论文写作格式不完全统一,存在多种格式。其中较为常见的护理个案性论文的格式应按照护理程序的思路进行资料组织和论文写作。正文主要分为五个部分:第一部分为前言,第二部分包括健康评估、护理诊断、护理计划和护理实施,第三部分为护理效果,第四部分为效果评价、小结,第五部分为参考文献。个案论文的作者署名和关键词基本要求同前所述。

1. 题目　个案性论文的题目需涉及研究例数、研究对象和干预措施,题目应突出选题的创新性。

2. 摘要　个案性论文的摘要属于指示性摘要,主要涉及“报告了……例……的护理,病例概要,护理措施概要和护理效果”等。一般 100～150 字。

笔记栏

3.前言 前言旨在提出研究的临床护理问题和论文写作的目的。简介病例,其病例特点应与护理诊断有关,与护理计划和措施相呼应。不要过多叙述医生做的事,多选与护理有关的内容的介绍。病例介绍一般包括:患者的一般资料;疾病的发生、变化和结局;与护理诊断、计划和措施相关的病例资料。

4.健康评估、护理诊断、护理计划和护理实施 首先,简要描述护理体检的结果和与护理相关的患者的临床症状,提出护理诊断,即提出护理问题。其次,依据现存的护理问题,制订相应的护理计划和具体目标,即陈述做什么。最后,介绍护理措施的内容和完成的时间,即陈述怎样做。

5.护理效果 主要叙述护理效果,对比实施护理措施前后的观察指标的变化和患者的主观感受,可将比较结果用表格方式进行表达,叙述要真实,有依据和有比较。

部分论文将护理措施和护理效果结合起来表述,每条措施后面紧接着措施实施的效果,这种表述方式也可以。

6.效果评价 护理效果的评价是通过患者的健康情况的变化及观察指标的变化来衡量。结合相关的护理理论对护理效果进行讨论和分析。进一步指出护理计划是否合理与护理措施是否有效,从而获得新知识和新观点,以指导临床实践。

7.小结 小结与前言前后呼应,总结该个案的护理特点、护理体会,并提出今后的研究趋势和方向。

8.参考文献 在个案性论文中阅读文献是很重要的,因个案性论文的写作要求密切结合相关理论。对参考文献的数量要求相对于护理研究论文来说较少。

三、个案性论文实例分析

以"王金会.1例特殊结肠造口患者的粪便收集与皮肤护理[J].中华护理杂志,2005,40(6):426-427."为例,分析个案性论文的写作要求。

(一)题目

论文的题目讲明了涉及研究的例数为1例,研究对象为"特殊结肠造口患者",干预的方面是"粪便收集与皮肤护理"。题目简洁、新颖。

(二)摘要与关键词

摘要:介绍了1例特殊结肠造口患者因粪便收集不当导致造口周围皮肤炎症的护理。肠造口治疗师(ET)正确评估造口状况,发现护理问题为造口周围皮肤刺激性皮炎、经造口排出的粪便不能有效收集、患者缺乏护理造口的知识。ET采取了有针对性的护理干预措施,包括使用无刺激性的皮肤保护膜,改用二件式造口收集袋,指导患者调节饮食,教授患者进行有效自我护理的技巧。采取措施1 d后患者肠造口周围皮肤红肿明显减轻,3 d后皮肤溃疡好转。

关键词:结肠造口术;粪便;皮肤保护;手术后护理

【分析】该文摘要属于指示性摘要,介绍了护理措施概要和护理效果,但文字不够简练,最好还要有病例概要。摘要独立成文,能使读者快速了解论文的主要内容,及创新性护理措施。关键词规范,3~5个,能很好地概括文章核心内容。

(三)前言

肠造口患者粪便的收集直接影响到其生活质量。粪便对皮肤有较强的刺激性和腐蚀作用,如果粪便收集效果差,粪便从造口处外溢,可导致肠造口周围皮肤红肿、糜烂,给患者带来极大痛苦。2004年1月,我们成功地护理了1例因结肠造口部分回缩导致的周围皮肤刺激性皮炎,提高了患者的生活质量。现将护理过程报告如下。

1 病例简介

患者男性,70岁。因患直肠癌于1999年行直肠癌根治保肛手术,术后3年局部复发,行局部肠段切除术;2004年1月因肿瘤再次复发,收住我院行结肠造口术。术后,护士在造口处放置了1个一件式造口袋,3 d后患者感觉造口周围皮肤疼痛难忍。护士将造口袋取下,发现造口周围皮肤红肿、破溃,考虑是对造口袋粘贴过敏,故停用造口袋,使用支被架,并嘱咐其家属随时清理粪便。1周后,护士向肠造口治疗师(ET)咨询如何收集结肠造口粪便,后经ET采取有针对性的护理干预措施,解决了上述问题。2周后患者痊愈出院。

【分析】前言部分首先介绍了粪便收集对肠造口患者的影响,并一句话概括了全文,引出下文,文字简洁明了。病例简介部分,介绍了患者的一般资料,疾病的发生、变化和结局,与文后的护理问题、护理措施相呼应,条理清晰,言简意赅。

(四)健康评估、护理诊断、护理计划和护理实施

2 护理问题

包括:①患者因肠道肿瘤已行3次手术,此次结肠造口的开口位于降结肠上段近脾区,故粪便稀薄不易收集;又因造口7~11点出现回缩现象,当粪便排出时直接与皮肤接触,导致周围皮肤刺激性皮炎。②因患者术后食欲及肠功能恢复较快,护士虽然采取了用粘贴造口袋的方法收集粪便,但由于此造口属于特殊的结肠造口,使用常规的收集粪便方法收集效果欠佳。③患者已知肠造口将与其终身相伴,但在术后初期即出现了造口周围刺激性皮炎,使其在心理、生理上极为痛苦,非常担心将来如何生存,家属也手足无措,迫切需要采取有效的方法来减轻其痛苦,同时也需要学习结肠造口自我护理的知识和技巧。

3 护理措施

3.1 使用无刺激性的皮肤保护膜

ET将无刺激性的皮肤保护膜喷洒在结肠造口周围皮肤上,以增加肠造口周围皮肤的保护层。先采取暴露肠造口的方法,不粘贴任何收集袋,嘱护理人员和陪护随时清理从造口流出的粪便,并及时喷洒皮肤保护膜,防止粪便对皮肤的再次浸蚀。经过1 d的精心护理,患者肠造口周围的皮肤已明显好转,红肿现象减轻,3 d后皮肤溃疡好转。

3.2 改用二件式造口收集袋

二件式造口收集袋具有使用方便、便于清理排泄物的优点。ET首先测量肠造口大小,测得直径为30 mm×25 mm。然后剪裁造口底盘,在造口底盘接触肠造口7~11点的位置,按其凹陷程度将剪裁下来的造口底盘的残余粘贴在此,再用保护膏抚平,制造成半凸面底盘,使其与凹陷处皮肤紧密粘贴,避免粪便通过凹陷处浸蚀皮肤。为使粘贴更加牢固,ET又在造口底盘上加了1条腰带,以达到最佳收集效果。1 d后,患者未述造口底盘粘贴部位有不适感,查看造口底盘未出现剥离或渗漏现象。1周后,ET帮助患者除去造口底盘,见造口周围皮肤完好,无粪便浸蚀皮肤现象。

3.3 指导患者饮食调节(略)

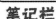

3.4 教授患者有效的自我护理技巧(略)

【分析】按照护理程序的思路进行资料组织和论文写作。首先,依据健康评估的结果,提出护理诊断,即提出护理问题。其次,依据现存的护理问题,制定4条护理措施,创新性的护理措施介绍的详细、具体,使读者阅读后能参照实践。此文将护理效果与护理措施结合起来一起介绍,每条措施后面紧接着措施实施的效果,条理清晰,文字简洁。

(五)效果评价

4 讨论

正常的结肠造口应微稍突出于腹壁皮肤1~1.5 cm,以便于日后护理。本例患者由于已行3次手术,末次手术时术中操作困难、游离肠管不充分,导致造口处7~11点出现回缩、凹陷,使造口开口位于腹壁皮肤以下,属于特殊类型结肠造口。由于粪便中含有大量消化液,如长时间浸蚀皮肤,可引起皮肤红肿、破溃,形成刺激性皮炎[2]。本例护理的难点就在于如何有效地收集粪便,采用常规的护理方法已不能奏效。我们使用无刺激性的皮肤保护膜,改用二件式造口收集袋,取得良好效果。皮肤保护膜又称保护胶,是一种采用多分子聚合物制成的透明薄膜,可有效保护肠造口周围皮肤,避免粪便直接与皮肤接触。二件式造口收集袋的底盘由自黏性养护胶组成,具有一定的保护皮肤功能。我们还自制了部分凸面底盘,与部分回缩凹陷的造口相互对应,嵌合成一个整体,解决了造口回缩、凹陷难以粘贴牢固的问题,将从造口排出的粪便直接收集到造口袋中。另外,我们还运用物理学的加压原理加用了1条腰带,将造口收集袋牢固地固定于患者身上,使粪便收集更加有效。

【分析】讨论部分介绍了特殊结肠造口形成的原因,并从理论层面分析了护理措施有效的原因,讨论部分与病例介绍、护理问题及护理措施相对应,层次分明,条理清楚,文字简洁,重点突出。

(六)小结

5 小结

肠造口护理是一项复杂而细致的工作,需要护理人员具有很强的专业知识和丰富的临床经验。不同的造口、不同的个体有着不同的护理需求,而常规的造口护理有时无法满足特殊造口患者的需求[3],作为一名专业ET,就应该充分运用专业知识,千方百计地寻找解决患者疾苦的办法。本例患者护理的成功使我们认识到,ET应充分发挥教育者的责任,指导、帮助临床一线护理人员掌握造口护理的知识和技巧,以便提前进行护理干预,减轻或控制患者的疾苦,提高其生活质量。

【分析】小结应与前言前后呼应,总结该个案的护理特点、护理体会,并提出今后的研究趋势和方向。该文小结部分文字不够简洁,未能进行总结及展望。

(七)参考文献

[1]孙孟里.临床营养学[M].北京:北京大学出版社,2003,44,199.

[2]喻德洪.肠造口治疗[M].北京:人民卫生出版社,2004,198.

[3]赵冬梅.1例晚期结肠癌并发高位肠瘘患者的护理[J].中华护理杂志,2003,38(2):145.

【分析】参考文献与主题相关性好,文献质量较高,著录格式规范。

第四节　经验性论文的撰写

护理经验性论文是对临床/教学工作中某一侧面或某种疾病的护理/教学方案及措施所做的回顾性总结。总结的目的是对临床/教学实践进行检查、评论、分析、研究,找出规律性东西,以继续指导临床/教学工作。这类论文选题广泛,内容丰富。既可写成功的经验,也可写失败的教训;既可总结多年护理工作概况和教学实践的体会,也可总结某种疾病的护理方法或效果的具体经验体会。形式灵活,篇幅可长可短。

一、写作格式和内容

护理经验性论文一般包括题目、摘要、关键词、前言、护理经验和具体操作方法、讨论与分析、参考文献。题目、作者署名、关键词和前言基本要求同个案性论文。

(一)护理经验和具体操作方法

1. 病例介绍　一般资料(采集资料的时间、来源和收集方法以及病例的性别、年龄、病程、病例数等);病例的入选标准;观察项目(症状、体征、实验室检查的主要项目及结果)、治疗方法等。病例介绍应详略得当,要与论文后面介绍的护理措施所要解决的问题相呼应,不要过多叙述医生做的事,多选与护理有关的内容介绍,做到突出重点,详略得当。病例后简单介绍护理的结果,即病例的疗效标准(痊愈、显效、好转、缓解、无效或死亡)、病情转归及预后,篇幅不宜过长。要求真实反映治疗护理的效果,尽量用具体的数字说明问题,用词应准确,避免含糊不清。

2. 护理措施　根据研究对象的特定条件采取相应的护理对策,应具有针对性,而不是泛泛而谈,同时应紧扣护理工作,确实体现护理工作的特色。护理措施的写作注意事项为:①护理措施的书写尽量根据病情的轻重缓急或不同的进展阶段按顺序具体展开,体现条理性、科学性和实用性;②必须详略得当,对于特殊案例的选题,必须介绍采取的特殊的护理措施,对于常规化的护理措施一带而过甚至可以不写;③对于具体的护理方法,需详细、具体,使读者阅读后能够指导其实践;④可以每项护理措施直接介绍此项护理措施的效果,也可以自成一段综合介绍所有护理措施实施后的综合效果;⑤所采用的护理措施如果综合了以往报道中的方法,应标注参考文献出处。

(二)讨论与分析

讨论的内容可以是分析所采取措施的原因,介绍护理措施的理论依据。对所研究问题从感性认识到理性认识的升华,从特殊到一般的理解过程,具有高度的概括性和指导性。在讨论部分,作者必须掌握丰富的论证资料,进行分析、综合,引出正确的结论。在"护理经验和具体操作方法"中未对所采用的护理方法及效果展开讨论的,可结合国内外有关文献进行比较和讨论,提出自己的观点和见解。已在上节中表明观点的可仅做一个简明、概括而有力的小结,以强化主题,加深读者印象。

(三)参考文献

护理经验性论文的参考文献相对其他类型的论文数量要少,但文中提及的概念、治疗护理现状及理论依据等内容必须标明出处,供读者查阅。

二、经验性论文实例分析

以"李静,黄萍.心肌梗死患者院内转运途中频发室颤的抢救[J].中华护理杂志,2015,50(4):508-509."为例,分析经验性论文的写作要求。

(一)题目

题目中介绍了研究对象为"院内转运途中的心肌梗死患者",干预的方面是"频发室颤的抢救",题目简洁、新颖。题目中最好交代研究例数。

(二)摘要、关键词

摘要:总结了1例急性心肌梗死患者在院内转运途中频发室颤的救护。急救护理要点包括:转运前积极充分的准备,转运途中频发室颤的救护,高效的基础生命支持。患者于导管室行冠状动脉造影及经皮冠状动脉介入术(PCI)后,安返冠心病监护病房(CCU),11 d后康复出院。

关键词:心肌梗死;心室颤动;急救;病人转送

【分析】该文摘要属于指示性摘要,介绍了病例概要、护理措施概要和护理效果,文字简练。摘要独立成文,能使读者快速了解论文的主要内容及创新性护理措施。关键词规范,3~5个,能很好地概括文章核心内容。

(三)前言

急性心肌梗死是临床上常见的冠心病类型之一,其并发症多、病死率高[1]。室颤是严重的心律失常性并发症,临床表现为意识突然丧失、心搏呼吸停止,若不及时抢救,数分钟内即可死亡[2]。为了使患者获得更好的诊治,此类患者需转运至专科病房或导管室,但转运过程中存在风险。国外学者Fanara等[3]调查医疗不良事件频率的结果显示,70%的医疗不良事件发生与患者转送有关。在转运过程中威胁患者生命的潜在风险随之增高,故转运前应该充分评估获益及风险[4]。为了使患者得到更有效的救治,转运过程的安全至关重要。现将我科1例在院内转运过程中频发室颤的急性心肌梗死患者的急救护理体会报告如下。

【分析】前言部分首先介绍了频发室颤的急性心肌梗死患者在转运过程中存在的问题,并一句话概括了全文,引出下文,文字简洁明了,条理清晰,言简意赅。

(四)护理经验和具体操作方法

1　病例资料

患者男,67岁,于2013年11月2日5:10突发胸骨后闷痛,伴大汗,含服"速效救心丸"无效后,来我院急诊就诊。患者入抢救室时意识清楚、呼吸急促,心率80次/min,呼吸26次/min,血压126/83 mmHg(1 mmHg=0.133 kPa),血氧饱和度(SpO$_2$)95%。立即开通静脉通路,吸氧,急查心电图示:窦性心律,前壁导联ST段显著压低、T波高尖。急查血常规、肾功能、电解质、肌钙蛋白T均正常,予阿司匹林肠溶片300 mg嚼服。急诊抢救室留观期间,患者胸痛症状短暂缓解后,再次出现剧烈胸痛伴大汗,复查心电图:窦性心律,成对室早,前壁导联ST段显著压低,最大3 mm,T波高耸,下壁导联ST段未见抬高。予硫酸氢氯吡格雷片450 mg口服,吗啡3 mg静脉注射。复查心电图7 min后患者发生2次室颤,均予电除颤、胸外心脏按压,简易呼吸器辅助呼吸,同时予胺碘酮300 mg 静脉注射,并以1 mg/min 持续静脉泵入,经过复苏患者恢复窦性心律、意识和自主呼吸。心脏科会诊后以"急性冠脉综合征,急性非ST段抬高型心梗"收治入院,由急诊室直接送至导管室行急诊冠状动脉造影。在转运途中,患者频发室颤伴意识丧失,经过途中积极抢救,复苏成功,将患者安全送至导管室。患者于导管室行冠状动脉造影及经皮冠状动脉介入术(PCI)后,安返冠心病监护病房(CCU),11 d 后康复出院。

【分析】病例简介部分,介绍了患者的一般资料,疾病的发生、变化和结局,接受治疗的情况。病例介绍应再简略点,不要过多叙述医生做的事,多选与护理有关的内容的介绍,做到突出重点,详略得当。

2 转运过程中的救护

2.1 转运前的准备

(1)病情评估。急诊主管医师和心脏科医师共同评估病情后,决定将患者转运至导管室行冠状动脉造影及 PCI,但患者病情危重且变化快,转运风险极大。管床护士密切监测患者生命体征,填写专科交接记录单,积极准备转运前事项。

(2)对外联系。护理组长电话通知导管室,确认电梯已等候,转运路线为急性心梗绿色通道。

(3)患者准备。转运前将转运的必要性和潜在风险告知家属,并签字同意,确认腕带身份标记,管道妥善固定,取合适的体位。

(4)物品准备。急救设备包括氧气瓶内含充足的氧气、除颤监护仪、简易呼吸器,注射泵。转运急救箱,内含各种急救药品、注射器。其他物品包括治疗药品、病历、心电图报告、检验报告单、手术同意书。

(5)转运人员安排。考虑到转运途中的风险极大,安排的转运人员为应急能力和抢救能力很强的1名主治医师和当班护理组长,另外还有管床护士及1名护工,由医师担任此次转运的负责人[4]。

2.2 转运途中频发室颤的抢救

(1)明确分工,合理站位。在转运途中,医务人员分A、B、C角分别站位,明确分工。A护士站在患者右侧,观察意识及生命体征,并记录,除颤仪与其在同一侧;B护士站在患者左侧,观察输液通路,保持通畅;C医生站在床尾协助观察病情和心电监护的波形。护工负责转运床的平稳运行。

(2)发生室颤积极抢救。进入电梯后患者突然意识不清,呼吸微弱,心电监护示室颤,立刻开展团队式急救,A护士立即给予电除颤,B护士给予简易呼吸器辅助呼吸,C医生在除颤后给予持续胸外心脏按压,5个循环的心肺复苏(CPR)后心电监护示窦性心律,患者恢复意识和自主呼吸。

电梯到达指定楼层,出电梯时心电监护再次显示室颤,患者意识不清,呼吸微弱,与上一次抢救结束仅相隔不到2 min。急救小组立即予除颤,5个循环的心肺复苏(CPR)后心电监护仍显示为室颤,继续以上抢救流程,如此反复。在第9次除颤、CPR后,心电监护显示窦性心律,患者恢复自主呼吸,此次抢救用时21 min。在此次抢救过程中,3名医护人员轮换角色进行抢救,防止过度疲劳,影响抢救质量。

进导管室后心电监护又一次显示室颤,与上一次抢救结束相隔仅1 min,急救小组立即给予除颤、5个循环的CPR后,患者恢复窦性心律、自主呼吸。此次抢救用时

笔记栏

2 min。

到达导管室手术间,与导管室护士共同确认患者身份(腕带、病历、患者自己),安全将患者转移至手术床,床旁交接生命体征、输液通路、用药、物品,填写转科交接记录单,双方签字。

【分析】详细地介绍了频发室颤的急性心肌梗死患者在转运过程中采取的特殊护理措施,转运前积极充分的准备,转运途中频发室颤的救护,高效的基础生命支持及抢救的效果。文字简练,条理清晰。具体的特色护理措施详细、具体,使读者阅读后能够参照实践。

(五)讨论与分析

3 收获与体会

对于急性心肌梗死患者来说,"时间就是心肌,时间就是生命"。急诊 PCI 较溶栓治疗能更有效、迅速实现血管完全再通,提高生存率[5]。本案例中 2 名医生充分评估病情后决定将患者转运至导管室行急诊 PCI,但也考虑到转运的风险极大,因此在转运前做好了充足的准备,包括监护设备、抢救物品的保障,人员的安排。对于频发室颤关键的急救措施是胸部按压及早期除颤[6],这是该患者抢救成功的关键。《2010 心肺复苏指南》更强调团队的协作[7],这一理念始终贯穿在抢救过程中,从抢救室一直延续到转运途中,参与抢救者均有强烈的团队意识,大家明确分工、各司其职,保证了抢救工作的有序进行,确保了患者安全。

【分析】讨论的内容可以是分析所采取措施的原因、介绍护理措施的理论依据,对所研究问题从感性认识到理性认识的升华,具有高度的概括性和指导性。

(六)参考文献

[1]中华医学会心血管病学分会中华心血管病杂志编辑委员会.非 ST 段抬高急性冠状动脉综合征诊断和治疗指南[J].中华心血管病杂志,2012,40(5):353-367.

[2]张文博,李跃荣.心电图诊断手册[M].4 版.北京:人民军医出版社,2012:447-448.

[3]Fanara B,Manzon C,Barbot O,et al. Recommendations for the intra-hospital transport of critically ill patients[J]. Crit Care,2010,14(3):R87.

【分析】参考文献共 7 篇,由于篇幅所限仅列举 3 篇。参考文献与主题相关性好,文献质量较高,著录格式规范。

(王　霞)

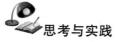思考与实践

一、思考题

1.下面文字属于论文的哪部分内容?此种写作方法适应于哪类体裁的论文?简述各部分的写作要求。

目的:调查三级甲等医院护士的职业获益感现状,并分析其影响因素。方法采用护士职业获益感量表对合肥市 3 所三级甲等医院的 369 名临床护士进行调查。

结果:护士职业获益感得分为(115.38±13.35)分,得分较低的两个维度是正向职业感知和亲友

认同;影响护士职业获益感的因素为第一学历、用工性质和科室。

结论:三级甲等医院护士的职业获益感处于较高水平,管理者可以根据其影响因素,进一步制订改善护士职业获益感的措施。

2.下面的摘要属于哪种类型的摘要? 此种写作方法适应于哪类体裁的论文? 此种类型摘要需要介绍哪些内容?

摘要:1例重症急性胰腺炎合并严重腹腔感染并发骶尾部Ⅳ期褥疮患者行改良负压伤口疗法的护理经验。常规采用的是真空负压封闭引流技术,在使用1周后褥疮加深的情况下,对真空负压封闭引流技术进行了改进(VAC+黎氏双套管+充氧生理盐水持续滴入),将黎氏双套管作为负压吸引管,同时向创面持续滴入含高浓度氧气的生理盐水,水中氧分压达690 mmHg。使用该方法治疗4周后患者的创面面积缩小率达91.7%,效果明显,最终褥疮自愈。

二、论述题

1.试述综述性论文与研究性论文之间的关系及区别。

2.试述研究性论文正文的书写格式。

3.请选择综述性论文、研究性论文、个性案论文和经验性论文各1篇,对其质量进行详细的分析和评鉴。

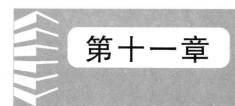

第十一章

质性研究

科学研究的方法包括量性研究和质性研究,量性研究在护理科研中占主导地位,但不是所有的现象都可以用量性研究的方法来解决,某些现象用以实证论为基础的量性研究值得质疑。在护理实践中,常遇到患者的经历和感受的问题需要研究与探讨,但此类问题又难以用(数据)量性形式表达,需采用质性研究或者两者方法学的综合运用来开展研究。因此,在护理领域质性研究具有重要意义,本章主要阐述质性研究的特征、研究步骤和方法。

第一节 质性研究概述

一、质性研究的概念

质性研究又称质的研究、定性研究,是对某种现象在特定情形下的特征、方式、含义进行观察、记录、分析、解释的过程(Leininger,1985 年)。质性研究以研究者本人为研究工具,在自然情景下采用多种资料收集方法对社会现象进行整体性探究,使用归纳法分析资料,通过与研究对象互动对其行为和意义建构获得解释性理解。质性研究对事物或现象进行整体的、深入的、层层相扣的研究,它通过揭示事物内涵认识事物,被较多地用于社会学、人类学、管理学、心理学以及护理学等领域。

二、质性研究的哲学基础

质性研究是一个从实际观察的资料中发现共性问题的过程,属于探索性和叙述性的研究。质性研究与量性研究的本质区别在于建立在不同的哲学观和专业范式基础之上。量性研究建立在实证主义专业范式基础之上,遵循客观、有效、实用的原则;而质性研究者认为知识是由社会建构的,无论是研究者和被研究者都有他们的价值观和现实观,因此现实是多元的。质性研究建立在诠释主义专业范式或批判主义专业范式基础上,该类专业范式认为理解一个过程的最佳途径是去经历和体验这一过程,换一个角度看待同一个问题时,会产生新的发现。不同专业范式对方法论和研究方法的指导见表11-1。质性研究的方法论以整体观为指导,其基本思想是:①任何现实都不是唯一的,每个人的现实观都是不同的,并随时间推移而有改变;②对事物的认识只有在特定的情形中才有意义,因此质性研究的推理方法是将片段整合,以整体观分析事物;③由于每个人对事物的感受和认识不同,因此同一事物可以存在不同的意义。例如,不同年龄、不同职业背景的吸烟男性对戒烟的看法、戒烟的经历均存在较大差异。

表 11-1　不同专业范式对方法论和研究方法的指导

专业范式	方法论	研究方法
实证主义	量性研究	测量研究中的变量
	随机对照研究	
	队列研究	
	病例对照研究	
诠释主义	现象学研究	访谈
	扎根理论研究	观察
	人种学研究	现场研究
	叙述分析	
批判主义	行动研究	小组合作
		反思日记

三、质性研究和量性研究的区别

质性研究作为一种研究途径和量性研究相区别,由于研究目的不同,在收集数据和分析数据时也采用不同的研究方法。质性研究注重收集丰富的数据(包括大量的无法量化的数据)、对社会现象进行深入的描述、谋求对社会现象的深刻理解;量性研究一般用于以量性数据描述社会现象、对社会现象建立数学模型或检验关于具体社会现象相关的研究假设。质性研究和量性研究都是建立在经验证据上的实证研究,它们在教育科学研究中承担不同的功能,把两者结合起来进行的研究称为混合性研究。质性研究和量性研究都是系统化的研究途径,质性研究和量性研究的区别见表11-2。

表 11-2　质性研究和量性研究的区别

项目	量性研究	质性研究
价值观	人具有生理、心理和社会的特质。在客观现实中,这些特质及相关经历是可被测量的	人是复杂的,具有独特的对生活看法和经历
关键概念	变量、值、统计显著性	行为、事件、语境、意义
研究目的	检查变量之间的关系	增进对社会现象的理解
是否做出研究	是	否

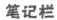

笔记栏

续表 11-2

项目	量性研究	质性研究
专注于	结果	过程
研究方法	量性/演绎	质性/归纳
研究实施	确定样本及样本量	选择参与对象
	收集资料	收集资料
	量表及其他测量工具	面谈、观察
	演绎,接受或拒绝研究假设	归纳,描述结论
研究工具	实现设计好的调查工具(问卷、量表等)	研究者即工具
研究操作	控制变量、测量、计算、统计	描述、阐述、理解
研究问题	具体、封闭、静态、包含变量	宽泛、开放、变动、不包含变量
研究设计	结构化的	灵活的
样本	大样本、随机抽样	小样本、有意选取
数据分析	统计分析	文本分析
对语境的处理	去语境化	自然设定
对现象的处理	抽象为变量	使用详尽的叙事描述
研究者的角色	不参与研究对象的活动	参与研究对象的活动
视角	由外向内的旁观者的视角	由内向外的参与者的视角

四、质性研究选题的特征

虽然质性研究受到不同哲学观的影响,对于不同的研究问题有不同的研究方法,但质性研究选题具有一些共同的特征,主要包括:

(1)质性研究的选题要求研究步骤具有灵活性,可在资料收集过程中随时使用。

(2)质性研究选题一般综合多种资料收集的方法,例如访谈法、观察法、档案资料收集法等。

(3)质性研究选题一般具有整体性,深入探索事物的内涵和实质,谋求对社会现象背后所蕴含的意义的深入理解,因而相对量性研究来说会进行更多更深的阐释而不只截取某一个片段。尽可能广泛地收集数据,注重对现象的全面了解,而不是研究孤立的预先设定的个别变量。

(4)质性研究选题一般为非干预性研究,质性研究选题关注特定的现象和社会情景,其目的是深入了解事物或现象的本质和真实状况,但不对此做预测和改变。因此在质性研究中不对研究对象施加任何干预。

(5)质性研究选题要求研究人员深入研究情景,并在此情景中生活或工作相当一段时间。注重实地考察,即研究在社会事件发生的真实场景中进行,而不在实验室中进行。

(6)质性研究选题中往往采用目的选样的方法选取研究对象,即根据研究人员对

笔记栏

研究对象特征的判断有目的地选取研究对象。同时要注意反思自身,研究人员自身也是所研究的社会现象的一部分,反思自身也可以是研究的一部分。

(7)质性研究选题一般不设计资料收集的结构,无特定的资料收集工具,一般认为研究者即是研究工具。研究者广泛并深入地参与所研究的社会事件,而不是独立在所研究的社会现象之外。同时也因为通过深入地直接参与来获得第一手资料,质性研究课题通常需要较长的时间。

(8)质性研究选题的资料收集与资料分析往往同步进行,是一个连续的过程。即研究进程具有一定的灵活性,可根据收集到的数据随时调整,以确定下一步的研究策略、何时完成资料收集工作等。

(9)质性研究选题最终形成的往往是适合于所研究的现象和情景的模式或理论。

(10)在质性研究选题中,注重从社会事件参与者的视角来获得对社会现象的感知,而不是以旁观者的视角来进行研究。研究人员常常以主观的态度描述研究过程、自己的角色以及可能的偏差。所以要承认研究人员自身的主观性而不刻意掩盖,并在研究报告中陈述个人经历以及观念供读者鉴别。

(11)对理论的敏感性,即数据的收集和分析不仅仅关注技术层面而是要兼顾到方法论的全盘考虑,也就是说要考虑到以上的各项特征的融合。

并非只要不使用量性数据就算质性研究,质性研究具有较多特征,但要注意的是,以上只是关于质性研究选题特征的泛泛之谈,并非一项质性研究选题就一定要具备上述的所有特性,研究者应按照研究的目的和自身的特点进行选择和调整。

从以上特征中可以看出,质性研究选题是通过研究者和被研究者之间的互动对现象进行深入、细致、长期的体验,然后对现象的“本质”获得一个比较全面的解释性的理解。而在量性研究选题中依靠对事物可以量化的部分及其相关关系进行测量、计算和统计分析,以达到对事物“规律”的一定把握。

第二节　质性研究的方法

一、质性研究在护理研究领域的应用

护理学的发展长期受到医学模式的影响,直到20世纪50年代,护理学者才开始对这种医学模式是否适合护理实践开始产生了质疑,他们在思考“什么是护理”“什么是照护”“护患之间互动关系的实质是什么”的过程中期望护理从以往的旧模式中彻底蜕变出来,成为一门真正的专业。护理学者们意识到需要建立护理自己的知识体系和专业标准,并构建属于自己专业领域的理论,运用护理理论去观察护理现象。护理的语言也开始发生变化,表现为从原先的医疗的、微观的、因果模式转变为护理的、整体的、互动模式,这代表着护理的范式创新。

一些护理研究者在研究设计中采用实验性或类实验性的研究方法,以期控制研究情景中的干扰因素,但是在护理实践中很多护理现象很难设立对照、实施控制(如对晚期癌症患者进行心理护理和情感支持),因此这种方法在很多情况下或由于伦理问题或由于无法操作而不适用于护理实践。所以有很多护理研究者开始倾向于采用质

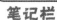

性的研究方法,因为质性研究强调以人为中心和整体观,该方法有助于促进对人的经历的理解,运用质性研究的方法,护士们能够得到关于患者、同事以及其他专业人员的丰富的知识和深刻的见解。

在护理领域,许多护理现象都能够用质性研究的方法进行探讨,例如:①人们对应激状态和适应过程的体验,如乳腺癌化疗的患者在住院期间的情感体验;②护理决策的过程,如患者在出院的过程中护士的行为;③护士与患者之间的互动关系,如护士与患者之间沟通方式的研究;④影响护理实践的环境因素,如在中国文化背景下的患者照护需求和家属的照护行为。

在护士与患者的相互作用过程中,许多行为可以同时用质的和量的研究的方式得出结论,例如,研究患者的焦虑和不确定感,质性研究通过访谈、观察、深入患者的生活情景等方式了解患者对焦虑和不确定感的体验;而定量方法则用评定量表测试患者是否存在焦虑和不确定感,以及焦虑和不确定感的程度。质性研究法具有主观性,而定量研究法资料更加客观化。然而这种"客观"要求护士从患者的立场中分离出来,科学地克服主观的介入,有意与患者保持一段距离,这样可能使资料的真实性和深入性大打折扣,且可能丢失护患关系中人性化的具有较强影响力的一面。因此在护理研究领域质性研究与量性研究各有各的特点,不可片面地看待两者。

二、质性研究的方法学分类

质性研究主要包括现象学研究、扎根理论研究、人种学研究、历史研究、个案分析、社会批评理论研究、行动研究等类别。尽管各自在哲学理念和方法上略有不同,但其共同的目的都是探索事物的实质和意义。现介绍前三类质性研究的特点。

(一)现象学研究

现象学是以哲学和心理学为基础,聚焦于人们生活经历的意义。现象学研究是一种观察特定的现象,分析该现象中的内在和外在成分,把其中的重要因素提炼出来,并探讨各要素之间及各要素与周围情景之间的关系的一种质性研究方法。现象学研究以 Husserl 和 Heidegger 的哲学观为基础,Husserl 认为现象是经历所处的情景,只有当某个体经历了这个现象,现象才存在。因此这种经历必须用描述的方法而非使用统计的方法表达。为了描述现象,研究者必须以自然的方式体验这个现象。因此,现象学研究的研究问题是"研究对象所经历的这些现象的本质是什么",研究者相信事实基于人们的生活经历,生活经历赋予了每个人对特定现象的感知。现象学研究者对生活经历的四个方面产生兴趣:生活的空间、生活的人、生活的时间、生活中人与人之间的关系。

当某一现象很少被界定或定义时,非常适合用现象学研究进行探究。现象学研究所探索的问题往往对人们的生活经历具有重要意义,如压力、丧亲经历、某种慢性病患者的生活体验和生活质量等。

深入访谈法是现象学研究收集资料常用的手段。即研究者与被研究者面对面有目的地交谈。通过深入访谈,研究人员请研究对象描述某方面的生活经历,但不主导访谈的内容和方向。研究人员应努力体察研究对象的世界,除深入访谈外,现象学研究还通过参与、观察、档案资料查询、反思来研究个案的经历。研究者在丰富、生动的报告中与读者分享他们的领悟,一篇描述研究结果的现象学报告应有助于读者从另一种不同的角度"看"事物,丰富他们对经历的理解。

(二)扎根理论研究

扎根理论研究又称根基理论研究,在 20 世纪 60 年代由社会学家 Glaser 和 Strauss 提出。所谓扎根是指研究得出的理论以资料为基础,从资料中提炼而来。该方法以社会学中的符号互动论为基础,研究社会过程和社会结构,以及社会发展和演化过程。其主要目的是对现实中的现象进行深入解释,并产生理论。

符号互动论探索人们如何定义现实,他们的信念如何与他们的行为相联系,聚焦于人们之间的互动过程,探索人类的行为和社会作用,解释了为什么有些人努力使自己的行为适合他人的行为。符号互动论具有以下三个前提:①人们对事物的行为是基于对该事物意义的理解;②事物的意义是来自于人们社会性的互动过程;③人们在处理他们遇到的事物时,运用解释的方法来掌握和修饰事物的意义。

扎根理论研究重视事物的动态发展过程而不只单看事物的静态情况。为了更好地理解研究对象,研究者必须进入研究对象互相作用的世界,只有这样研究者才能从研究对象的角度观察事物而不是从其自身的角度。在这一过程中,研究者必须系统地收集资料、分类资料,找出核心类别,并重复上述过程,直至发展出理论。因此扎根理论研究是一个循环的过程。

扎根理论研究是一种自下而上建立理论的方法,一定要有情景资料的支持,但是它的主要特点不在其经验性,而在于它从实践中抽象出新的理论和思想。扎根理论者认为,只有从资料中产生的理论才具有生命力,如果理论与资料相吻合,理论便具有了实际的用途,可以被用来指导人们具体的生活实践。

扎根理论研究采用持续比较法发展和提炼理论的相关概念,这一特征是其资料分析方法的独特之处。持续比较法将实际观察到的行为单元反复进行相互比较,发掘和归纳出共同的性质从而得到"类别",再将提炼出来的类别不断与以往的资料中的事件、现象进行比较、对照,以找出同一性和变异性,并据此不断收集新资料,不断对照,渐渐澄清类别的范畴、定义,明确类别之间的关系,直至呈现出概念和理论。持续比较法可探求新类别的结构、时间特征、原因、发生情景、范围、结果、与其他类别的关系,这些是产生严谨的、有实际含义的理论的基础。通过比较,类属或结构的基本属性得到浓缩,事件间不同点的界限、类属之间的关系逐渐清晰。这种比较必须贯穿于研究的全过程,包括研究的所有阶段、层面和部分。该方法属于归纳方式,由特定的社会现象归纳发展出一般性的理论。

因此,扎根理论研究的五个基本特征为:①扎根理论的概念框架来自于资料而不是先前的研究;②研究者努力去发现社会情境中的主要进展而不是描述调查单位;③研究者将资料与所有的其他资料相比较;④研究者可以根据先前的理论对资料收集进行调整;⑤资料一旦获得,研究者就立刻进行整理、编码、分类、概念化并写有关研究报告的雏形,这个分析过程与资料的收集循环进行。

(三)人种学研究

人种学研究又称民族志研究,是对人们在某种文化形态下的行为的描述和解释。文化是一组特定的社会人群中普遍接受的获得性的行为、价值观、信仰、常模、知识、习俗的总称。人种学研究通过实际参与研究对象自然情形下的生活、深入观察、深度访谈、档案或文史资料查寻,探讨一定时间内研究对象的生活方式或体验。人种学研究所研究的文化特征包括文化行为、文化产品和工具、文化语言等。人种学研究的目的是从所研究的文化群体中学习,以理解他们的价值观念、行为特征、习俗等。

护理人种学研究最早是由 Leininger 在 1985 年提出,着重对人们习以为常的生活方式或某种特定文化进行系统的观察、描述、记录、分析。在健康保健领域,人种学研究最适合于探讨不同文化环境中人们的健康信念、健康行为、照护方式等,用以研究文化对护理行为及其中的观点、信念、方法的影响,探索护理本身的文化特性、临床过程及护患关系。

根据研究规模,人种学研究可为小型的人种学研究和大型人种学研究,前者重点放在特定的小范围收集资料,例如,山区 10 位妇女产后的健康照顾行为;后者整体性地研究某文化的一般性和特殊性现象,例如,研究某种文化下患者的出院计划设计和执行过程以及相关的社会结构因素,如政治、经济、卫生政策、宗教、信仰、医院环境等。

人种学研究几乎无一例外地需深入研究场所,为了了解所要研究的文化群体,需要数月甚至数年的实地研究。在大多数情况下,研究者力争主动地参与到文化事件或活动中。研究文化,需要与文化群体中的人员一定程度地密切接触,这种密切接触只有随着时间的延长或作为一个主动的参与者直接与他们一起工作才能实现。"研究人员即是研究工具"在人种学研究中被高频率地使用,体现了人种学研究人员本人在分析和解释文化中起到的重要作用。

人种学研究具有以下特征:①适于研究全然无知的现象;②适于研究整体的生活方式;③适于探讨蕴藏于周围情形中的含义,因为它不仅仅收集独立片段的资料,而是整体性资料;④适于护理现象及相关的人类文化;⑤可以收集到别的方法所无法得到的详细深入的文化相关情境资料。

第三节　质性研究的抽样方法

质性研究的目的是探索意义和揭示多元现实,而非推广到目标人群,故质性研究者关注的不是样本量的多少,而是所选择的研究对象是否能提供丰富的信息,选择对象的主要标准是对象是否经历过所研究的现象或处于所研究的文化中,其他因素如费用、可及性、研究者和研究对象语言的相容性也可影响研究对象的选择。

一、质性研究抽样的特点

总的来说,质性研究的抽样具有以下特点:

(1)研究对象的选择并非随机,随机抽样并不一定选中能够提供最多信息的对象,质性研究需要的研究对象是对研究现象了如指掌,能够清晰明白地说、善于思考的以及愿意对研究者详细述说的人。

(2)样本量一般比较小且研究较深入。质性研究的对象一般少于(有时远远少于)50 人。

(3)研究对象不是预定的,他们的选择是自然出现的。

（4）样本的选择是趋于概念化的需要而非为了代表性。

二、质性研究抽样的方法

质性研究抽样的方法主要有目的抽样、方便抽样、滚雪球抽样、理论抽样。

（一）目的抽样

目的抽样又称立意抽样，是指研究者根据自己的专业知识和专业经验以及对调查总体的了解，有意识地选择某些研究对象。这些研究对象对所要研究的问题非常熟悉或了解，或者在研究对象中非常的典型。例如，某护理人员欲进行关于社区护士应具备的能力的研究，计划使用专家访谈的方式来进行资料的收集。他在仔细了解了数名专家的情况下，有目的地从中选择了几位专家进行访谈，包括对社区护理工作有长期实践经验的社区护理专家、护理教育专家等。此时所使用的方法就是目的抽样。

进行目的抽样时首先要确定抽样标准。由于抽样标准的确定带有较大的主观性，所以，目的抽样的运用结果往往与研究者的理论基础、实际经验以及对研究对象的熟悉程度有很大关系。

目的抽样虽然是一种非概率抽样方法，但是仍然有很强的实用性，是在质性研究中常常被使用的方法。其缺点就是没有客观的指标来判断所抽得的样本是否真正具有代表性。目的抽样具体的策略有十几种，最常用的有下面几种：

1. 典型个案抽样　选择的是研究现象中那些具有一定"典型性"的个案，目的是了解研究现象的一般情况。在质性研究中，对典型个案进行研究不是为了将其结果推论到从中抽样的人群，而是为了说明在此类现象中一个典型的个案是什么样子。这种方法特别适用于对所研究的社会情景或文化不熟悉的情况。例如，欲探索乳腺癌患者的生活体验，则选取一个典型的患者，请她讲述自己患病和康复的过程以及感受。

2. 极端个案抽样　选择研究现象中非常极端的、被一般人认为"不正常"的情景进行研究。虽然这种现象比较极端，不具有"代表性"，但可丰富正在形成的概念，可加入研究对象的不同观点。例如，欲了解临床护士日常工作中同理心的运用情况，可选择患者最喜欢的和最有意见的护士进行访谈。

3. 分层目的性抽样　这种抽样方法中，研究者首先将研究现象按照一定的标准进行分层，然后在不同的层面上进行目的性抽样。旨在了解每一个同质性较强的层次内部的具体情况，以便在不同层次中进行比较，进而达到对总体异质性的了解。例如，欲了解护士离职的原因，为了对不同特征的护士有个总体了解，可按职务、学历、科室等标准进行分层，从不同层次选择相应的护士，探究他们离职的原因。

4. 同质性抽样　选择一组内部成分比较相似（即同质性比较高）的个案进行研究。旨在对研究现象中某一类比较相同的个案进行深入的探讨和分析。常用于小组焦点访谈，通常选择数位背景比较相似的被访者在一起就共同关心的问题进行探讨。

5. 效标抽样　是指事先为抽样设定一个标准或一些基本条件，然后抽取所有符合这个标准或这些条件的个案进行研究。例如，欲研究不具备剖宫产指征的孕妇为何选择剖宫产，研究者事先明确剖宫产的指征，此时抽样的标准即是在不符合这些标准的孕妇中抽取研究对象进行访谈。

6. 证实和证伪个案抽样　在这种抽样方式中，研究者已经在研究结果的基础上建立了一个初步的结论,希望通过抽样来证实或证伪自己的初步理论假设。这种抽样的方法常在研究后期使用,目的是验证或发展初步的结论。例如,研究者在资料收集和分析的过程中,了解到"为了家人活下去"是中国癌症患者常用的激励自己的理由,下一步在资料收集时,则选取更多的、不同年龄、性别、病种的癌症患者就这个结论进行访谈。结果发现,大多的患者都有这种想法,但也有一部分人群如年纪比较轻的或者发生多次复发的患者,他们的生存理由则是"为了自己",从而对研究结果进行了补充。

(二)方便抽样

方便抽样又称志愿者抽样,往往用于质性研究初期,尤其是当研究者希望在较大的人群范围内或社区里可能的研究对象能够自告奋勇地出现时。例如,需了解月经周期紊乱的人的经历,但难于寻找这些人。研究者可以通过在公告栏、报纸或网络上发表通知来招纳月经周期紊乱的人与之联系。方便抽样省时、省钱、省力,但并非首选,因为其并不一定能达到质性研究的抽样初衷即选择提供最多信息的人,且会影响到研究的可信性。

(三)滚雪球抽样

滚雪球抽样也称为网络抽样,是一种较为特殊的抽样方法,比方便选样更具成本效益和实用性。当研究者对总体人群的确切范围所知较少而又想了解他们的相关情况时,可以利用社会网络的优势和朋友间具有共性的特点来进行抽样。研究者可以从总体中少数成员入手,对他们进行调查,向他们询问还知道哪些符合条件的人,由被访问者推荐,再访问第二人,访问第二人后,由第二人推荐,再访问第三人,如此继续下去,像滚雪球一样,逐渐增加样本人数,从而达到研究目的。另外,通过介绍人的引荐,研究者更易获得下一位研究对象的信任;研究者也更易指定他们希望的下一位研究对象应具备的特征;但是需要注意的是,滚雪球抽样最终获得的研究对象往往是来自一个相当小的群体里的熟人;介绍人是否信任研究者、是否真正的想与研究者合作将影响到被推荐人的质量。在护理研究中,滚雪球抽样在寻找某些特殊总体中的个体时非常有用,如吸毒者、酗酒者、艾滋病患者、性工作者等,因为这些个体一般不愿意让人们了解他们,通过一般途径很难找到他们。

在使用滚雪球抽样时,研究者要注意是否由于使用此种方法而产生较大的抽样误差。举个例子来说,某社区护理研究者欲研究退休老年人的生活方式,研究者清晨到该社区内的锻炼场所结识进行晨间锻炼的老年人,再通过他们结识其朋友,用不了太长时间,研究者就可能获得很多的样本。但是这种方法的抽样误差较大,如那些不爱好运动、不爱去社区的公共锻炼场所、不爱和别人交往、喜欢一个人在家里活动的老年人,就很难把雪球滚到他们那里去,而他们恰恰经历着另外一种退休后的生活方式。

(四)理论抽样

理论抽样是用于质性研究,特别是扎根理论研究中的独特的抽样方法。扎根理论研究是在资料收集的过程中产生理论,研究者结合了收集、编码、分析各步骤,初步形成的结果决定了下一步收集什么资料,到哪里去寻找这些资料,因此理论抽样是为了促进理论的形成。理论抽样并非单一、线性的,要求研究者在资料和正在形成理论的类属之间多次往返。Claser强调理论抽样不同于目的抽样,理论抽样旨在发现类属及其属性,并建立类属之间的关系。例如,在资料收集过程中,被访者提到生病后,他意识到自己应该"活在当下",研究者在备忘录中记录"活在当下"是什么意思? 具有什么特征表现? 其促进因素和结果分别是什么? 研究者除了继续追问这位被访者对于"活在当下"的解释外,还通过理论选样寻找其他研究对象,尤其是被认为符合"活在当下"特征的研究对象进行访谈或观察,以扩充和丰富这个概念。

三、质性研究的样本量

在质性研究中,对于样本量没有固定的标准,样本量的多少是基于信息获得的多少。因此基本的原则是——资料的饱和,即当没有新的信息获得,信息出现重复时可停止资料收集。因此关键是获得了足够的深入资料用以说明研究现象。

质性研究样本量的大小受很多因素的影响。首先,受研究问题的范围影响,研究问题的范围越广,不仅需要访谈更多的经历这个现象的人,还需要寻找其他的补充资料者,因此在研究开始前,研究者需要考虑到研究问题的范围及潜在的所需要的资料量。其次,受资料质量的影响,如果研究对象是一个出色的信息提供者,能够反思自己的经历、有效的交流,那相对很小的样本量就可以达到饱和,因此方便抽样可能比目的或理论抽样需要更多的案例。再次,受研究现象的敏感性的影响,如果研究主题属于非常私人或尴尬的问题,研究对象可能较勉强地与研究人员分享他们的想法,因此要深入理解一个敏感的或有争议的现象,需要更多的资料。样本量还受到研究者的能力和经历、阴影资料的影响,后者是指研究对象不仅述说自己的经历,还提供了他人的经历。

增加样本量可以产生更多的资料,但有时更长时间或更具深度的访谈(或观察)或多次访谈同一名对象可以获得深入、丰富的资料。重复访谈不仅可以产生更多资料,而且可以提高资料的质量,但重复访谈的前提是研究者与研究对象已建立了信任的关系。因此,纵向的质性研究则需要较少的参与者,因为在追踪每名研究对象经历变化的过程中,都可获得更多的信息。

对于初学者,非常有必要测试资料是否饱和,即当资料重复出现后,再增加 1 ~ 2 个案例,以确保没有新的信息出现。

四、质性研究与量性研究抽样方法的区别

质性研究中常用的抽样方法与量性研究有所区别。表 11-3 列举了量性研究和质性研究中常用的抽样方法,并与量性研究中常用的抽样方法进行了比较。可以看到,除定额抽样外的其他非随机抽样方法(如目的抽样、方便抽样、滚雪球抽样、理论抽样)在质性研究中应用较多,而在量性研究中较为重要的随机抽样方法在质性研究中基本是不使用的。在一个质性研究中,一种或多种非随机抽样方法可能会相继使用到。如在前面所介绍的使用根基理论研究法进行有关母亲照顾双胞胎子女的照护历程的研究中,研究者最初使用的是目的抽样获得样本,随着理论的形成与逐渐深入,研究者又选择理论抽样进行资料的补充和理论的不断完善。

表 11-3　量性研究和质性研究中常用的抽样方法

抽样方法	适用范围	
	量性研究	质性研究
随机抽样(概率抽样)		
单纯随机抽样	√	
分层随机抽样	√	
整群抽样	√	
系统抽样	√	
非随机抽样(非概率抽样)		
方便抽样	√	√
定额抽样	√	√(但较少用)
目的抽样	√	√
滚雪球抽样	√	√
理论抽样		√

第四节　质性研究的资料收集方法

质性研究的资料收集方法并非在研究设计阶段完全确定,而是一个灵活的过程,资料收集的方法包括访谈、观察、问卷、日记、文件查询等方法,其中以访谈法和观察法最为常用。与量性研究不同的是,研究人员不同程度地参与到所研究的活动中,沉浸在对资料的感知、互动、反思、理解和记录中。

一、访谈法

访谈是研究者通过口头谈话的方式从被研究者那里收集第一手资料的一种研究方法。深入访谈法是质性研究最常用的收集资料的方法。与日常谈话不同,访谈是一种有特定目的和一定规则的研究性交谈,具有以下特征:①形式灵活且开放;②聚焦的不仅仅是普遍的想法或观点,更多的是被访者实际的经历;③访谈者与被访者之间的信任关系非常重要。

(一)访谈前的准备

访谈前,需了解被访者的语言和文化,问题的用词应能够被受访者理解,能够反映他们的态度和观点,如果研究者研究的是另一种文化或研究人群使用的是另一种术语或俚语,在资料收集前,访谈者必须努力去理解这些语言以及它们之间的细微差别。

在正式开始访谈前,研究者通常准备好大致的访谈提纲(在非结构式访谈中,则至少需准备好第一个问题)。可先做个预访谈,了解设计的访谈提纲是否适合,及时做出修改。

访谈前应预约,访谈地点应该是舒适、容易找到、比较安静、方便录音的场所,注意保护被访者的隐私。访谈地点的选择应注意中立性,不能对被访者造成干扰。例如,欲了解护士离职行为的动因,选择某医院的护理部作为访谈地点则不合适,会使被访者有所顾忌而不愿透露真实的想法。

访谈前需准备好所需要的设备,如知情同意书、基本信息表、笔记本和笔、录音设备(确保有足够的容量和电量)。必要时备致谢的小礼品、点心、纸巾等。访谈开始前须与被访者说明有关事宜,包括介绍自己和访谈的目的、程序、所需时间、自愿原则和保密原则。事先想好如何介绍自己的身份非常重要,如研究者、护士,取得被访者的信任和配合,并对访谈需要录音进行说明,取得访谈对象的同意。

(二)访谈的步骤

访谈的步骤一般包括问候、解释、提问、专注、鼓励、重复/澄清/探究、结束语。

质性研究的访谈时间一般比较长,往往 1~2 h,被访者在进入状态描述自己经历前,往往需要一定时间的熟悉。在正式提问前,访谈者应尽量让被访者在最短时间内进入放松的状态,可以使用一些寒暄的语言、向被访者解释研究相关的信息,强调隐私保护等破冰策略。

在访谈中,提问是访谈者的主要工作之一,访谈者必须小心用词以保证被访者舒适自在。访谈时,尽量使用开放性问题,这类问题通常以"什么""如何""为什么"之类的词语为主线,如"您是如何度过那段日子的"。减少封闭性问题的使用,即回答只有"是"或"否",两种选择的问题,如"您认为这样正确吗"。在提问中,避免出现现引导性问题,如"这个结局会令你很痛苦吧",避免复杂语句或同时提出多个问题。提问应尽量具体,有利于被访者的理解和回答。

访谈的另一重要技巧是访谈者必须是一位出色的倾听者,不要随意打断被访者的话、发表自己的观点或给予建议。只有认真聆听被访者的回答,才可以提出合适的问题,研究者不需将访谈完全局限在事先设计好的提纲中。访谈者应允许适当停顿和沉默,探索被访者沉默的原因,给予一定的思考时间。

在访谈的过程中,注意给予及时的回应。可通过言语行为,如"嗯""是的""是吗",或非言语行为,如点头、微笑、鼓励的目光表示访谈者的专注。根据被访者的回答,进行语音的重复、重组和总结,帮对方理清思路,鼓励继续。回应时,避免对被访者的回答给予评价,否则将起到引导作用或影响被访者对访谈者的信任。

访谈时,须有效运用追问技巧,可以询问更多细节:"什么时候发生的""还有谁参与""你是如何反应的"。细化回答:"你能否讲得具体些""我开始理解了,但你能否再详细些"。澄清自己的理解:"你的意思是""你实际上是做⋯⋯的"。

访谈一般要有一个自然的结束,可以说"你还有什么想说的吗""你对今天的访谈有什么看法"。结束前,访谈者一般会问被访者是否介意再次联系,方便对某些问题进行追问或确认某些信息。必要时,可预约下一次访谈。切忌在被访者情绪尚未平复时结束访谈。

(三)访谈的记录

大多质性研究强烈建议完整记录访谈内容,如使用录音或录像设备。但访谈过程中即使有录音设备,笔记仍是不可或缺的。可以防止因录音设备的故障或环境问题导致访谈资料的不完整;在录音设备关闭后,可通过笔记记录下新的回答;访谈者可将临时想到的追问问题用简短的文字写下,以便在后面方便的时候提问,防止打断被访者的思路;另外还可记录被访者非语言性行为,如外貌、衣着、打扮、表情、眼神、说话和沉默的时间长短、说话音量、语速等。

(四)主要的访谈方法

1.非结构式访谈　非结构式访谈是对话和互动式的,往往用于当研究者对所收集的信息没有预先的观点时。研究者没有事先准备好的具体问题,因为研究刚开始时研究者还不知道问什么或从哪里开始问,以被访者讲述自己的故事为主,很少有打断。该方法常用于现象学研究、扎根理论和人种学研究。

研究者通常以一个与研究主题相关的宽泛的问题开始,例如,"当你听到自己得了癌症,你的反应是什么"接下来根据被访者对首个宽泛问题的回答,问题逐渐聚焦缩小。Kahn(2000年)建议现象学研究中的非结构式访谈类似于谈话,如果所研究的是一个正在持续发生的现象,应尽可能多地获得被访者日常生活中的细节,如可以提问"选择你平常的一天,告诉我这一天发生了什么",如果所研究的是过去的经历,则可用回顾性的方法,可以问"对这个经历对你而言意味着什么",然后,研究者探究进一步地细节直到该现象被完整地描述出来。

2.半结构式访谈　有时,研究者对自己所研究的现象有比较具体的主题,他们知道问什么,但无法预测被访者的回答,此时可采用半结构式访谈。研究者事先准备好访谈提纲,包括提问的几个方面或主要问题。半结构式访谈有助于研究者获得大量所需要的信息,适用于访谈技巧不太熟练的研究者。

半结构式访谈的访谈提纲应遵循一定的逻辑顺序,如时间顺序或从普遍到具体的顺序,敏感问题放最后。设计的问题中应包含进一步探索细节信息所需要的问题,如"接下来,怎么了""什么时候的事,你的感受如何",研究者所提的问题应该使被访者有机会围绕研究现象提供详细的信息。

3.小组焦点访谈　在小组焦点访谈中,5位或更多的人被召集在一起进行讨论。访谈者又称为主持人,根据事先准备好的问题或主题引导讨论。小组焦点访谈具有节约时间、在较短时间内获得丰富信息、研究者控制较少、参与者有较大的自由等优点。但易受个别人主导,易形成思维和谈话定式。

小组焦点访谈一般参与者为5~12人,对象过少则无法获得充分的互动。应挑选具有同质性的研究对象,如相似的年龄、同样的性别、患有同样的疾病,因为人们往往与有相似背景的人交流时,能更自由地表达自己的观点。最好选择研究者和参与者都是陌生人,可增强参与者的平等感。在小组中创造信任环境是小组访谈成功的前提。

在小组焦点访谈中,应注意访谈者的身份。不同于半结构式访谈,访谈者主要身份不是提问者,而是中介人、主持人。访谈者需聚焦讨论,让每个人都有发言的机会,而不是由个别几个人主导讨论。

二、观察法

质性研究者经常采用非结构式观察法作为对自述资料的补充,观察法可用于理解人们发生在自然环境中的行为和经历。最常用的是参与式观察,即研究者既是参与者又是观察者,研究者参与到所研究的社会团体中,试图观看、倾听和体验与研究问题相关的信息。这种观察的情境比较自然,观察者不仅能够对当地的社会文化现象得到比较具体的感性认识,而且可以深入到观察者文化的内部,了解他们对自己行为意义的解释。观察者不仅要和被观察者保持良好的关系,而且在参与被观察者活动的同时必须保持研究所必需的心理和空间距离。参与式观察常用于人种学研究、扎根理论研究等方法学中。

(一)观察前的准备

观察者必须克服至少两大障碍:获得进入所研究的社会或文化团体的允许,与团体成员建立融洽和信任的关系。只有完成这两步,观察者才有可能进入研究对象的"后台",观察到研究对象经历和行为的现实情况。在实地工作开展前或开展初期,有必要收集一些书面的或图片信息,以帮助研究者对实地环境有个概括性的了解。例如,在一个病区环境中,需要获得病区房间分布图、工作人员组织框架图、病区主要病种文件等资料。一般情况下,在进入现场后,研究者需对自己有一个简要的介绍,以满足研究对象的好奇并排除他们对研究者动机的猜测。

参与式观察的研究者一般对所收集的资料很少施加限制,目的在于减少观察者的主观理解对观察现象的干扰。然而,在实施观察前,研究者应制订一个较宽泛的观察计划,包括环境、人、行为和互动、频率、持续时间、相关影响因素、组织结构等。

(二)观察的方法和内容

参与式观察虽然比较灵活,但观察的内容并非随意或包罗万象,而是受到研究问题的指导。观察的内容一般包括:场所、物体、人物、活动、时间、目标、情感。观察的步骤一般是从开放到集中,先进行全方位的观察,然后逐步聚焦。在开放式观察阶段,观察者用一种开放的心态,对研究的现场进行整体性、感受性的观察,如欲研究癌症患者的康复活动,研究者首先观察整个现场的物理环境和人文环境,包括场地的空间大小、家具及装饰品的摆设、房间光线、现场人物的身份、所在位置等。对观察的整体现场获得了一定的感性认识后,观察者开始聚焦。聚焦的程度取决于具体的观察问题、观察对象和研究情境等因素。如在上述例子中观察问题是癌症患者在康复活动中的交流和互动,则观察的焦点是患者们交流的方式、交流的内容、交流时的表情和动作、彼此间的影响等内容。

(三)观察的记录

在观察中,研究者运用视觉、听觉、嗅觉和触觉进行全方位感知,借助笔、照相机、录音机或录像机进行记录。观察的记录主要包括事实笔记和个人的思考。事实笔记记录的是研究者在观察中看到的和听到的"事实",使用的语言应具体、易懂、朴实,且命名准确;个人的思考记录包括研究者本人对观察内容的感受和解释、使用的具体方法及其作用和初步的结论。记录的时候需注意事实笔记与个人的思考应分开,以便读者区分事实和推论。

第五节　质性研究资料的整理和分析

质性研究资料的整理和分析往往是同时进行的,在资料整理的初期即开始寻找重要的主题和概念。研究者及时对资料进行整理和分析,不仅可以对已经收集到的资料获得一个比较系统的把握,而且可以为下一步的资料收集提供方向和聚焦的依据。质性研究资料的分析以语言文字而非数字为基础。研究人员对资料进行整理分析的过程是一个分类、推理、解释的过程,在这一过程中应充分意识到自我的存在。在资料分析过程中,推理过程始终指导资料的缩减分类、理解、诠释。

一、质性研究资料的整理方法

(一)将录音资料转化为书面文字资料

如果是通过录音手机的访谈资料,需及时对录音进行誊写,将其转成文字稿。方法为:①记录重要的访谈内容;②谈话中的停顿用破折号表示;③用省略号表示两段话之间略去的部分;④记录访谈中的感叹词和情感变化(如大笑、叹气、哭泣等),并放在括号内;⑤不同谈话对象应分行记录;⑥研究对象一般以编号或代码表示。

在誊写的过程中,应尽量保留资料的原始风格和内容,切勿凭研究者的主观意愿更改资料。例如,研究者为了使全文更清晰,特意去除了外界的干扰,如电话铃声、他人的打扰,或者被访者发出的"嗯""么"的语气词,然而这些内容有时恰恰反映了被访者所处的情境或者被访者的心理活动。

录音誊写是一项耗时的工作,一般 1 h 的访谈录音要花 3~5 h 才能转化为文字,然而誊写的过程也是回忆的过程,可将录音无法记录的或遗漏的信息加以补充。

(二)为收集到的资料建档

建立一个档案文件,其中包含资料的编号、研究对象的基本信息、收集资料的方法和地点,以及与研究课题有关的信息。经过初步的整理和编号后,建议将原始资料单独保存,如打印或写入光盘,确保原始资料的妥善保存,以备今后查找。

(三)质性资料的管理

编码建立在对原始文字资料的反复阅读基础上,可用颜色记号笔进行标记,通过信息卡片分类,或者通过一般的文字处理软件如 Word 帮助整理资料。在编码过程中,一般先对前 1~3 份研究对象的文字资料进行编码,然后将该编码用于其余的资料中,适时比较、修改。最后将形成一份编码手册,其中包括每类编码的特征和范例。

由于计算机的普遍应用,目前计算机技术也广泛用在质性研究资料的整理分析过程中,但不同于对定量研究资料的统计分析,在质性研究中计算机用于文字的记录,录音资料或现场笔记的整理,资料的存储、整理、归类,但资料分析过程中的思考、回顾、推理、归纳过程仍必须由研究人员完成。

二、质性研究资料的分析方法

(一)资料分析的基本要素

1.悬置　悬置是指对所研究现象的前设和价值判断进行确认和掌控的过程,目的是使研究者以纯净的头脑面对资料。悬置通常被认为是现象学缩减法的核心部分,现象学缩减法的目的是将某一现象从已知现象中沉淀、分离出来。注意悬置的过程并非回避研究者自己的感悟和体验,而是通过整理后适时的运用。例如,在研究乳腺癌患者患病体验的研究中,研究者在收集和分析资料前,先列出自己对该现象的理解,如认为女性得了乳腺癌后会沉浸对自我形象、家庭生活、社会交往的恐惧和焦虑中,只有先意识到研究者自己的认识,才可以在随后的研究中,谨慎自己的预设造成的干扰。

2.直觉　是对所研究的现象的一种开放性的、创造性的想象、理解和思考,直觉要求研究者完全沉浸到所研究的现象中,反复地阅读资料直到对研究现象共识性的理解呈现。研究者要有敏锐的判断力和洞察力,不仅能够很快地抓住资料呈现的表面信息,还能挖掘隐藏在语言下面的深层意义。

3.分析　分析包括提炼编码、归类和理清现象的本质含义。当研究者在仔细研究丰富的资料时,主题即现象的本质开始呈现。必须要有足够长的时间完全沉浸资料,以保证全面彻底的描述。

4.描述　当研究者能够理解并定义所研究的现象时,就进入了最后的描述阶段。描述的目的是通过书面或口头的形式进行交流并提供确切的、评价性的描述。

(二)资料分析的基本步骤

1.仔细阅读原始资料　拿到资料后,研究者需反复阅读资料、回忆观察情形,反复听取录音或观看录像,直到真正深入到资料中,获得对研究对象所述现象的一个整体理解。在阅读资料的过程中,研究者完成初步资料分析,即检查并追踪资料,探索从资料中获得的信息,确定需要进一步追问的问题,自问哪些是主要的信息具有引导作用,见表11-4。初步资料分析的目的在于深入地理解潜藏在资料中的价值和意义,研究者须悬置自己的前设和价值判断,完全开放地与资料互动。

表11-4　访谈片段分析

初步资料分析	访谈稿	开放性编码
认知上提高了,是否具体落实到行动	Q:你认为是什么原因导致你得病(乳腺癌)? A:我自己觉得是因为没有照顾好自己。我太没有常识了,以前我右边检查出有肿块,好多年没长大,但这边一年就明显变大了,那时我精神不好,还吃蜂王浆,当时不懂(蜂王浆激素成分高)。还有,我很容易感冒,抵抗力差。这种病和抵抗力很有关系的。 Q:你提到生病前的常识缺乏,现在得病后,这方面的知识有什么变化吗?	患病前对诱发因素无知 免疫力弱

续表 11-4

初步资料分析	访谈稿	开放性编码
一开始就如此豁达吗	A：现在懂了。平常饮食、休息、运动都要注意。特别对这个病，有很多忌口的，(生病)使我知道哪些不能吃。 Q：你刚才提到以前同事有得这个病，但没对任何人说。 A：对。即使知道的同事也不对其他人说的。 Q：现在你得了这个病，你会对别人说吗？ A：我会呀(回答很干脆)！因为要她们也注意(健康)嘛！像我办公室的同事她们根本不那个(关心自身健康)。我说你每年得检查一次，她们(看到我得病)也挺怕的，(现在)会去医院检查了。因为我觉得得这个病很痛苦的，就应该让身边的人知道有这种病。而且我觉得生这个病也不是什么见不得人的事，人都会生病，又不是我的错。所以我们公司大多数人都知道我生这个病，我觉得没什么。我觉得让别人知道更好，我做财务的，业务员都知道，看到我请假，都会说等你回来再做吧，不像以前好烦。(现在)他们都会照顾我。如果不告诉别人，别人也不知道你这个病不能太累、太烦心，工作上肯定不会这样(体谅我)。现在不一样了，我上班轻松多了。别人知道也没什么，他们都说心情愉快就好了，得癌症的人多了。我们公司的男同事和家里的岳母也会说起(我的病)，他们会说这个病没事的，这个病现在是癌症里面治愈率最高的一个。	患病后获得健康知识 周围人对该病的回避和隐瞒 不介意他人知道自己患病 希望引起他人对健康的重视 患病不是犯错 得到他人的谅解 乳腺癌目前较为常见
其他的年轻患者对于告知他人的态度	Q：你同事得了病不愿意和别人说，而你非常愿意说，为什么你们会有这么大的差别呢？ A：可能时间不一样。她那时比较早，不像现在。现在得这个病的人比较多，更能接受。 Q：你为什么说现在得病的人多了？ A：我在医院看到统计数据，上海、北京……(都很多)，说实话，身边的人确实没有，但从统计数据上说还是比较多。我和别人说(自己的病)，别人对我说，你就把自己当成没有生病的样子，该怎么样就怎么样，恢复到以前正常的生活。我自己也这么认为。我和朋友出去逛街、吃饭，朋友每次会问我，让我决定吃什么，以我为主。我很不喜欢别人这样迁就我，我说："你们想吃啥就啥，你们人多，我才一个人，我能吃的就吃，不能吃的我就不吃。"后来她们也知道不要放在心上，大家就当成与平常一样，自己注意就好了。	得到他人的鼓励 乳腺癌目前较为常见

笔记栏

2. 设计分类纲要　资料分析首先要设计对资料进行分类索引的方法,这是一个分解的过程,即将资料分解成更小的、更易掌控的单元,以便检索和回顾。因此需设计一套分类纲要,并以此为据对资料进行分类、编码。更多时候,分类纲要是对实际资料的详细阅读后形成的。分类纲要可以是在具体层面(描述性分类纲要),也可以是在抽象层面(概念性分类纲要)。描述性分类纲要见于旨在描述某种现象的研究,如现象学研究,其分类纲要可能主要是区分行为或事件的不同类型,或某慢性疾病经历的不同时期,如关于患者参与某康复项目的研究,可形成参与该项目的动力和阻力两个分类,其中动力和阻力两类中分别包括个人因素和外界因素;概念性分类纲要见于研究目的是形成理论,如扎根理论研究,要求其分类纲要抽象化和概念化。

3. 开放性编码　在分类纲要设计好后,可进行资料的编码。编码是指确定概念或主题并对其命名,通过初步编码获得资料分析中的最基础的意义单位。编码可以用词语、句子或者与之对应的编号、缩写。在编码的过程中,研究者遇到的第一个问题往往是"哪些资料应该编码",选择编码的资料是由该研究的研究问题决定的,同时也要注意资料本身呈现的特性。一般研究资料中可进行编码的事物包括:①反复出现的事物;②现象或事物的形式;③现象或事物的变异性。当研究者难于决定最适合的命名或者暂时不能完全理解资料深层次的意义时,可以再多读几遍原始资料,加深对资料的理解,或在不确定的编码上做个标记,以便完成多份资料分析后,重新回到此处再次斟酌适合的表述。往往最初的分类纲要是不完整的,所以最初的编码涉及面广,随着资料的深入不断与原始资料进行对照、修订而逐渐缩小范围。

开放性编码的原则是:编码越细致越好,直到达到饱和;如果发现了新的编码内容,可以在下一轮进一步收集原始资料;注意寻找当事人使用的词语,从当事人的角度理解意义;编码可以使用当事人的原话,也可以是研究者自己概括的词,上表中列出了"年轻乳腺癌患者患病体验的现象学研究"的访谈分析片段。

4. 归类　对开放性编码形成的码号按照一定的标准进行归类,形成类属。类属也是资料分析中的意义单位,代表资料所呈现的一个观点或一个主题。类属来源于资料,通常是对已获得的编码的进一步提炼。类属分析基于相似原则和对比原则。相似原则即寻找资料的相似内容、符号或意义;对比原则则是发现内容或符号之间的不同点。通过运用以上两个原则,形成的类属具有内部一致性,但同级类属之间互为排斥。在上表中,以下编码:"希望引起他人对健康的重视""患病不是犯错""得到他人的谅解""得到他人的鼓励""乳腺癌目前较为常见"均可归入类属"不介意他人知道自己患病"。研究者可整理出各类别、研究对象、行为、事件之间的相互关系,首先形成有关这些关系的试探性的命题或主题,通过再次收集资料和循环分析、与研究小组的讨论,对初步的命题进行验证以确定最终的主题。

5. 详细描述　在分析的最后阶段,研究者将各主题的片段整合成一个整体,各种主题相互关联形成一个有关资料的整体框架(如理论或整体描述),这个过程可被称为"讲故事",解释主题和类属,形成联系和故事线。整合的过程是质性资料分析中最难的一个阶段,其成功与否取决于研究者的逻辑性和严谨的思维。利用图表进行概括有利于总结行为、事件和流程的发展。例如对于决策制定等动态经历的质性研究,流程图或概念图更能体现出时间顺序、主要的决策点或时间、影响决策的因素。

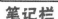

笔记栏

(三)撰写分析笔记

在资料分析的过程中,建议研究者时刻记下自己的所思所想,要撰写分析笔记,可以培养研究者的创造力,推动思考,可以促进编码提升至概念化的水平,有利于确定类属,帮助寻找已编码资料间的联系,发现资料中的问题,使研究者完全地沉浸入他的研究中。

分析笔记中,研究者可以撰写有关方法的反思,分析在他的研究中某方法是否有效或无效,是否有伦理问题等,例如,"被访者分心了,因此收集到的资料可能不完整""下一步,我将访谈一位正在化疗的患者,我必须带好纸巾和矿泉水"。

应记下研究者在研究过程中做出的一系列有关设计方法的决定;可以撰写有关主题形成的分析,汇集了研究者对资料中事件、行为或者语言的意义理解,用以构建结果中的编码或类属,例如,被访者在谈到自己生病后的人生态度时,提到"活在当下"一词,这个词具体含义是指珍惜当前的生活,说明被访者经历了癌症的磨难后,领悟了生存的意义,自我意识有所提升。

也可以撰写关于理论的思考,分析现有理论或文献是否能解释研究结果,并为正在形成的结果提供参考意见,例如,在构建乳腺癌患者坚强概念框架的过程中,研究者记录道:"Craft 坚强理论中'忍耐力'是核心类属,本研究结果中是否同样存在该类属呢? 在以后的资料收集中,可进一步寻找被访者的相关特质。"

三、质性研究资料的质量控制方法

(一)质性研究的可信性

提高质性研究结果的可信度是研究过程质量控制的关键。质性研究往往受到量性研究派的挑战,被量性派批评为"缺乏严谨的研究设计,资料收集和分析具有主观性,因而缺乏可信度",对结果的真实性产生怀疑,同时结果的普适性不够,即研究结果只适于研究的情形而不能推广到其他情形。

应该看到,由于两者所持的哲学观和专业范式不同,对"严谨"内涵的理解是不同的。在传统的量性研究中,严谨的设计指样本的代表性、评价指标的可测性和客观性、结果的精确性、研究的简洁性、结果的可推广性,并严格按照科研设计方案收集和分析资料,用精确的统计结果表明其科学性;而质性研究中,设计的严谨表现在对其哲学基础深刻的理解、深入的资料收集、进入研究现场的程度和持续时间,以及在资料分析过程中对资料的整体考虑和推理过程的逻辑性。

与量性研究不同,质性研究的"效度"指的是一种"关系",是研究结果和研究的其他部分(包括研究者、研究的问题、目的、对象、方法和情境)之间的一种"一致性",因此质性研究感兴趣的是指研究对象所看到的"真实",他们看事物的角度和方式以及研究关系对理解这一"真实"所发挥的作用。

由此可见,质性研究用文字而非数字解释和说明事物或现象,量性研究的标准并不适合于质性研究。质性研究在不断完善其研究过程,通过以下方法提高研究的可信性:

1. 检查研究对象的代表性　在选择研究对象过程中,可有目的地选取有代表性的研究对象(典型代表),提高资料的真实性。

2.减少霍桑效应　即研究人员的介入和参与对研究结果带来的影响。资料收集的时间长是质性研究的特点,一般通过深入研究现场、主动参与、延长访谈或持续观察等方法促进与研究对象建立信任的关系,有利于得到丰富、正确的资料;对有怀疑的资料,可对不同的研究对象进行访谈或观察,将各种线索进行对照。

3.反思的策略　研究者必须意识到自己作为一个个体,会将自己独特的背景、价值观、社会和职业身份带入研究,这将影响到整个研究的过程。最普遍使用的保持反思、避免主观的方法是坚持写反思日记。在研究开始时以及不断的进展过程中,研究者可以通过反思笔记记录有关自己先前生活经历和先前对于研究现象的阅读的一些想法。通过自我疑问和反思,研究者努力摆正自己的位置,从研究对象的视角深入探索和把握所研究的经历、过程或文化。

4.在研究过程中采用合众法　包括资料合众法(指在不同的时间点收集资料、不同的场所收集资料、针对不同特征的研究对象)、研究人员合众法(2名研究人员分析同一份资料)、收集资料方法的合众法(多种资料收集法结合,如访谈、观察、资料回顾等)、分析资料的合众法(连续的、反复的资料分析,并将结果与原资料不断比较对照)等方式提高资料的效度和分析解释的合理性、逻辑性,从而提高资料的可信程度。

5.核对资料的真实性　将整理后的资料返回研究对象处,再进行核对,保证资料的真实性。

6.寻求证实证据　包括从有关研究现象的其他研究或来源如艺术或文学表现,也可请同行或从其他场所、其他学科的人评审初步的结果。也可以寻找证伪的证据,即反面案例分析。目的是不断地提炼假设或理论,直到它能解释所有案例。

7.清晰、明确的报告研究过程　质性研究的报告一般是叙述性的,并可通过相当的篇幅详尽报告研究过程,在文中有必要说明提高本研究质量的具体方法。

(二)质性研究的概括性

在量性研究中,用概率抽样的方法抽取一定的样本量进行调查以后,将所获得的研究结果推论到总体,我们称之为"推广",而质性研究往往采用目的性选样的方法,样本量一般比较小,其研究结果不可能由样本推论总体,因此质性研究不能按照量性研究的定义进行推广。质性研究的目的是为了揭示研究对象本身,通过对特定现象的深入研究而获得比较深刻的理解。研究者更注重从一个研究对象上获得的结果揭示了同类现象中一些共同的问题,读者在阅读研究报告时,在思想情感上能够产生共鸣。

质性研究者更倾向用"概括性"一词,即研究能够引起有类似经历和体验的人的共鸣,解决其他情境中相似问题,或惠及其他的调查者和研究对象,最终有助于护理理论的形成。质性研究的概括性可以通过建立有关的假说或理论来实现,但在研究初期,研究者必须明确自己的理论目标,这与采用的具体方法直接相关,如现象学研究用于概念的确定,而不是发展概念或理论,人种学研究和扎根理论研究的目的是发展概念和理论,前者更强调在某特定文化情境中的形成概念或理论。

第六节　质性研究论文的撰写

质性研究论文与量性研究论文相比,虽然有共同的特征,但有本质的区别,最主要的即是质性研究论文写作的灵活性。一般包括如下内容：

一、写作格式和内容

1. 前言　前言部分旨在说明研究问题或主题，包括研究背景和目的。研究者需解释为什么对这个问题感兴趣、在目前的护理知识中存在哪些不足，可以通过本研究解决，即本研究对于临床护理的意义、如何能促进临床实践或政策制定。

2. 文献回顾　质性研究论文中的文献回顾与量性研究论文中的文献回顾不完全相同，当然，在相同领域已经开展的一些相关研究仍需在文献回顾中说明，研究者应总结这些研究的主要结论、某些问题或矛盾，并说明与本研究的关系。必须指出的是，质性研究是对特定情景的研究，并不以"推广"为目的。质性报告不需要将相关文献检索全，也不需要对所有的文献进行批判性评价，只要阐述最相关的研究，包括经典的和最新的，以及采用的方法学和程序，说明这些研究的不足，从而引出本研究的研究问题。但作者需说明为什么采用质性研究是解决这个研究问题最适合的研究方法。

3. 研究方法　研究方法包括研究设计、选样、访谈或观察的详细过程、资料的分析。质性研究论文中的方法学部分占据较大篇幅，是最重要的部分之一，因为研究者是主要的研究工具，必须详细说明研究的具体过程，使读者对设计、研究者与参与者的关系以及局限性有全面的了解，从而更能理解研究结果。研究设计主要说明本研究采用的具体方法，如现象学研究，研究者需简单地描述该方法学，并说明为什么本研究问题适合用这个方法。

4. 研究对象和研究场所　研究对象需要详细地描述，正如前面所提，抽样的方法并不是固定不变的，作者需要详细描述研究对象，是谁、有多少、为什么选择、如何获得这些对象。如采用了理论选样，也必须有相应的解释。报告需要对研究场所详细地交代，包括该场所的环境和人员、与本研究有关的资源等。

5. 资料收集的方法　研究者需说明本研究采用的资料收集的方法，如访谈法、观察法，具体的实施过程和遇到的问题。例如，访谈的地点、平均时长、初始问题或访谈提纲。告诉读者资料记录的方法和内容。

6. 资料的分析　资料分析部分包括资料整理的方法、如何进行编码和归类、如何进行理论的建构、是否使用计算机软件辅助分析。

7. 人权的保护　作者必须在报告中说明本研究如何遵循伦理原则、如何保护研究对象的权利。如在报告中不能出现研究对象的姓名、图像等私人信息，这些信息一般用代码表示。

8. 研究结果　质性研究论文的研究结果一般以文字表示，有时用框架图表说明各主题或概念之间的关系，然后对各主题一一进行解释。作者经常会直接引用研究对象的原话或摘录，对结论进行补充说明。引文可以帮助读者直观地了解研究对象的经历，并能得知主题是如何得出的，判断主题与资料是否一致。注意引文的篇幅并避免重复。

质性报告吸引人之处在于作者在结果中呈现出可信且生动的故事。这就要求作者必须不断地修改草稿，直到形成清晰的故事线。故事的描述不应枯燥或机械化，必须反映研究者的参与，必须详细描述相关的事件、人、话语和行动，从而使读者有身临其境的感觉。

9.讨论　质性研究的讨论可以与结果写在一起,也可分开。讨论除了作为研究结果的佐证外,还可以是对结果的解释,也可将研究结果与以往的研究进行分析和比较。

10.对研究的反思　研究者还需对该研究进行反思,给出批判性的评价。指出本研究在哪些方面需要改善,哪里需要进一步的研究。研究者可指出本研究的不足或存在的偏倚,以及在研究中遇到的问题。

11.结论或建议　结论是对研究结果的小结,应直接与结果相关,指出根据研究目的得出了什么概念、观点或命题。在护理研究中,还可说明研究结果对于实践的意义并提出建议。

12.附录　研究对象的基本信息表可放在研究结果或附录中,包括年龄、职业、经历都与研究问题相关的信息,但注意必须匿名。附录中,还可附上访谈提纲、访谈转录稿样稿、实地笔记样稿、伦理委员会批复等。

二、质性研究论文实例分析

以"赵杰刚,焦丹丹,李转珍,等.急性心肌梗死患者住院期间心理体验的质性研究[J].中华心血管病杂志,2015,43(7):605-608."为例,分析质性研究论文的写作要求

心肌梗死是持续性缺血缺氧引起的心肌坏死。急性心肌梗死临床上多有剧烈而持续的胸骨后疼痛,发热,白细胞计数和血清心肌坏死标记物增高,以及心电图的进行性改变,可发生心律失常、休克或心力衰竭,是急性冠状动脉综合征的严重类型。

长期以来,受传统生物医学模式的影响,临床治疗护理方案只重视生物病因,而忽视了社会和心理因素。有研究表明,心理因素可直接或间接影响疾病的生理和病理过程[1]。Cornwell 和 Goodrich[2]指出,研究患病经历以及掌握患病体验在国际上是重点关注的问题。本研究采用质性研究法,深入探讨了急性心肌梗死(AMI)患者住院期间的心理体验,以期为医务人员与 AMI 患者的沟通及采取干预措施提供依据。

1　资料与方法

1.1　研究对象

选取 2012 年 11 月至 2013 年 2 月就诊于河南科技大学第一附属医院心内科的 AMI 患者 10 例为研究对象。纳入标准:①首次罹患;②无意识障碍,能用语言表达感受;③愿意参加本研究。研究对象人数的确定以资料的饱和为标准,本研究以重复采访患者 3 例以上均未出现新的主题视为资料饱和。本研究共入选 AMI 患者 10 例。

1.2　资料收集

于 2012 年 11 月至 2013 年 2 月,由具有 3 年心内科临床护理工作经验的一位采访者依据预试验确定的访谈大纲对研究对象进行半结构式访谈,访谈时机选在患者出院前 0~3 d,每次访谈时间为 30~40 min,访谈地点为安静的病室或患者谈话室,对访谈内容进行录音,同时记录协助者的面部表情、表达方式和肢体语言等。采访者充分掌握扎根理论的相关知识,其指导教师具有质性研究经验。资料收集前使用拟定的访谈大纲访谈 3 例患者,通过不断修正确定访谈大纲。内容包括"您到医院就诊时的经历及感受""您接受介入手术时的感受""介入手术之后您的经历和感受""您的困惑""您的担心"以及"您印象最深的事"等。

1.3　资料分析

将收集到的录音等资料逐字转换成文字资料。参考扎根理论方法（Grounded Theory. Approach）[3]对资料进行质性归纳性分析。具体方法为：对所有的文字资料进行编码；在所有的编码中析出与 AMI 患者心理体验有关的编码，对其进行初级抽象化，形成初级概念；将意义相近的初级概念归类，进一步抽象化命名，形成次级主题概念；按同样的方法提炼出主题概念。在归纳的过程中，编码、初级概念、次级主题概念和主题概念的抽象度依次由低到高。采访者本人及其导师、心内科主任护师参与资料分析。

1.4 伦理措施

就研究的目的、意义、方法、研究对象的选择（参加与否、可以中途退出）、研究对象的匿名化等，当面向协助者进行详细的说明，征得同意后签署研究协作同意书。

2 结果

2.1 患者的基本情况（表11-5）

受访的 10 例 AMI 患者中男 9 例，女 1 例。手术方式均为经桡动脉穿刺行经皮冠状动脉介入治疗（PCI）。入院时病情均危重。

表 11-5　10 例心肌梗死患者的基本情况

例序	性别	年龄（岁）	文化程度	职业	PCI 穿刺部位	采访时间	入院时病情
1	男	60	高中	退休工人	桡动脉	出院前 3 d	危重
2	男	43	小学	农民	桡动脉	出院前 2 d	危重
3	男	54	高中	工人	桡动脉	出院前 2 d	危重
4	男	53	初中	农民	桡动脉	出院当天	危重
5	男	51	小学	农民	桡动脉	出院前 2 d	危重
6	男	47	小学	农民	桡动脉	出院前 1 d	危重
7	男	61	高中	退休干部	桡动脉	出院前 1 d	危重
8	女	45	小学	农民	桡动脉	出院前 3 d	危重
9	男	58	初中	农民	桡动脉	出院当天	危重
10	男	50	大专	教师	桡动脉	出院前 2 d	危重

2.2 AMI 患者住院期间心理体验

通过资料分析，就 AMI 患者住院期间心理体验共获取了 6 个主题，其中 1 个主题又分为 3 个次主题。

确诊时的无奈和依赖：患者被确诊为 AMI、得知疾病严重性时，感到无奈并寄希望于医生。患者有如下描述："被确诊为急性心梗后，我没有什么想法，只是觉得应该听医生的"（表中 3 号患者），"当时医生是跟我家人说的，说我是急性心梗，病情危重，我听到后也没什么想法，就想已经得病了，就只能治病，听医生的安排"（表中 8 号患者）。

AMI 引起的将死感：AMI 患者将死感的产生有 2 种情形，即得知疾病严重程度后的将死感和 AMI 症状引起的将死感。得知疾病严重程度后的将死感表现为得知疾病的严重程度后，患者产生生命即将结束的想法。患者有如下描述："医生跟家属说我随时有生命危险，让做好准备。我听见了，当时的想法就是生命要结束了"（表中 4 号患者),"通过医生得知疾病的严重性时也没有什么特别的想法,就想这辈子到头了"(表中6号患者)。AMI症状引起的将死感,患者有如下典型描述"我当时就是感觉难受,啥都不知道,浑身出冷汗,只记得医生往我嘴里塞了药,扎了液体,就开始抢救了,当时我想的就是人不行了,生命到尽头了"(表中5号患者)。AMI引起的压榨性疼痛使患者产生生命即将结束的将死感。

治疗过程中的困惑:这一主题又分为了3个次主题,即手术时间的困惑、术后排便的困惑和AMI相关知识细节的困惑。手术时间的困惑是指PCI手术过程中,疾病引起的疼痛和手术导致的不适感,使患者对时间概念敏感,护士不经意的回答使患者由此产生困惑。患者有如下描述:"手术的时候我一直都非常的清醒,感觉特别难受,那种难受不是针扎或刀割,说不上来的感觉(皱眉,表情痛苦),我就问护士要多久才能结束,护士告诉我说还早,我就不高兴了,我想总得有个时间吧,什么叫还早,当时就希望手术能立刻结束"(表中7号患者)。忍受着手术痛苦的患者由于无法获得还需要忍受多久的预期而感到困惑和不满。术后排便的困惑是指PCI术后的患者不能适应术后床上大小便而产生困惑。患者有如下描述:"刚做完手术那几天不让下床大小便,不敢吃东西也不敢喝水,以减少大小便次数,想上厕所的时候都尽量地憋着,如果能设计一种符合正常上厕所习惯的床上大小便工具就好了"(表中4号患者)。"(术后)让我在床上大小便,真不适应,在床上上厕所比下地上厕所费的劲大多了,医生护士不想让患者费劲,这样却起了反作用,大小便问题都解决不了,直接影响吃饭,真想不通"(表中7号患者)。PCI术后制动引起的排便问题成了患者术后初期最大的困扰,患者期待能有好的办法和工具解决这一生理需求。AMI相关知识细节的困惑是指接受过健康教育的患者对AMI相关知识细节仍存有困惑,希望了解更多的AMI相关知识。患者有如下描述:"刚开始,我觉得放支架就好比是煤矿中间搭柱子一样,晃动一下整个煤矿就会倒塌,所以我觉得这支架也是垂直放的(用手比画),吓得我手术后一动都不敢动","如果想了解病情的话,医生应该给患者讲清楚。得了病,你最起码得告诉我这个病对身体的伤害有多大,该怎么注意、注意什么,让我从根本上理解,只有自己理解了,才会照做,如果不理解就会觉得这些对我的身体一点用都没有,为什么要按你说的去做,让患者对病情有个科学的认知,很重要"(表中7号患者)。"真不知道是怎么回事,说是生活习惯不好吧,我一不吸烟,二不喝酒,吃的还都是自己种的,连化肥都不撒,直到现在我也想不通得病的原因"(表中9号患者)。患者对AMI相关知识细节的需求各不相同,需要采用个体化健康教育的方式来满足需求。

PCI术后的安心感:PCI术后疼痛、不适症状消失,患者表示感觉良好。患者有如下描述:"做完手术不疼了,感觉很好,很放心"(表中3号患者),"做完手术觉得没事了,我连心电监护和氧气都没怎么用,感觉挺好的,没有什么不舒服"(表中8号患者)。PCI术后的安心感反映出患者对手术效果的满意。

对AMI的后怕:处于康复期的患者谈到AMI仍心有余悸,产生恐惧感。患者有如下描述:"这病(AMI)太可怕了,如果不是及时治疗,差点就躺那起不来了,动不动就要命的事,以前真不知道这么可怕"(表中2号患者)。"生死是瞬间的事情,发病的时候,想着生命完了,家属在病危通知书上都签字了,现在算是捡了一条命,主要是到医院及时"(表中4号患者)。"太吓人了,我是摸摸阎王又回来了,幸亏那天发病的时候在医院,若是在家里,肯定死了"(表中5号患者)。经历过AMI的患者都深切体会到其凶险性,即使在康复期仍感到后怕。

对过度医疗的担心:在 AMI 治疗过程中,表面上患者采纳了医生的建议、接受了治疗方案,但内心仍然存在对过度医疗的担心。患者有如下描述:"医生对我说,由于长期高血压,心脏已经变大,以后可能会衰竭,我还不在意,前 2 d 我有个学医的同学来了,他看了我的检查单子说你看你的心脏都这么大了,与高血压有关,我这才觉得医生说的话没错"(表中 7 号患者)。"当时接诊的医生建议放支架,可我并不想放,觉得吃药若能解决问题,就最好不要手术","我不是对支架有抵触,而是有媒体报道在利益的驱动下,医院过度治疗、过度用药,不够放支架的条件,却非得放,虽说不能全信,但还是有些担心"(表中 10 号患者)。

3 讨论

本研究发现无奈和依赖是 AMI 患者住院期间的一种重要心理体验。无奈和依赖是患者被确诊为 AMI 时感到无能为力、无可奈何,感到医生是唯一可以帮助自己的一种心理体验。其可使患者变得脆弱、敏感、多疑,医务人员的一言一行、一举一动都会影响到患者的情绪变化,同时更容易产生不被尊重、不受重视的感觉。患者的体验已经成为衡量医疗保健质量的一项重要指标[4]。在临床医疗护理工作中,有必要关注到 AMI 患者的无奈与依赖心理,及时给予关爱、照顾、安慰,借此使患者产生良性心理体验,提高 AMI 患者医疗护理质量。

本研究发现将死感是 AMI 患者住院期间的一种重要心理体验。将死感是患者产生生命即将结束的想法和感受。当患者被告知疾病的严重程度或经历着 AMI 引起的难以忍受剧痛时会产生将死感。不同的患者面对死亡的威胁表现也不尽相同。周围人有罹患过 AMI 的患者由于了解 AMI 的凶险性,会加重将死感,认为自己的生命很快即将结束;有些患者患病前对 AMI 一无所知,但病痛的折磨加上医生的诊断,也会确信死亡即将到来;心态良好的患者,也会出现震惊、不可思议和焦虑,但这部分人能够自我调整,转而会坦然地接受疾病严重性的事实,激发自己的求生欲望,积极配合治疗,期望自己能死里逃生;也有患者不知所措,会有听天由命的想法;更有一部分原本脆弱的患者会变得更脆弱,甚至陷于崩溃状态。针对将死心理体验产生的原因及所表现的个体差异,医务人员可选择适当的告知方式,并尽快地解除剧痛,给予慰藉等干预措施。

本研究发现困惑是 AMI 患者住院期间的一种重要心理体验。手术时间的困惑,是患者在忍受手术所带来的痛苦和恐惧、期待手术尽快结束而又无法得到准确时间信息时产生的困惑。有研究指出,手术时,患者对一些话语表现出高度注意和敏感,医务人员漫不经心的回答会加重患者的焦虑,继而增强疼痛感[5]。为此,手术时,医务人员应认真对待患者的每个诉求,设法减轻患者焦虑、困惑等情绪。

术后排便问题的困惑,是 PCI 术后体位制动,需要床上大小便给患者造成了困扰。患者不习惯床上大小便,为了减少大小便次数而不敢进食水,另外感觉到在床上大小便耗费的体力远大于正常的排便方式。对 PCI 术后患者并非都需要采取制动体位,经桡动脉行 PCI 手术的患者术后无须限制体位[6~8],在 PCI 介入治疗指南中未规定经桡动脉行 PCI 手术的术后患者限制体位。然而,临床医疗实践中仍存在着沿用传统的护理常规、要求经桡动脉行 PCI 手术的术后 3 d 内不能下床的现象。这为 PCI 术后患者带来了不必要的痛苦和困惑。因此,医护人员有必要关注患者就此产生的困惑,提高循证医学意识,质疑医疗护理常规,改变以往的习惯或凭借经验从事医疗护理实践活动的做法,将临床实践指南和证据总结运用到临床医疗护理工作中,以提高 AMI 患者满意度。

AMI 相关知识细节的困惑,是患者无法获得所关心的 AMI 知识时产生的困惑。为患者提供有效的健康信息是 AMI 管理过程重要的组成部分[9]。患者对 AMI 相关知识细节的困惑多由不恰当的健康教育方式引起。国外有研究具有相同观点,护士认为对患者而言已经足够,但患者对健康教育的效果仍不满意[11]。千篇一律的教育内容和方式,没有照顾到患者对相关知识的欲求和接受程度。有必要进一步探索 AMI 患者个性化健康教育模式,满足患者需求。

综上所述,本研究明确了 AMI 患者住院期间的心理体验。本研究的资料来源于一所医院的 AMI 患者,由于地域和医院规模等方面的差异,结果在一般性方面具有局限性。为更准确、更全面地把握 AMI 患者住院期间的心理体验,有必要进一步扩大研究范围,以多种研究方法进一步开展研究。

4 参考文献

[1]钟生艳,力晓蓉.现代医学模式在临床医疗活动和管理中的体现[J].现代医院管理,2010(1):23-24,52.

[2]Cornwell J,Goodrich J. Exploring how to ensure compassionate care in hospital to improve patient experience[J]. Nurs Times,2009,105(15):14-16.

[3]陈向明.建构扎根理论:质性研究实践指南[M].边国英,译.重庆:重庆大学出版社,2009.

[4]Shaller D, Consulting S. Patient - centered care:what does it take? [J]. Finance&Development,2007(5):42-67.

[5]Hansen E,Bejenke C. Negative and positive suggestions in anaesthesia:improved communication with anxious surgical patients[J]. Anaesthesist,2010,59(3):199-202,204-206,208-209.

[6]Louvard Y,Lefevre T,Allain A,et al. Coronary angiography through the radial or the femoral approach:The CARAFE study[J]. Catheter Cardiovasc Interv,2001,52(2):181-187.

[7]许勇,罗晓辉,田巨龙,等.比较桡动脉、股动脉 PCI 治疗急性 ST 段抬高性心肌梗死的临床研究[J].四川省卫生管理干部学院学报,2006,25(2):89-91.

[8]卜国森,杨丽,木胡牙提,等.经桡动脉介入治疗急性 ST 段抬高型心肌梗死有效性及安全性的 Meta 分析[J].中国循证医学杂志,2014,14(12):1482-1490.

[9]Gholami M,Fallahi Khoshknab M,Maddah S S,et al. Barriers to health information seeking in Iranian patients with cardiovascular disease:a qualitative study[J]. Heart Lung,2014,43(3):183-191.

[10]Ekman I,Schaufelberger M,Kjellgren K I,et a1. Standard medication information is not enough:poor concordance of patient and nurse perceptions[J]. J Adv Nurs,2007,60(2):181-186.

(段真真)

护理学研究

笔记栏

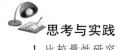思考与实践

1. 比较量性研究与质性研究在抽样方法、样本量的确定、资料收集方法、资料分析方法、结果呈现方式等方面有什么区别。

2. 思考一下你考虑的选题中哪些研究问题适用于采用质性研究的方法。

本章案例导入

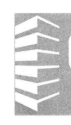

第十二章
科研项目的申报与管理

第一节 科研项目的类型与管理

护理科研是用科学方法系统研究或评价护理领域不能解释或解释不清的现象,探索工作中想要解决又解决不了的问题。护理科研的目的是改进护理工作,提高对患者的护理水平,推动护理学知识和技术的发展与更新。

一、课题的分类及管理

目前资助医学科研课题的经费渠道除了国家重点科技攻关项目和国家高技术发展计划项目外,主要有国家自然科学基金、卫生部科学研究基金和教育部科研基金,以及省自然科学基金、教育厅科研项目、卫生厅科研项目、归国留学人员科研项目以及一些部门、院校的研究基金。

国家自然科学基金面向全国,主要资助自然科学基础研究和部分应用基础研究,重点支持具有良好研究条件、研究实力的高等院校和科研机构中的研究人员。要求所申请项目有重要科学意义,研究项目的学术思想新颖,创新性强,立论依据充分,研究目标明确,研究内容具体,研究方法和技术路线合理、可行,可获得新的科学发现或取得重要的进展。申请者需有高级职称,有稳定的科研队伍,项目组成员具有较高的研究水平和可靠的时间保证,经费预算实事求是。

卫生部科学研究基金面向全国卫生部门,主要资助有创造力和开拓精神的科技工作者进行基础研究、应用研究、开发研究及少数软课题研究。要求课题具有重要的科学价值和效益,学术思想新颖,立论依据充分,研究方法和技术路线先进、科学、可行;同时,要求课题申请者具有良好的本专业科研工作基础,并具备深入开展研究工作的基本条件;研究内容为国内先进水平、目标明确。

二、科研基金的类型

护理科研具有延续性和继承性,其研究范围有基础研究和应用基础研究。前者是以认识自然现象、探索自然规律为研究目的,并不直接考虑其应用目标;后者是以获取新理论、新技术、新方法为主要研究目的,重视课题的应用前景。申报课题时,申请者应明确所研究课题的目标,详细阅读各种科研基金的资助范围、申报条件和要求,选择适宜个体条件的课题资助,并按规定程序进行批报。

三、科研项目的过程管理

科研项目管理是指课题从项目申请、立项论证、组织实施、检查评估、验收鉴定、成果申报、科技推广、档案入卷的全程管理。其目的是使科研项目实行制度化和科学化的管理,保证科研计划圆满完成,出成果、出人才、出效益,提高竞争力。

(一)申报立项

我国高校众多,但是大部分的组织机构是相似的,因此在申报立项的流程上大致相同。

(1)学校科研主管部门发布项目申报通告、指南以及表格、申报网站等信息。

(2)各单位根据自身的研究领域组织人员填报项目申请书、到相应网站报名等。

(3)各单位组织专家组进行项目初审,对于初审不合格的退交项目申请负责人修改或直接淘汰,最终将通过的稿件统一交由科研秘书在规定的时间内报送科技处。

(4)大学科研主管部门统一审查,不合格的或退还修改或直接淘汰。

(5)校领导审阅,加盖印章。

(6)报送立项部门审查。

(7)立项部门组织专家进行评审。

(8)立项部门通知评审结果。

(9)科技处通知各单位及立项课题负责人签订合同或撰写计划任务书、签订保密协议。

(10)立项部门拨款。

(二)中期检查

1.一般流程　见图12-1。

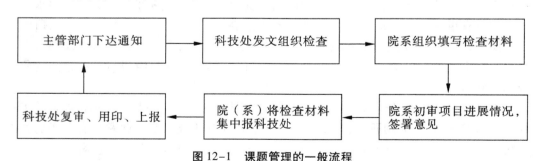

图12-1　课题管理的一般流程

2.科研项目中期检查范围及内容

(1)所有未完成的科研项目都纳入中期检查的范围。

(2)检查内容主要包括是否按照原定合同或任务计划书开展研究工作,研究进度是否符合要求,研究成果是否符合经济利益和市场的需求,研究方向是否要做调整,各项目经费开支是否符合要求,有无泄密行为,安全措施是否达标,人员素质是否合格,有无泄密隐患等。

3.学校保密委员会和保密处

（1）学校保密委员会是学校党委领导全校保密工作的专门组织，在上级保密部门的指导和学校党委的统一领导下，负责领导、指导和协调全校保密管理工作。

（2）保密处是学校保密管理职能部门，负责处理学校日常保密管理工作。保密委员会办公室是学校保密委员会常设办事机构，保密委员会办公室与保密处合署办公。

（3）在科研项目的整个过程中，保密处要履行好监督管理保密工作的职责，加强保密防护，开展涉密人员保密观念和常识教育，定期检查或抽查有无泄密事件和泄密隐患。

（4）项目研究人员应当配合好保密检查，不得以任何理由拒绝搪塞。

4.重大事项报告制度　对于发生泄密事件等重大意外事件，项目负责人应当及时向保密处报告，学校应当按照应急处理措施及时补救，使损失最小化。

（三）结题验收

1.一般流程　见图12-2。

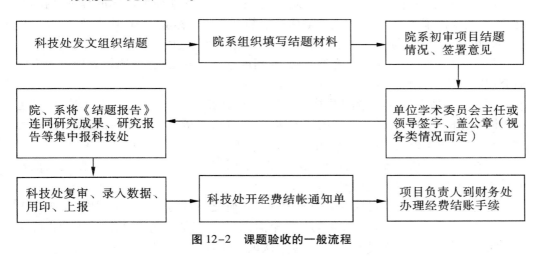

图12-2　课题验收的一般流程

2.档案整理和非密化处理

（1）项目结题之后，将相应的技术资料进行整理归档，其间，仍要按照保密要求做好保密工作，相关人员仍然负有保守项目相关秘密的义务。

（2）在发表论文、报奖评奖前要做好非密化处理，防止技术泄露。

第二节　科研项目申请书的撰写

科研项目申请书简称标书，是反映研究者学术水平、研究能力的载体；是专家评议、计划下达、部门审批的技术性文件和主要依据。各种科研课题的标书，一般包括简表、立题依据、研究方案、研究基础、经费预算等项目。

一、作用

申请者通过标书将自己的工作设想、学术思路及工作能力充分地表达出来,得到同行专家和主管部门的认可,以得到资助,因此,标书的撰写对于课题能否受到资助至关重要。

二、写作格式和内容

1. 简表　是对整个标书主要内容和特征的概括表达,简表的内容输入计算机,组成科研课题管理的数据库。简表的填写比较简单,但非常重要,填写时一定要认真翔实。简表的内容包括研究项目的基本特征和申报特征,申请者的基本情况,项目组成员的构成和分工以及课题的研究内容和意义。项目组成员一般包括 3~6 人,填写的单位应与单位公章一致。项目组成员必须形成合理梯队,既有设计指导者,又有工作的主要操作者,还有必要的辅助人员,分工明确,工作互不重复。

课题名称是申请课题内容的高度总结,它是作者在对所研究问题的理论、内容及方法,经过全面细致的思考,反复斟酌后拟定的。课题名称应简明、具体、新颖、醒目,并能确切反映课题的研究因素、研究思想、研究范围及其之间的关系。

2. 立题依据　包括项目研究的意义、应用前景和创新之处,课题相关领域国内外研究现状分析,并附主要的参考文献(最好是近 2~3 年)等。因此,课题申请者应充分利用检索查新资料,重点描述国内外本研究领域的现状、水平和最新技术成就,可包括不同学派的观点和比较。着重阐述未解决的问题,分析未解决的原因,在分析原因的基础上,找出本课题的研究领域中的空白点、未知数、焦点、难点、技术关键,确立本课题的着眼点,形成清晰严密、合乎逻辑的假说和设想,并结合专业特点,阐述其重要的学术价值、实用价值和应用前景。

通过撰写立题依据,可反映课题申请者对该研究领域的进展熟悉程度,是否真正理解这些研究问题;相关资料掌握的是否全面,学术思想是否宽广,从而明确地告诉评审专家想做什么,为什么要这样做,使专家认识到资助该课题的必要性和可行性。

3. 研究方案

(1)研究目标、研究内容和拟解决的问题　研究目的是指本课题通过研究要达到的目的,是研究申请的精髓,它包括阶段目标和最终目标。阶段目标是将研究中期分解成若干阶段,每一阶段拟达到的目标,该课题可以是某课题的阶段性课题。最终目标是指整个课题研究完成后,将达到的目标。这段内容主要是阐述通过本课题研究将达到什么目标,其理论意义、学术价值、直接或潜在的应用价值以及可能产生的社会效益和经济效益。研究目标表达时要准确、具体、明确、可行,要准确地将要做什么,希望解决的问题清晰地传递给评议人,切忌空洞、不实际的内容。

研究内容包括课题研究的范围、内容及可供考核的指标。要求内容具体、完整、紧扣主题,使评审者了解拟做哪些工作,是否值得做,这样做是否能达到申请者提出的目标。填写时应明确以下内容:准备从哪几方面的研究来论证提出的问题,明确从哪个角度、哪些范围、哪一级学术水平进行研究,可供考核的技术或经济指标。

拟解决的关键问题即在整个研究过程中的主要技术环节,关系着整个实验成败的核心技术等问题。要说明解决关键的主要技术特征和指标,控制条件和掌握程度,可能出现的问题及处理措施。技术关键不能太多,只能一两条。关键问题要准确、具体。紧紧围绕研究目标。

(2)拟采取的研究的方法、技术路线、实验方案及可能性分析　研究方法就是实施项目的办法,包括理论分析、实验论证、操作程序等一套完整的计划方案。

技术路线是对研究所采取的技术措施,进行实验的程序和操作步骤。技术路线应按实验过程依次摘要叙述,每一步骤关键点要讲清楚,要有可操作性。对于步骤明确、连贯,相互关系紧密的技术路线的书写也可采取流程图或示意图,其中要说明可能遇到的问题和解决办法。

研究方法和技术路线是标书的主体,也是科研设计和评审的主要内容,是研究内容确定后,为完成该内容而对整个研究工作所做的理论分析和总体思路及设想。主要说明选取什么标准的研究对象,观察哪些内容,通过什么方法和指标进行观察,对实验数据如何处理、将采取的技术路线或工艺流程,重点解决的科学和技术问题,将要达到的技术考核指标的内容。要求设计周密、方法科学、路线合理、技术可行,措辞具体、明确,切勿模棱两可。

实验方案是根据技术路线中的实验内容重点说明受试对象的种类、选用标准、抽样方法、样本含量、对照分析,处理因素的性质、质量、强度、施加方法,效果观察的项目或指标、检测方法、判断标准等。分段说明实验名称、所用仪器名称、厂家、型号、生产日期及稳定性,具体实验方法的依据、制剂名称、厂家、批号、规格、纯度、剂量。明确处理因素的数目、水平和强度,并探讨因素间的"相互关系",实验条件、操作程序和步骤。

数据的采集和统计方法,是指申请者对所观察的指标,预期可能出现的混杂因素和误差所采取的措施,说明本研究采取了哪几种数据处理方法及标准,所使用的统计工具及软件名称。

可行性分析是对技术路线的关键步骤,新的或关键的技术方法,实验中涉及的实验动物模型的建立等技术问题,以及对可能出现问题的解决措施及实施方案,做可行性分析或自我评价。

(3)本项目的创新之处　创新是课题在选题、科研设计、实验方法、技术路线、预期成果、应用等方面与众不同之处,在书写时应着重说明与他人研究的不同之处和本项目的自身特点。创新应在充分查阅资料的基础上提出,切忌弄虚作假。创新点应具有必要性和可行性,不可为创新而创新。创新点不可过多,一般2~4条。

(4)年度研究计划及预期进展　根据技术路线对研究内容预期完成的时间来分割,如以3~6个月为一个工作单元安排计划,一个工作单元可以并列安排不同分题任务。每一个工作单元的研究内容应具体、可行,并有明确、具体、客观的进度考核指标,如观察数列及病案等。

(5)预期研究结果　不同类型的课题,预期研究结果的侧重也不同。基础研究或应用基础研究可以是拟发表何种水平的文章或学术成果或学术论点等。应用性研究课题,则可侧重推广应用的前景及其间接的经济效益和社会效益预测。

4.研究基础部分的撰写　主要反映组建了结构合理、分工恰当的研究队伍,课题负责人及主要研究人员的学术水平、研究工作经历、学历等,已具备完成课题的技术水平。

（1）研究工作基础　研究组成员以往主要的与本项目相关的工作积累成果。特别是为本项目立项、顺利进行而做的前期工作，包括必要的预试验、实验方法的建立、动物模型的建立等工作和成就，以及开展本课题研究以来已做的工作及取得的初步成绩。

（2）实验条件　进行该课题已具备的基础实验条件，包括仪器设备、关键的试剂药品、合格的实验动物；已有的协作条件，原材料及加工条件；已从其他渠道得到的经费支持等；尚缺少的实验条件和拟解决问题的途径，包括利用国家重点实验室和部门开放实验室的计划和落实情况。

（3）技术条件　课题组负责人和研究组成员主要成员的学历及工作简历、科研工作经验、现有技术水平和能投入该研究的时间。重点介绍课题负责人的主要情况，如在医学科研方面曾经做过哪些工作，在与本课题有关方面做过哪些工作。提供课题负责人及研究组主要成员近期发表的与本项目有关的论著目录和获得的学术奖励情况，以及在本课题之中承担的任务。

5.经费预算　实行科研课题经费预算，有利于提高科研单位迅速解决科学研究的物质基础，调动科技人员的积极性。科研经费一般包括仪器设备费、试剂材料费、技术协作费和其他费用。申请经费额度要适中，经费预算时要根据项目的类型和以往项目的资助强度，确定申请经费。

三、科研项目申请书评审要点

1.选题与立论依据是否正确、严谨、有创意　研究项目的选题应是前人没有解决或没有完全解决的科学问题，并预期能从中产生创造性的成果，促进该领域的新知识的产生。在立论依据中应以管理科学理论（包括符合哲学或逻辑的新推理、新思考）、研究基础以及管理实践为依据，阐述清楚相关问题的科学脉络，充分阐明开展本项研究在理论上与实践上的科学性、创新性与必要性，进行有说服力的论证。

2.研究内容是否恰当　研究内容是选题与研究目标的具体体现，任何一项科研工作都需要确定适度的研究内容，不能贪大求全、模糊虚泛、空洞无物，应阐明本项研究到底要研究解决哪些具体的科学问题，以实现总体目标，研究内容要求明确、具体。

3.研究目标是否明确　研究目标是说明本项研究最终期望要达到什么样目的，实现怎样的目标，是总体的表述与概括。新的科学问题总是在前人（包括自己）工作基础上开拓创新，不可能在一个项目或一次研究中将所有或众多的问题都解决，对一个研究项目而言总是需要确定有限度的研究目标。

4.方法和技术路线是否恰当、合理可行　研究方法、技术路线、实验方案要求明确阐述本项目拟如何开展研究，用哪些方法进行研究，包括各部分研究内容运用什么具体研究方法，怎样逐步深入研究，直至最终获得预期成果。研究方法与技术路线要求必须是具体、正确、合理、可行的。

5.申请者及其项目研究组是否具备科研能力与研究基础　申请者应通过本人及项目组主要成员的工作简历和受教育情况、以往获基金资助情况、结题情况、发表相关论文情况，详细论述和反映与本申请相关的前期工作基础，参考文献部分中涉及申请人和项目组成员的论文应该为已正式发表论文，已录用待发表的论文，应附录用通知复印件等证明。相关信息必须准确、可靠、实事求是,保证科研诚信。

第三节　开题报告的书写

科研课题开题报告(研究设计)就是课题研究方案的设计、规划和制定。当课题方向确定之后,课题负责人在调查研究的基础上撰写的报请上级批准的选题计划。开题报告主要说明这个课题进行研究的价值,自己有条件进行研究以及准备如何开展研究等问题,是对课题的论证和设计的过程。

1.封面和简表　封面要写明课题的名称、课题负责人的基本信息,简表中写明课题的基本内容,包括课题的摘要、关键词等。课题名称要准确、规范,名称要简洁,不能太长。不管是论文或者课题,名称都不能太长,要简明扼要,通俗易懂,能不要的文字就尽量不用,一般不要超过20个字。但要尽可能表明三点:研究对象、研究问题和研究方法。

2.课题的来源、选题的依据及研究意义　课题的来源要写明课题获得的经费支持来自哪个科研机构。

选题依据就是确立科研课题的原因,是课题申请者在充分了解本学科和相关学科发展水平和趋势,掌握新理论、新技术、新成果和新经验等方面的信息后,把从护理实践和日常工作中,在护理教育、护理管理、护理理论和临床专科护理等方面发现的问题,通过查阅大量的文献资料,结合本专业的有关理论和知识,经过归纳推理和科学论证,将其加深和完善形成完整的假说,并提出来进行研究。要求立题依据充分,学术思想新颖,有理论意义和应用前景,有较高的学术水平,研究内容和时间明确,研究方法先进、设计有特色,研究人员梯队合理,这样才能提出资助申请或得到资助。

课题的先进性是指前人没有研究和涉及的,即填补某一学科或领域中的空白;在前人研究的基础上,申请者提出新的实验结果和新的观察资料,对现有的理论给予完善和发展;把国外已有的研究,结合我国具体情况进行研究和验证,从而引进新的医学科学技术,填补国内空白;把别人的研究成果通过自己的应用和设计,使其能得到广泛的应用和推广等。

研究意义包括研究的理论意义和实践意义。研究的理论意义指研究对理论建设的贡献。具体表现在下列之一或之几:①发现或提出了新理论,充实、丰富或完善了原有的理论;②证实或证伪了某个理论假设;③对某个有争议的理论提供了新的支持或者反对证据;④对某个现存理论提供了新的依据。研究的实践意义指研究对于现实问题的贡献,具体表现在下列之一或之几:①有助于某件事做得更好;②有助于克服某个困难;③有助于解决某个实际问题;④有助于改进某个工具。

3.课题设计方案　主要写明本课题的实验设计内容,主要的研究思路和方法。主要包括:核心概念的界定、技术路线、样本量的计算方法、实验分组方法、干预方法、研究工具以及资料收集等环节。

核心概念的界定要求说明课题名称及其表述课题研究主要概念(也称关键词)的定义、含义及特征。这种界定是暂时的,是课题组当前的认识和假设,随着研究的深入和实践思考,核心概念的内涵和范围可以不断调整。

笔记栏

主要研究方法应具体,具有可操作性,应写明在研究过程中此种研究方法用在哪些方面、这种方法要解决什么问题、如何使用的等。

技术路线一般通过图是将研究的设计展示出来,展示研究者如何完成研究内容,使用什么方法等。技术路线是"怎么做",研究内容是"做什么",二者不一样。技术路线不一定非要用图来表示,纯文字也可以,只要能让人看明白。

4.课题总体安排、计划进度　课题的总体安排主要包括课题的整体进度以及研究的目标。计划进度要在课题允许的时间范围内,每一具体的时间阶段的进度安排。

5.课题的创新点以及关键技术、可能遇到的难点和解决方法　课题的创新点是课题的"独特"的地方,不一定有难度,但是与目前其他的研究不同的。技术难点是课题中可能遇到的"障碍"。在设计阶段,要考虑到可能出现的难点以及解决方案。

6.完成本项研究课题已具备的条件　要写明完成本课题已经具备的物质条件、实验条件和技术条件。做到有人员保证、经费和物质保证、策略保证以及、机制保证等。

7.预试验情况　在递交开题报告时,课题需要经过预试验,证明本课题的实验方案是科学可行的。对于调查性研究,通过预试验,验证研究工具的信度和效度是否达到要求;对于干预性研究,通过预试验了解干预方案是否可行。

（刘东玲）

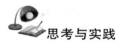
思考与实践

1.科研基金的类型有哪些?

2.结合所学习的内容,完成一份科研项目申请书。

开题报告摘录举例

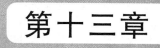

循证护理

多年来,医疗卫生领域从业人员一直在谈论并从事"以研究为基础的实践活动"。"循证实践"与"以研究为基础的实践"有着千丝万缕的联系。循证实践对当今临床医学和护理学的发展带来了深远的影响,循证护理作为循证实践的分支之一,可以促进护理决策的科学性,提高护理措施的有效性,保证护理实践的安全性,节约卫生医疗资源。本章主要讨论临床实践中如何使用已有的研究结果,即如何开展循证实践。

第一节 循证护理概述

一、循证护理的起源

目前全世界每年有 200 多万医学论文发表在 22 000 多种生物医学杂志上,护理期刊的数量已发展到 200 多种,这也带来了一系列问题,最突出的问题是,临床专业人员很难迅速有效地从中提取有用的信息。认识到这一状况,1972 年 Archie Cochrane 提出了医疗保健的疗效和效益问题,1992 年英国成立 Cochrane 中心,并且于 1993 年成立世界 Cochrane 协作网,形成"循证实践"(evidence-based practice,EBP)协作网。EBP 是指卫生保健人员审慎地、明确地、明智地将其获得的最佳科学证据与其临床经验和知识结合,并且根据患者自身的意见,在某一特定的领域做出满足患者需求的临床变革。循证实践的核心思想为卫生保健领域的实践活动要以客观研究结果为决策依据。

循证实践对护理的发展也带来了深刻的影响,随着护理学科的发展,临床护理人员逐渐开始重新思考传统的护理操作和方式,例如,翻身的时间间隔一定要为 1~2 h 吗?燕尾帽的佩戴符合临床无菌隔离原则吗?患者褥疮的创面能否使用鹅颈灯烘烤?长期卧床患者骶尾部的皮肤是否需要定期的按摩?术前需要备皮吗?对躁动的患者是否应该进行约束?等等。在这些思考中,循证实践的观念和方法可以帮助护理人员使用科学的方法寻求、分析和利用信息,来解决临床实践中的实际问题。

近 10 年以来,EBP 协作网通过对临床疾病治疗和干预效果相关信息的系统收集以及对临床领域所开展的相关性研究进行的全面系统的、定量的综合分析和评价,最终以多种文字和电子出版物形式发表系统评价结果,为临床实践提供可靠的科学依据。自从英国成立了"世界循证医学协作网",目前全世界已经有11个国家成立了14个循证医学中心,有4 000多个成员参与这项跨越国际的学术合作。Cochrane图书馆是一种以光盘形式发行的电子杂志,是目前最全面的系统评价资料库。

二、循证护理的概念

证据是"可获得的事实",证据也可以是一种信念、议题,或者是对某件事情是否真实有效的判断。循证护理(evidence-based nursing,EBN)是护理人员在计划其护理活动过程中,审慎地、明确地、理智地将科研结论与其临床经验以及患者愿望相结合,获取证据,作为临床护理决策依据的过程。"循证护理"是构建在护理人员的临床实践基础上的,它强调的是以临床实践中的问题为出发点,将科研结论与临床专门知识和经验、患者需求进行审慎地、明确地、明智地结合,促进直接经验和间接经验在实践中综合应用,并在实施过程中激发团队精神和协作精神,注重终末评价和质量保证,其结果是有效地提高护理质量,节约卫生资源。

三、循证护理实践的基本步骤

循证实践是指导临床决策的过程,也是持续质量改进的过程。澳大利亚Joanna Briggs Institute(JBI)循证卫生保健中心主任Pearson等于2006年提出"JBI循证卫生保健模式"。该模式认为循证实践过程包括四个步骤:①证据生成;②证据综合;③证据传播;④证据应用。该模式各个组成部分相互影响,达到促进整体健康的目的。

循证护理实践的具体过程包括8个步骤:①明确问题;②系统的文献检索;③严格的评价证据;④通过系统评价汇总证据;⑤传播证据;⑥引入证据;⑦应用证据;⑧评价证据应用后的效果。

(一)证据的生成

在"证据的生成"阶段,研究结论、专家经验、达成专业共识的论断都是证据的来源。但是,并非所有的研究结论、专家经验及共识都可以成为证据,在循证实践中,证据应该是经过严格界定和筛选获得的。对于通过各种渠道检索查询得到的研究结论,需要应用临床流行病学基本理论和临床研究的方法学和质量评价的标准去筛选出最佳的证据,即看研究的设计是否科学合理、研究的结果是否真实。循证护理采纳的证据应该是经过认真分析和审慎评价获得的真实可靠且有临床应用价值的研究证据。

对研究结论、论断、专家经验,要进行可行性、适宜性、临床意义和有效性评价,即"FAME"评价。①可行性(feasibility):是指临床干预或活动是否在物质条件上、文化上、经济上具有实践性,是否在一定的情景中切实可行;②适宜性(appropriateness):是指某项活动或干预与其所处的情景相适合和匹配的程度;③临床意义(meaningfulness):是指某项活动或干预被患者以积极的态度接受的程度,而临床意义与患者的个人经历、态度、价值观、思想、信念和个人诠释相关;④有效性(effectiveness):是指某项活动或干预达到期望的临床效果和健康结局的程度。

卫生保健领域的问题是形形色色的,因此研究方法也是多种多样的,在进行护理循证实践时,应依据多元主义的原则,坚持证据的多元性;设计严谨的研究是可信证据的最佳来源,比专家观点、案例报道更加具有可信度,但如果当前缺乏来自研究的证据,可以用专家意见和达成的共识代表现有的证据,但应进一步寻找研究证据。

(二)证据的综合

证据的综合,即就某一特定的主题对来自研究的证据和(或)其他来源的观点和意见进行评价和分析,以帮助进行卫生保健决策。证据综合的核心步骤是对某一个特定的主题所能得到的文献进行系统评价。在该阶段包括以下三个部分:①相关理论阐述;②证据综合的方法;③对证据进行系统评价。虽然随着当今科学的发展,对量性资料的综合可采用 Meta 分析,但是应该进一步从理论上探讨证据的实质、证据在卫生保健领域的意义、证据对促进整体健康的作用。

(三)证据的传播

证据的传播指将证据通过期刊、电子媒介和教育等方式传递到卫生保健人员、卫生保健机构和卫生保健系统中去。证据的传播不仅仅是将简单的证据和信息进行发布,而是通过周密的规划,明确目标人群(如临床人员、管理者、消费者等),而后设计一些专门的途径,精心地组织证据和信息传播的方式和内容,以便以容易理解和接受的方式将信息和证据传递给对象,使之将其应用于决策过程。

(四)证据的应用

证据应用包括将证据应用到实践活动中,以实践活动或系统发生的变革为主要标志。证据的应用在循证护理实践的循环中最具挑战意义,并可能对其应用的系统进行改革。该环节的核心内容包括:通过系统或者组织变革引入证据;改变系统中实践活动的方式;评价应用证据对卫生医疗保健体系、护理程序、护理效果的作用。将多项循证实践活动或者临床干预整合到一个复杂的临床实践过程中,会对局部的卫生保健系统产生一定的影响,同时也会对临床工作的程序产生一定的影响,从而评价该程序的变化和卫生服务质量的变化。任何成功的护理循证实践首先依赖于此循证模式的内在方法,进而才能指导临床护理决策,提高临床护理服务质量。

第二节 循证资源及检索方法

一、循证资源的类型

循证资源的类型是多样的,主要包括研究型论文和非研究型学术论述。研究类文献根据设计的类型分为量性研究和质性研究两大类,而量性研究文献包括干预性研究、观察性研究、描述性研究。

1. 干预性研究 设计主要包括随机对照试验、非随机对照试验等。随机对照试验(randomized controlled trail,RCT)是指通过随机数字表、电脑产生的随机数字、抽签等方式进行随机分组的临床实验,而临床对照试验又称准随机对照试验,研究对象按照出生日期、住院号、入院顺序等分组。非随机对照研究则是按照干预的方便程度分配研究对象(相应的偏倚会较大)。

2. 观察性研究 主要设计包括队列研究、病例对照研究、非连续的时间序列研究、病例序列/病例报告。其中非连续的时间序列研究、病例系列报告都是无对照组的观察研究,前者在干预前后有多个观察点,可反映干预带来的时间效应,后者则只是干预的前测和后测。

3. 描述性研究　包括大样本普查、现况调查、抽样调查和描述相关性研究等。另外,循证资源还包括专家观点论述、专业共识阐述等一些非研究类论文。系统评价也是目前逐渐增加的一种循证资源的类型。

(一)循证资源质量评价的目的和意义

对于已经选择的循证资源要进行研究设计严谨性的严格评价,这是循证实践所必需的关键环节。对所有查询的原始研究论文、专家经验论述、专业共识等论文均要先评价质量,包括有效性、真实度和临床价值,看其能否应用于护理实践中来解决患者的实际问题。研究可能因为设计上的不严谨而产生系统误差或称偏倚,其包括选样偏倚、干预偏倚、评价者偏倚、研究对象的流失偏倚、发表偏倚等多种类别。①选样偏倚:常发生在分组时,可以通过分配隐藏克服;②干预偏倚:常发生在干预的过程中,但可通过设盲(如研究者设盲、干预者设盲和受试者设盲)克服;③评价者偏倚:常常出现在结局评价时,可通过结局指标的评价者设盲来对其进行克服;④研究对象的流失偏倚:往往因为各种原因而产生的研究对象的失访造成的,有时是无法避免的(如研究对象死亡、搬迁等而造成的失访,或者因病情加重或心理问题而退出等,)往往通过准确报道失访病例情况和采用意向性分析分析克服;⑤发表偏倚:主要是因阳性结果容易被发表,而阴性的结果往往难以发表,这些可以通过搜索灰色文献,或者建立临床实验等级注册机制加以克服。偏倚还包括应答率的偏倚、志愿者偏倚、混杂因素偏倚、研究对象会议偏倚、研究对象转组偏倚、测量方式偏倚等,这些都可以通过严格的科研设计,采用随机、设盲、分配隐藏、配对、限制研究对象特征、分层等方法提高研究的严谨性。

(二)对不同类型论文质量的评价方法

为了方便研究者进行文献质量的评价,国际循证机构网站通常根据常见的研究设计的公认的要求和原则,发布循证资源质量评价的具体方法,制定了文献质量严格评价的内容和条目。英国的"牛津文献质量严格评价技能培训项目(Oxford Critical Appraisal Skill Program,CPSP)"对各类研究设计进行质量评价,不单单有 RCT 的文献,还有各种其他类型的文献都可以通过这个项目进行评价,因此应用较为普遍,CASP 项目推出的"各项设计研究质量严格评价清单(Checklist Critical Appraisal Different Design)"是目前最常见的文献质量评价工具。另外,JBI 循证卫生保健中心发布了"各类设计的文献质量评价工具",在全球的循证护理机构应用较为普遍。这些评价工具有一个共同点,那就是他们都根据研究设计的基本要求和原则评价研究设计的严谨性。

二、循证资源的检索

围绕要解决的问题,按照计划书中制定的检索策略,采用多种渠道系统全面地检索国内外所有相关文献。这里可用的工具包括期刊、在线数据库、电子光盘数据库、学术论文等。为了不遗漏对结果有很重要影响的文章,文献收集必须全面。这时,就可以通过上网应用电子数据库或用电子邮件等与有关作者联系,得到其发表和未发表的与其研究相关的资料。

证据可来源于系统评价、临床实践指南等二次研究的循证资源,也可来源于原始研究论文,但最后都要经过严格的质量评价过程。

检索基本步骤有:①在 Cochrane 图书馆和 JBI 图书馆中检索是否有相关的系统评价发表;②在 Medline、CBMdisc 等数据库中检索相关的原始论文,并对所查询到的论文文题、摘要、关键词以及主题词进行分析,进一步确定文献检索所需的关键词;③运用所有相关的主题词和关键词进行所用相关数据库的检索,如果摘要初步符合纳入标准,则进一步查找并阅读全文;④通过检索到的论文列出的参考文献进行进一步的检索。

(一)查找循证资源

通过循证和形成的证据属于二次研究文献,一般这类文献可通过查询国际上的循证实践机构证据数据库获得。该领域主要的数据库包括:

1.循证实践资源数据库

(1)Cochrane 图书馆　Cochrane 图书馆目前是临床疗效研究证据最好的来源。由 Cochrane 协作网发行。其中的系统评价每年 4 期主要以光盘的形式向全世界公开发行,系统评价的摘要还可在互联网上查询。Cochrane 图书馆的数据库有:①临床对照试验中心注册数据库(Reviews – Cocharane Central Register of Controlled Trials,CENTRAL),该数据库是在 Cochrane 等国际组织的协调下,进行临床试验信息的收录和登记,为相关研究人员提供文献信息;②系统评价数据库(Reviews – Cochrane Database of Systematic Reviews,CDSR),数据库收录由 Cochrane 协作网系统评价专业组在统一工作手册指导下完成的系统评价,包括研究方案和系统评价全文;③效果评价文献库(Reviews–Database of Abstracts of Reviews of Effects,DARE),该数据库是英国 York 大学的国家卫生服务系统评价与传播中心建立的疗效评价文摘数据库,它提供结构式摘要,既对以往发表的高质量系统评价作概要性摘要,还提供系统评价参考文献的索引。

(2)临床证据(Clinical Evidence,CE)　CE 是由英国医学会(British Medical Association,BMA)发行的,全球最权威的循证医学数据库之一,它以在线和文字形式发行,提供了对 540 多种临床问题,200 多种常见疾病的近 3 000 种治疗措施是否有效提供相关证据,并且每个月都会随着临床医学汇集新的证据并对相关主题进行及时更新。

(3)最佳实践(Best Practice)　"Best Practice"由英国医学会(BMA)和美国内科医师协会(American College of Physician,ACP)联合发行,集合了 BMA 的"Clinical Evidence"中的证据,收录了美国 ACP Journal Club 和英国 Evidence–Base Medicine 期刊的全文,添加了由全球知名学者和临床专家执笔撰写的,涵盖基础、诊断、治疗、预防和随访等多个方面的证据。

(4)JBI 循证卫生保健中心数据库　JBI 循证卫生保健中心数据库主要包括澳大利亚阿德莱德大学的 Joanna Briggs 循证卫生保健中心出版的护理及健康相关学科领域的循证资源,也是目前全球最大的循证护理领域的资源数据库。

(5)Campbell 图书馆　Campbell 协作网成立于 2000 年,其目的在于为政策制定者、服务提供者、学生及教育者、专业研究人员提供关于社会和教育政策及实践效果方面的证据,包括了社会医学、公共卫生、行为科学领域的证据。Campbell 图书馆包括 2 个数据库:C2 社会、教育、心理、刑事学研究数据库,C2 干预和政策评价数据库。

2.临床实践指南库

(1)美国国立实践技术指南库(National Guideline Clearinghouse,NGC) NGC 是由美国卫生保健研究和质量管理局、美国医学会、美国卫生保健计划联合会联合制作的一个临床实践指南库。在美国国立指南库提供了大量经过同行评议的指南,每份指南都标明了其纳入证据的等级,这些指南整合了当前最新的临床科研证据,提供了大量经过同行评议的指南,对于促进循证实践有巨大的推动作用。

(2)英国指南库 是由英国牛津医学科学研究所制作,是一个经过严格评价和筛选的临床实践指南数据库。

(3)加拿大指南库 主要由加拿大医学会主办的加拿大临床指南网站构成,上面有 1 755 个临床实践指南或指南章节。

(4)加拿大安大略护理学会指南网(Registered Nurses Association Ontario,RNAO) 从 1999 年开始开展、实施、评价、传播最佳实践指南。截止 2010 年 6 月,该网站上已有 35 篇护理领域的最佳实践指南提供给临床护理人员和决策者使用。

3.循证实践资源相关期刊

(1)《循证医学》(Evidence Based Medicine) 该杂志为双月刊,是由英国医学和美国内科协会联合主办,提供已经出版的研究杂志和文献综述的详细文摘。

(2)《循证护理》(Evidence Based Nursing) 该杂志为季刊,1998 年由英国 York 大学与加拿大 McMaster 大学联合创办,是目前护理相关最新最佳研究证据的国际性期刊。

(3)《循证护理世界观》(Worldview on Evidence-based Nursing) 该杂志为季刊,由美国护理荣誉学会创办,主要刊登一些与循证护理的相关论文,其目前在护理领域的影响因子较高。

(二)查找来自原始研究的证据

证据也可来源于原始研究论文,但这些来源于原始研究的研究结论都需要经过严格的质量评价。

第三节 证据的分级与评价

一、证据的分级

证据是循证医学的基石,证据的等级性是循证实践的基本特征。关于证据等级分级方法很多,目前全球尚无完全统一的证据分级系统。

1988 年,David Sackett、Bob Phillips 等临床流行病学和循证医学专家共同制定了证据分级标准和推荐意见,2011 年 5 月,在牛津大学循证医学中心通过网络正式发表,该标准首次在证据分级的基础上提出分类概念,涉及治疗、预防、病因、危害、预后、诊断、经济学分析 7 个方面,更具针对性和适用性,成为循证医学教学和循证临床实践中公认的经典标准。

证据的可靠性决定证据的水平,而证据的推荐级别又取决于证据的水平。可以根据研究设计、方案实施的严谨性、统计方法的应用来衡量证据的可靠性。牛津大学循证医学中心的证据水平分为5级,推荐级别为4级:

1. A级　来源于Ⅰ级证据,证据极有效,可推荐给所有临床人员,可直接应用于患者。

2. B级　来源于Ⅱ、Ⅲ级证据,证据有效,可建议推荐给临床人员。

3. C级　来源于Ⅳ级证据,证据在一定条件下有效,在应用研究结果时应谨慎。

4. D级　来源于Ⅴ级证据,证据的有效性受到较多限制,只在较窄的范围内有效,在应用时也有较多限制。

2001年,纽约州立大学医学中心推出证据金字塔,标准第一次将动物研究和体外研究纳入证据分级系统,简洁、直观。2006年中国循证医学中心根据当前可得到的证据,将政府及相关机构报告列为仅次于系统评价、卫生技术评估(health technology assessment,HTA)、Meta分析的证据(表13-1)。

表13-1　2006年中国循证医学中心的证据分级

证据级别	定义
A	系统评价、HTA、Meta分析
B	政府及相关机构报告
C	有确切研究方法的文献
D	综述
E	专家意见

由于护理学科证据的多元性特征,护理领域证据分类以JBI循证卫生保健中心2010年的证据分级系统较常用于护理领域的证据分类(表13-2)。

表13-2　证据的水平和推荐意见的级别

(循证护理,JBI循证卫生保健中心,2010)

证据的水平	证据的来源	相应的推荐级别
1	同质性实验性研究的系统评价(例如实施分配隐藏的RCT);或具有较窄可信区间的单项或多向大样本的实验性研究	A级:证据极有效,强烈推荐
2	单项或多项小样本、可信区间较宽的RCT;类实验性研究(如非随机对照研究)	B级:证据中度有效,可考虑推荐
3	3a:队列研究 3b:病例对照研究 3c:没有对照组的观察性研究	
4	专家意见,或依据生理学基础研究、专业共识	C级:不推荐

(张慧颖)

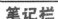

二、文献质量评价

目前国内外护理文献质量参差不齐，部分研究证据的可信性和科学性较差。而最佳证据来自设计严谨且具有临床意义的研究结论。不是所有的研究结果都可以作为循证护理的证据，需要通过对文献进行质量评价去筛选最佳证据，对证据的科学性、可行性、适宜性、临床应用价值等进行严格评价，最终审慎地将最佳证据应用到临床决策中。

（一）文献类型

研究类文献根据设计内容不同分为量性研究和质性研究两大类，量性研究包括干预性研究、观察性研究、描述性研究。①干预性研究：主要包括随机对照试验、类实验性研究等；②观察性研究：主要包括病例对照研究、队列研究等；③描述性研究：包括大样本普查、抽样调查、现况调查、描述相关性研究等。

（二）文献质量评价的目的和意义

1. 文献质量评价是系统评价的必要步骤　系统评价是对纳入的每一项原始研究进行二次综合分析与评价，只有纳入质量合格的研究，才能确保系统评价的可靠性。

2. 为临床护理人员节省宝贵的时间　循证护理可以使护理人员快速、有效地获得真正有实用价值、有科学性和可靠性的证据，并应用这些知识指导临床实践，为患者选择有效的护理方案，提高护理质量。

3. 为卫生政策制定者提供可靠依据　为卫生行政部门的决策者制定政策提供真实可靠的依据。

（三）文献质量评价的基本要素

一般，文献质量评价的基本要素包括文献内部真实性、临床重要性、适用性3个方面。内部真实性指某个研究成果能正确反映被研究的人群真实状况的程度，即研究结果受各种偏倚的影响程度。偏倚主要来源于：①选择偏倚主要出现在选择和分配研究对象时，分配隐藏可以降低选择偏倚。②实施偏倚主要发生在干预措施的实施过程中，将干预方案进行标准化，并尽可能对研究对象和干预提供者实施盲法可以降低实施偏倚。③失访偏倚是指因各种原因导致的研究对象失访，失访的原因往往是发生不良反应、疗效差、搬迁或死亡等，应采取措施尽量减少失访的发生，将失访率控制在20%以内，并采用意向性分析减少失访偏倚对研究结果的影响。④测量偏倚是指由于测评方法不可信或各组采用的测量方法不一样导致的系统差异，采用统一、标化、可信度高的测评方法，对结局指标评价者实施盲法可以降低测量偏倚。临床重要性是指研究是否具有临床应用价值，循证医学强调采用客观量化指标来评价研究结果的临床意义。适用性指研究结果能否推广应用到研究对象以外的人群，研究人群与其他人群的特征差异、研究对象类型以及社会环境和经济等因素将影响证据的适用性。

（四）文献质量评价方法

关于文献质量的评价标准，全球各循证机构针对不同类型的研究设计，提出了相应的评价原则和方法，各个循证实践中心遵循的标准存在着差异，但是基本原则一致，即根据证据的质量进行证据分级。较常见的有澳大利亚 JBI 循证卫生保健中心评价者手册、英国牛津大学循证医学中心文献质量评价项目Cochrane协作网,对各类不同设计的研究论文提出评价原则。这些评定工具均是根据研究设计的基本要求和原则来评价研究设计的严谨性。文献质量评价应首先判断文献类型,选用相对应的文献质量评价工具,为了避免评价者的主观性,一般由两个人同时对一篇文献进行评定,评定意见不一致时,将通过共同讨论或请第三个人进行审慎评定来决定是否纳入该论文进入下一步的系统评价。以随机对照试验研究论文为例简单介绍JBI循证卫生保健中心的文献质量严格评价工具和牛津循证医学中心文献质量评鉴项目提出的证据评鉴标准。

JBI循证卫生保健中心(2008年)对RCT提出了10条评价原则(表13-3)。评价者对评价项目做出"是""否""不清楚"的评价结果,还需经过小组讨论,决定纳入或审慎纳入或排除该研究。

表13-3　澳大利亚JBI循证卫生保健中心对随机对照试验的真实性评价

评价项目	评价结果		
1.是否真正采用了随机分组方法?	是	否	不清楚
2.是否对研究对象实施了盲法?	是	否	不清楚
3.是否对分组者采用了分配隐藏?	是	否	不清楚
5.是否对结果测评者实施了盲法?	是	否	不清楚
6.实验组与对照组在基线时是否具有可比性?	是	否	不清楚
7.除了要验证的干预措施外,各组接受的其他措施是否相同?	是	否	不清楚
8.是否采用相同的方式对各组研究对象的结局指标进行测评?	是	否	不清楚
9.结果测评方法是否可信?	是	否	不清楚
10.资料分析方法是否恰当?	是	否	不清楚

牛津大学循证医学中心(2005年)提出从以下5个方面对随机对照试验研究进行评价(表13-4)。评价者对评价项目做出"是""否""不清楚"的评价结果。

表13-4　牛津大学循证医学中心对随机对照试验的真实性评价

评价项目	评价结果		
1.是否采用了随机分组方法?	是	否	不清楚
2.各组在基线时是否具有可比性?	是	否	不清楚
3.除了要验证的干预措施外,各组接受的其他治疗和护理措施是否相同?	是	否	不清楚
4.是否对研究对象及结果测评者采取了盲法?	是	否	不清楚
5.是否将所有入选的研究对象均纳入结果分析中?	是	否	不清楚

第四节　循证个案论文

随着循证护理的发展,循证护理已经在护理各个领域广泛开展,相关的论文也越来越多,其中系统评价和证据临床应用案例报告是最常见的论文形式。本节主要介绍这两种论文的撰写格式,并进行写作实例的分析。

一、系统评价论文写作

系统评价也叫系统综述,是一种严格评价文献的方法,它针对某一个具体的临床问题,系统、全面地收集全世界所有已发表或未发表的研究结果,筛选出符合质量标准的文献,进行定性分析或定量合成,得出综合可靠的结论。

(一)系统评价论文写作格式

按照 Cochrane 协作网的系统评价撰写格式要求,系统评价论文主要包括 5 部分。

1. 问题的提出　论文应首先介绍所研究主题、所涉及疾病的流行病学现状、临床诊断标准、现有的治疗选择及存在问题、干预措施的描述、干预措施可能有效的作用方式和机制、研究问题的不确定性和制作系统评价的必要性,提出系统评价的主要目的。

2. 资料与方法

(1)确定纳入、排除标准　首先描述纳入的研究设计类型,按照 PICO 原则,描述所纳入文献的研究对象类型、干预措施、对照措施、结局指标,纳入研究的设计类型。

(2)制定检索策略与查找文献　根据研究目的明确要检索的数据库、检索词和检索策略、检索时间范围、文献语种。必要时可以请教信息检索专业人员,检索与本研究有关的、已发表的系统评价进一步完善检索策略。

(3)文献质量评价方法　描述选择、制定文献质量评价的标准。

(4)资料提取　介绍资料提取的过程及提取的主要内容。

(5)资料分析　介绍进行资料提取和汇总分析的软件。

3. 结果

(1)文献检索情况　描述检出文献的数量、选择文献的步骤,可以列出文献筛选的流程图,列表描述纳入的每项研究的基本内容,包括研究对象、干预措施、研究结果等。

(2)纳入文献的质量评价　介绍文献质量评价是否由两名评价者独立完成,评价意见不同时咨询第三者决定,并列表对纳入的研究质量进行评价。

(3)文献的定性分析　对纳入文献进行归类、对干预方式、评价方式等进行分类分析。

(4)文献的定量分析　应用适当的统计学方法将纳入的单项研究资料根据其权重进行合并。多采用 Meta 分析方法对具有同质性的研究进行汇总分析,并根据情况适时进行亚组分析和敏感性分析。

4. 讨论

(1)纳入文献的质量:分析纳入文献的方法学质量,指出方法学的不足,分析可能产生的偏倚。

（2）纳入文献的干预方式和内容讨论：归纳重要结局指标的结果，干预方式和干预内容，最终得出可靠的结论。

（3）对纳入研究的局限性、系统评价的局限性进行讨论。

（4）小结并指出今后的研究方向。

5. 参考文献　参考文献是系统评价的重要内容，要求格式规范。

（二）系统评价论文的实例分析

下面以"岳萌，姚培宇，崔楚云，等. 机械通气患者早期活动效果的系统评价［J］. 中华护理杂志，2016，51（05）：551-557."为实例，进行系统评价论文的写作分析。

1. 问题的提出

机械通气患者制动的严重并发症是 ICU 获得性衰弱（ICU-acquired weakness，ICUAW），主要临床表现为肢体麻痹、反射减弱、肌肉萎缩和拔管困难。ICUAW 使患者肌肉功能下降，机械通气与住院时间延长。研究显示，25%～65%患者在机械通气后 24h 内即可发生 ICUAW。早期活动（early mobilization，EM）是指在机械通气的早期（开始后 5～7 d 内），应用物理或新技术方法进行治疗。物理疗法包括被动、主动活动与呼吸功能锻炼；新技术方法包括床旁测力脚踏车与神经肌肉电刺激（neuromuscular electrical stimulation，NMES）。机械通气患者进行 EM 的应用效果受到广泛重视。尽管已有研究对其进行系统评价，但均未对 EM 的开始时间进行严格限定，且纳入了非随机对照实验进行分析。Kayambu 等纳入的研究对象中包括非机械通气患者，Schweickert 等并未对纳入研究进行定量的合并分析，研究证据强度受到影响。本研究对机械通气患者行 EM 治疗的随机对照试验进行合并分析，以探讨 EM 的临床作用效果。

【分析】作者首先介绍了机械通气的广泛应用范围，之后指出机械通气患者制动的严重并发症，随后介绍相关研究发现早期活动对于预防并发症有显著的效果，同时分析了现有的系统评价存在方法学上的缺陷，最后阐述了本文开展对机械通气患者早期活动效果的系统评价的必要性。

2. 资料与方法

（1）检索策略　通过计算机检索 The Cochrane Library 与 Joanna Briggs Institute（JBI）中相关系统评价。在中、英文数据库中检索相关文献，对其文题、摘要、关键词及主题词进行分析，以进一步确定检索关键词。检索数据库包括：PubMed，EMBASE，Web of Science，CENTRAL，CINAHL，PEDro，CNKI 和万方数据库。英文检索策略为"exercise/exercises/physicalexercise/exercise therapy/motor activity/isometric exercises/exercise movement technics/electric stimulation""mechanical ventilation"；中文检索策略为"活动/功能锻炼/康复/呼吸功能锻炼/电刺激""机械通气"，中文数据库检索类型包括期刊论文、会议论文与学位论文。检索策略使用主题词与自由词结合的方式，同时追溯参考文献、引用文献及相关系统评价的纳入文献。检索时限为建库至 2015 年 8 月。

【分析】作者详细介绍了检索策略、检索的数据库以及检索步骤。

（2）文献纳入和排除标准

研究类型：随机对照试验（randomized controlled trial，RCT），限定为中文与英文

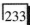

文献。

研究对象:年龄=18岁的机械通气患者;机械通气治疗时间<5 d,且需要继续机械通气的患者。

干预措施:EM包括被动、主动活动,呼吸功能锻炼,应用神经肌肉电刺激或测力脚踏车。被动、主动活动是指医护人员根据患者的功能评估结果,按照计划流程协助其进行肢体活动,为"从被动到主动,从床上到床边再到床下"的渐进式过程。呼吸功能锻炼是指,有计划地进行腹式呼吸、举哑铃负荷等呼吸功能锻炼。神经肌肉电刺激是指,应用神经肌肉电刺激治疗仪,将电极放置于患者四肢肌肉部位,结合患者情况逐步增加刺激时间、频率与脉冲宽度。测力脚踏车是指患者床上使用脚踏车,并通过控制脚踏车速度调节运动量。

对照措施:重症患者的常规护理。

结局指标:机械通气时间、病死率、ICU治疗时间(length of stay in ICU,ICU LOS)、总住院时间、肌肉功能(通过测量肌力或肌量评估)。

排除标准:研究对象为心胸外科术后机械通气的患者;重复发表的文章。

【分析】作者严格按照PICO的方式纳入文献。

(3)文献质量评价 由2名经过循证医学培训的研究员采用Cochrane协作网风险评估标准对纳入文献进行方法学质量评价。内容包括:①随机序列的产生;②分配隐藏;③盲法的实施;④不完整报告数据;⑤选择性报告数据;⑥其他偏倚来源。每条标准均以"低风险偏倚""高风险偏倚"或"不清楚"来评价。完全满足标准的文献质量等级为"A";部分满足标准者,质量等级为"B";完全不满足标准者,质量等级为"C"。本研究只纳入文献质量等级为"A"或"B"的文献。评价结果不一致时,与第3名研究员(本研究的通信作者)进行商议。

【分析】作者分析了文献质量评价的标准,并标引了该标准的出处。

(4)资料提取方法 2名研究员独立提取资料,内容包括:①文献作者、发表年限及研究对象;②是否随机分配与分配隐藏;③研究对象的基线情况及样本量;④干预与对照措施;⑤结局指标("通气时间"的计量单位统一为"h","ICU LOS"与"总住院时间"统一为"d");⑥脱落率及原因分析。若研究数据缺失,联系通讯作者获得。提取结果不一致时,与第3名研究员进行商议。

【分析】该部分介绍了资料提取的内容。

(5)资料分析方法 采用Review Manager 5.3软件进行Meta分析。依据I^2值评价研究异质性,当$P \geq 0.1$,$I^2 \leq 50\%$时,采用固定效应模型;当$P < 0.1$,$I^2 > 50\%$时,说明研究间异质性较高,采用随机效应模型。当纳入研究数量大于10项时,用倒漏斗图形法,识别纳入文献是否存在发表偏倚。为考察单项研究对合并效应量的影响,行敏感性分析。

【分析】作者描述了资料分析使用的软件及资料分析的方法。

3.结果

(1)纳入研究的一般情况 根据题目、摘要筛选获得文献37篇,经全文阅读后最终纳入14篇,包括中、英文文献各7篇。4篇文献对肌肉功能的测量指标不同,无法进行量性合并,其余10篇文献纳入Meta分析中。

【分析】该部分详细描述了文献筛选流程和纳入研究的一般情况。

（2）纳入研究的质量特征　根据 Cochrane 协作网风险评估标准，纳入的 14 篇 RCT 中，2 项研究的文献质量等级为"A"，其余文献质量等级均为"B"。5 项研究采用随机数字法进行分组，其余 9 项研究未提及具体随机方法；2 项研究采用分配隐藏；1 项关于"被动、主动活动"的研究对评估者施盲，由于该干预措施无法对受试者施盲，仍将其判定为"低风险偏倚"，1 项关于 NMES 的研究则实施了双盲法。

【分析】该部分描述了文献质量评价的标准，并介绍了纳入研究的质量特征。

1）主要指标的 Meta 分析：8 篇 RCT 报告了 EM 对机械通气患者通气时间的影响，研究对象共 831 例。合并结果显示研究间存在异质性（$P=0.009$，$I^2=63\%$），分析发现纳入研究的具体措施间存在差异。为处理临床异质性，依据不同的活动内容，分为被动、主动活动和呼吸功能锻炼两个亚组。亚组分析结果显示，EM 组机械通气时间少于常规护理组，差异有统计学意义，被动、主动活动亚组 $[MD=-38.22,95\%\ CI(-52.14,-24.30),P<0.001]$，呼吸功能锻炼亚组 $[MD=-73.65,95\%\ CI(-85.55,-61.76),P<0.001]$。亚组分析结果提示活动内容不同，是研究间异质性的来源。

6 篇 RCT 报告了机械通气患者的病死率，研究对象 662 例，且活动内容均为被动、主动活动。研究间不存在异质性（$P=1.00$，$I^2=0\%$），故采用固定效应模型。结果显示，EM 组患者病死率低于常规护理组，差异有统计学意义 $[RR=0.67,95\%\ CI(0.45,0.99),P=0.040]$。

5 篇 RCT 报告了机械通气患者的 ICU LOS，研究对象共 608 例，活动内容均为被动、主动活动。研究间不存在异质性（$P=0.19$，$I^2=35\%$），故采用固定效应模型。结果显示，EM 组患者 ICU 治疗时间少于常规护理组，差异有统计学意义 $[MD=-1.96,95\%\ CI(-2.86,-1.05),P<0.001]$。

4 篇 RCT 报告了机械通气患者的总住院时间，研究对象共 578 例，早期活动内容均为被动、主动活动。合并结果显示研究间存在异质性（$P<0.001$，$I^2=94\%$），故采用随机效应模型。结果显示，EM 组患者总住院时间少于常规护理组，差异有统计学意义 $[MD=-5.41,95\%\ CI(-8.67,-2.14),P=0.001]$。由于纳入研究的质量等级均为"B"，合并结果可信度受到一定程度影响，仍需大量高质量研究验证。

4 篇 RCT 通过测量肌围、肌力和肌量报告了 EM 对患者肌肉功能的影响。

2）敏感性分析：将结局指标为通气时间、病死率、ICU LOS 及总住院时间的研究逐个剔除后行敏感性分析，结果显示合并效应量结果未见明显改变。因此，Meta 分析结果基本稳定。

【分析】该部分是系统评价的核心部分，对纳入的文献进行了定性和定量的分析。

4. 讨论　被动、主动活动对机械通气患者的影响：机械通气患者并发 ICU 获得性衰弱是由多因素引起的，然而长时间床上制动是最重要的危险因素。研究表明，四肢肌力与呼吸肌肌力、肺容量密切相关，被动、主动活动通过增加呼吸肌肌力产生深呼吸，从而提高潮气量、降低浅快呼吸指数，进而改善呼吸机制；并且被动、主动活动有利于提高患者体内白介素-10（IL-10）的水平，改善炎症失调反应，进而缩短患者治疗时间。Ota 等回顾性的研究了 108 例机械通气患者的治愈情况，分析结果表明，早期被动、主动活动患者较少出现神经功能缺损。本系统评价结果表明，被动、主动活动有利于缩短机械通气、ICU LOS 及总住院时间，且降低患者病死率，与上述研究一致。因此，机械通气早期进行被动、主动活动有助于改善患者的临床结局，建议推广应用。

【分析】本系统评价主要存在以下局限：①纳入研究数量较少，文献质量等级多为"B"，研究的可信度受到一定程度影响；建议临床研究者注重盲法的施行，以避免产生测量偏倚。②纳入研究各干预措施的实施频次、间隔时间不一致，对合并结果有一定影响；建议临床工作者制订统一的 EM 方案，以规范具体活动内容。③由于纳入 Meta 分析的研究少于 10 项，检验效能较低，故未进行漏斗图的描绘，可能存在发表偏倚；建议临床工作者开展对新技术方法（如 NMES、测力脚踏车）的应用研究，以进一步探究其应用效果。④目前尚无关于患者出院后情况的研究，缺乏 EM 对患者康复长期效果的评价；建议今后研究中增加对长期结局的观察，以了解早期活动的长期影响效果。

5. 结论

机械通气 5 d 内行 EM 能缩短患者的机械通气时间、ICU LOS 及总住院时间，并降低患者病死率，有利于肌肉功能的改善，并发症较少。建议在临床推广应用中成立多学科团队，制订标准化的活动方案，以保障其安全性与有效性；并通过开展高质量、多中心、大样本的随机对照试验，为其应用提供进一步的循证依据。

【分析】在讨论中，作者首先分析了被动、主动活动、呼吸功能锻炼等早期活动措施对于机械通气患者的影响，同附文章分析了临床应用早期活动的安全性及可行性，为临床进行机械通气患者早期活动干预提供了较好的参考。同时作者也对本研究的局限性进行了分析并阐述了启示，局限性主要包括：纳入文献数量较少，研究的可信度受到影响；可能存在发表偏倚等。最后在本研究的基础上作者对后期研究提出了建议并指出了机械通气患者早期活动进一步研究的方向。

6. 参考文献

35 篇参考文献（略）

二、证据临床应用案例报告写作

应用证据开展临床护理是目前护理实践的热点，证据临床应用的案例报告是常见的循证护理实践论文形式，是护士在循证护理实践中应用证据的经验交流。现介绍其基本写作格式。

（一）证据应用案例报告的写作格式

1. 背景介绍　背景介绍即论文的前言部分，介绍研究者发现的临床护理问题，以及该问题给患者带来的危害。

2. 病例资料　详细表述个案的临床护理问题，重点陈述该患者的症状体征及治疗要点。

3. 提出问题　针对个案的具体情况，按照 PICO 的原则，提出现有的治疗选择及存在问题，以突出需要循证的护理问题及该临床问题的循证意义。

4. 检索证据　详细陈述检索数据库的范围、检索的策略。研究者应尽量检索高质量的、经过质量评价的证据资源，若没有经过评价的证据资源，则应检索原始研究。

5. 评价证据　证据的评价应按照循证证据分级系统的相关标准进行。按照证据的等级选择证据，首选最新的临床实践指南、系统评价、高质量的 Meta 分析。在选择临床实践指南时应注意判断指南的患者纳入标准与本例患者的基线情况如性别、年龄、手术方式等是否相似。还要注意研究的时间，尽可能查询最新的相关研究。

笔记栏

6.证据描述　证据描述是全文的重点部分,研究者应根据提出的护理问题,分层次介绍所选择的证据,并准确引注来源,注意标出证据的质量等级或推荐级别。如果结果来自 Meta 分析,要说明结果的 OR 值和95% 可信区间。

7.应用证据　结合研究案例的特点,将当前最佳证据与我们的临床经验、患者的实际情况和意愿结合,分析如何将证据应用于患者,并介绍具体应用的过程。

8.后效评价　后效评价可以从两个方面入手:一是从临床实践的效果方面进行评价;另一方面是对自己在提出问题、查询证据、证据评价、应用证据的能力进行自我评价。

9.小结　研究者应对循证护理的过程进行小结,指出应用经验、存在问题和今后的方向。

10.参考文献　要求列出所选择证据的来源,研究者应注意引用高质量的证据,格式要规范。

(二)证据应用案例报告的实例分析

下面以"刘常清,任宏飞,李晓玲.1 例Ⅱ级红肿型静脉炎患者的循证护理[J].中国循证医学杂志,2013,13(2):1516-1520."为例进行证据应用案例报告的写作分析。

1.背景介绍　静脉输液是药物治疗的重要途径,静脉炎则是静脉输液治疗中最常见的并发症之一。静脉炎多是由于输入浓度较高、刺激性较强的药物,或静脉内留置刺激性较大的塑料管时间太长,而引起局部静脉壁的化学炎性反应,也可以是同一静脉反复多次穿刺造成的静脉感染。研究表明,20% ~ 70% 的患者在接受外周静脉输液时可能会发生静脉炎。静脉炎不仅对患者身心造成巨大压力,而且还会降低药物治疗效果而延长治疗时间。由此可见,静脉炎对静脉输液患者的危害极大,有效预防及治疗静脉炎就显得极其重要。

【分析】作者首选明确了静脉炎的概念及危害程度,之后指出静脉炎不仅对患者的身心健康、治疗效果等的不良影响,从而引出进行静脉炎循证护理的重要性。

2.病例资料　患者,男,43 岁,因"体检发现肝实性占位 6 d"入院。查体:体重80 kg,T:36.4 ℃,P:100 次/min,R:20 次/min,BP:116/76 mmHg,$SpO_2 = 99\%$,神志清楚,皮肤巩膜无黄染,全身浅表淋巴结未见肿大,腹部外形正常,全腹柔软无压痛及反跳痛,腹部未触及包块,肝脾肋下未触及,Murphy 征(-)。B 超示:结节性肝硬化伴实性占位;右肝稍强回声结节。实验室检查:甲胎蛋白 9.31 ng/mL,HBV-DNA:4 930 Copies/mL,乙肝小三阳。诊断:慢性乙肝,原发性肝癌;合并症:小三阳。治疗:完善术前相关检查后行右肝部分切除术+ 左肝癌切除术。术后当天行一级护理,禁食禁饮,心电监护,测生命体征 6 h/ 次,持续吸氧 3 L/min,胃肠减压,血浆管引流,保留导尿。病情稳定后行普外科常规护理(二级)。输入保肝药液、氨基酸、维生素及抗生素等电解质,维持患者的体液及酸碱平衡,住院期间无输血,无药物过敏。患者于术后第 2 天夜间输液期间,由于入睡后手臂无意活动导致输液液体渗漏而发生静脉炎,左手前臂输液部位留置针穿刺点周围出现片状水泡,疼痛难忍,值班护士及时发现予以初步处理,迅速更换输液部位,使用硫酸镁(50 g/100NS)予以治疗与护理,加强患者的心理护理及健康教育,密切观察静脉炎的进展情况。

【分析】详细介绍患者的症状体征及治疗要点,重点描述了患者发生静脉炎的情况,为后面分析案例提出护理问题进行铺垫。

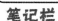

3. 提出问题　此病例中,患者由于肝癌术后需要补液,于夜间输液时患者入睡肢体无意活动导致了静脉炎的发生,液体渗漏到皮下组织造成了大小不等的水疱,患者疼痛难忍,影响治疗效果,增加了患者痛苦。静脉炎发生后,目前的处理措施很多,临床上较为常用的是使用 50% 硫酸镁湿热敷、输液、红外烤灯及各种敷贴等治疗。为避免输液患者发生静脉炎及发生静脉炎后更快更好地康复,减轻患者痛苦,提出以下护理问题:① 与目前常用的静脉炎治疗方法比较,是否有其他更有效且方便快捷的静脉炎治疗方法? ② 使用这些新方法治疗静脉炎的效果如何? 是否有其他副作用?

【分析】针对该患者的具体情况,提出具体的临床问题,为下一步证据检索的选择提供方向。

4. 证据检索

(1) 检索原则　按照 Haynes 等的循证实践证据"5S"模型,依次检索有关输液液体渗漏所致静脉炎的治疗与护理措施的临床实践指南、系统评价(SR)/Meta 分析和设计良好的大样本随机对照试验(RCT)、小样本 RCT、非随机的临床对照试验、综述及专家意见。计算机检索美国指南网(National Guideline Clearinghouse, NGC)、ACP Journal Club、Cochrane Database of Systematic Review(CDSR)、Cochrane Central Register of Controlled Trials (CCTR)、Database of Abstracts of Reviews of Effects (DARE)、MEDLINE、PubMed、CNKI 及 Google Scholar。检索范围包括肝癌输液患者静脉炎的治疗及护理的临床指南、SR/Meta 分析、RCT、非随机对照试验及综述。检索内容为目前预防、治疗与护理静脉炎的措施:中、西药预防、治疗与护理静脉炎的具体效果评价和其他理疗护理措施。检索主题词:phlebitis、liquidleakage、treatment/therapy、nursing、prevention;静脉炎、液体渗漏、治疗、护理、预防。检索副主题词:liver cancer/ liver tumor/ hepatic tumor/ hepatocellular carcinoma、blister、physiotherapy、ointment;肝癌、水泡、理疗、药膏。英文检索式:phlebitis. mp AND liquid leakage. mp AND treatment. mp AND nursing. mp AND prevention. mp;中文检索式:关键词 = 静脉炎 AND 全文 = 液体渗漏 AND 全文 = 肝癌 AND 全文 = 治疗 AND 全文 = 护理(模糊匹配)。检索时限从 2000 ~ 2012 年。

(2) 检索结果　剔除重复文献,并仔细阅读文题、摘要和全文进行筛选,最终纳入 SR 1 篇,RCT 5 篇,Meta 分析 4 篇,综述 1 篇。

【分析】本研究详细表述了检索的数据库、检索策略,最后筛选出符合要求的 11 篇文献,并对这 11 篇文献的来源进一步列表进行逐一分析。

5. 评价证据　最终纳入的 11 篇文献中 1 篇来自 The Cochrane Library、9 篇来自 CNKI,1 篇来自 Google Scholar。1 篇系统评价,Ⅲ级证据,C 级推荐;1 篇 Meta 分析,Ⅲ级证据,C 级推荐;1 篇 Meta 分析,Ⅰ级证据,A 级推荐;1 篇 Meta 分析,纳入文献质量较低;1 篇 Meta 分析,共纳入 25 个 RCT,其中 1 个 RCT 质量为 A 级,其余均为 C 级;2 篇 RCT,Ⅱ级证据,B 级推荐;1 篇 RCT,详细描述了纳入与排除标准,基线可比,方法学较可靠,纳入对象与本例患者基本相似,具有一定的参考价值;1 篇 RCT,该 RCT 基线可比,但随机方法不明确,结果数据收集未交代,样本量小,结果应用应慎重;1 篇 RCT,纳入样本量小,随机分组方法不清楚,未采用盲法,总体质量较差;1 篇综述,Ⅲ级证据,C 级推荐。

【分析】评价证据是证据应用案例报告的关键环节。该论文对证据的质量等级进行了详细全面的描述,文献标引清晰、准确,同时对证据的分级标准来源进行文献标引。

6. 证据描述　例如 1 篇关于多磺酸黏多糖乳膏(喜疗妥)防治肿瘤患者化疗性静脉炎的效果 Meta 分析,结果表明喜疗妥与硫酸镁相比可明显减少静脉炎的发生[OR =0.18,95% CI(0.12,0.27)],而且治疗静脉炎的疗效显著优于硫酸镁[OR = 7.22,95% CI(4.46,11.69)],说明多磺酸黏多糖乳膏对预防和治疗静脉炎有明显疗效,且效果明显优于硫酸镁湿敷(Ⅰ级证据,A 级推荐)。1 篇比较多磺酸黏多糖乳膏与 50% 硫酸镁治疗化学性静脉炎的疗效的 RCT,RCT 共纳入 60 例患者,多磺酸黏多糖乳膏组与 50% 硫酸镁组各 30 例,结果显示多磺酸黏多糖乳膏治疗化学性静脉炎的效果优于 50% 硫酸镁,但价格高于后者(Ⅱ级证据,B 级推荐)。

【分析】该部分详细地分析了本研究的临床问题,内容具有实用性、可操作性,文献标引清晰、准确。

7. 应用证据　将所获证据告知患者及家属,结合患者病情及意愿,再根据治疗措施的可行性,最后选择使用多磺酸黏多糖乳膏来护理患者的静脉炎,这主要考虑到该药方便易得,外用涂抹方便使用,且有大量临床证据支持,患者及家属意愿明确。按照最终选择使用该证据,在患者静脉炎患处涂抹多磺酸黏多糖乳膏(喜疗妥),其用法及用量均严格按照该药物使用说明书执行,每天早晚各 1 次,涂抹完轻轻按摩约 3 min,观察治疗效果及不良反应,并对患者进行健康教育,讲解药物治疗的方法及效果,缓解其心理压力,告知在输液期间输液肢体不能进行大范围活动,保持输液的通畅与安全,鼓励患者参与观察护理效果,如有意外情况发生,请及时告知主管护士并配合进一步处理。

【分析】研究者表述对该患者所实施的护理干预进行详细具体的描述。

8. 后效评价　在患者、家属及医护人员的良好配合下,应用上述证据对该患者进行护理,在患者用药治疗与护理期间,未发现患者有任何药物不良反应的表现及再发生静脉炎的征象。经多磺酸黏多糖乳膏治疗,患者静脉炎 4 d 后基本痊愈,疾病恢复情况良好,6 d 后康复出院。

【分析】作者对该患者采用最佳循证护理措施干预后的效果评价进行描述。

9. 小结

【分析】本文没有对文章进行小结,研究者应在文末对循证护理的整体过程进行小结,总结相关的应用经验、存在问题和后期研究的方向。

10. 参考文献

[1]孙蕾蕾,何艳萍,杨莉,等.静脉炎的防治进展[J].中国热带医学,2006,6(5):877-878.

[2]李旬,项亚娟,刘迎梅.喜辽妥在静脉炎防治中的研究进展[J].上海护理,2009,9(5):74-76.

[3]Washington GT, Barrett R. Peripheral Phlebitis: A Point-PrevalenceStudy[J]. J Infus Nurs, 2012, 35(4): 252-258.

[4]Zheng GH, LIU Y, Chu JF, et al. Aloe Vera for prevention and treatmentof infusion phlebitis[M]. Th e Cochrane Library, 2011.

[5]Haynes RB. Of studies, syntheses, synopses, summaries, and systems: the "5S"

笔记栏

evolution of information services for evidence-basedhealth care decisions[J]. ACP J Club, 2006, 145(3): 8.

[6]胡雁.以循证的观念评估和应用临床实践指南[J].继续医学教育,2006, 20 (29): 66-69.

[7]李娜.芦荟外敷与硫酸镁湿敷治疗静脉炎效果比较 Meta 分析[J].齐鲁护理杂志:下旬刊, 2012, 17(11): 3-5.

[8]董雯,林静,饶本强.新鲜芦荟外敷治疗化疗性静脉炎 80 例疗效观察[J].解放军护理杂志, 2001, 18(1): 13-14.

[9]刘卫娟,邵霞,温丽云.喜疗妥软膏防治肿瘤患者化疗性静脉炎效果的 Meta 分析[J].中华全科医学, 2012, 10(5): 810-812.

[10]钱珠萍.多磺酸黏多糖软膏治疗化学性静脉炎的 Meta 分析[J].上海护理, 2010, 10(5): 16-19.

[11]沈艳.喜辽妥与 50% 硫酸镁治疗化疗性静脉炎的疗效对比[J].哈尔滨医药, 2011, 31(3): 175-176.

[12]尤渺宁,丁玥,商靖.喜疗妥与如意金黄散治疗化疗性静脉炎疗效观察[J].中国护理管理, 2010, (6): 62-63.

[13]唐惠林,翟所迪.喜辽妥软膏防治微血管循环障碍效果的系统评价[J].中国循证医学杂志, 2010, 10(8): 946-951.

[14]蒋玲.喜辽妥软膏对多巴胺液体渗出的疗效分析[J].浙江实用医学, 2009, 14(1): 84.

[15]陆巧葱,缪学勤,梁美莲.喜辽妥软膏治疗 CT 增强扫描中对比剂外渗损伤的效果观察[J].全科护理, 2009, 7(7): 1709-1710.

[16]李四翠,廖慧娟.马铃薯外用治疗药物性静脉炎的效果观察[J].全科护理, 2009, 7(14): 1223-1224.

[17]坎海英.康惠尔透明贴与硫酸镁湿敷治疗静脉炎 45 例效果观察[J].齐鲁护理杂志, 2012, (1): 112-112.

[18]贾树艳.静脉炎防治的研究进展[J].海南医学, 2011, 22(19): 136-138.

[19]Gouping Z, Wan-Er T, Xue-Ling W, et al. Notoginseny cream in thetreatment of phlebitis[J]. J Infus Nurs, 2003, 26(1): 49-54.

【分析】该论文包括 19 篇参考文献,包括 1 篇系统评价、5 篇 RCT、4 篇 meta 分析、1 篇综述,证据质量较高。

（张倍倍）

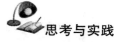
思考与实践

请检索以下两篇文章阅读,并尝试分析:

[1]张蔚青,蒋晓莲.1 例Ⅱ度以上重症压疮的循证护理[J].中国循证医学杂志,2008,8(9): 791-792.

[2]成磊,胡雁.住院病人跌倒预防措施效果的系统评价[J].护理研究,2010,31:2899-2904.

参考文献

[1]李振华.文献检索与论文写作[M].北京:清华大学出版社,2016.

[2]李明.科技文献检索与分析[M].武汉:华中科技大学出版社,2015.

[3]庄淑梅,郑红,胡悦.团队认知行为治疗对戒毒者生命质量及情绪状态的影响[J].中华护理杂志,2016,51(6):702-706.

[4]吴晓琴,夏海鸥,孔振芳,等.结直肠癌患者癌因性疲乏的多维度纵向研究[J].护理学杂志,2015,30(4):21-24.

[5]穆艳,许陈玉.营养风险及营养支持对住院患者临床结局的影响[J].护理学杂志,2016,31(5):87-90.

[6]孙振球,徐勇勇.医学统计学[M].4版.北京:人民卫生出版社,2014.

[7]鲁立,傅万明,李风华,等.医学论文统计学问题的编辑审查[J].编辑学报,2016,18(5):337-338.

[8]张苍,曾咏梅,刘可.糖尿病足患者就诊延迟现状及其影响因素分析[J].中华护理杂志,2016,51(5):567-572.

[9]袁慧,孙慧敏.老年期痴呆患者照顾者心理弹性的研究进展[J].中华护理杂志,2016,51(4):483-487.

[10]李娟,周郁秋,吕雨梅.卒中后残疾影响因素的研究进展[J].护理管理杂志.2016,16(6):409-411.

[11]邓翠玉,赵岳,卢琦.脑卒中患者病耻感的研究进展[J].中华护理杂志,2016,51(6):733-737.

[12]吴蓉,王金仙,武江涛,等.时间管理技能训练对护理专科生学业拖延的影响研究[J].中华护理教育,2016,13(6):413-417.

[13]王婷,花芸,涂红星,等.华中地区儿科护士疼痛管理知识及态度的现状调查[J].中华护理杂志,2016,51(6):681-685.

[14]柴倩文,原志芳,金奕,等.首发脑卒中患者残疾接受度及影响因素的研究[J].中华护理杂志,2016,51(1):34-39.

[15]李静,黄萍.心肌梗死患者院内转运途中频发室颤的抢救[J].中华护理杂志,2015,50(4):508-509.

[16]石娟,宋瑰琦,王维利.三级甲等医院护士职业获益感现状及影响因素分析[J].护理管理杂志,2016,16(3):155-157.

[17]叶向红,江方正,彭南海,等.1例重症急性胰腺炎合并严重腹腔感染及骶尾部Ⅳ期压疮的护理[J].中华护理杂志,2016,51(6):756-758.

[18]王姗姗,薛小玲,杨小芳,等.基于时机理论对急性心肌梗死患者家属不同阶段照护体验的质性研究[J].中华护理杂志,2014,49(9):1066-1071.

[19]赵杰刚,焦丹丹,李转珍,等.急性心肌梗死患者住院期间心理体验的质性研究[J].中华心血管病杂志,2015,43(7):605-608.

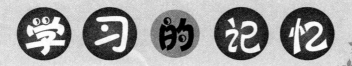

小事拾遗：--

学习感想：--

学习的过程是知识积累的过程，也是提升能力、稳步成长的阶梯，大家的注释、理解汇集成无限的缘分、友情和牵挂，请简单手记这一过程中的某些"小事"，再回首时定会有所发现、有所感悟！

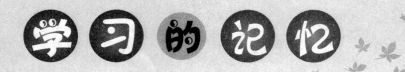

姓名：_____

本人于20____年____月至20____年____月参加了本课程的学习

此处粘贴照片

任课老师：_____ _____   班主任：_____

班长或学生干部：_____ _____ _____

我的教室（请手写同学的名字，标记我的座位以及前后左右相邻同学的座位）